中国少数民族特需商品
传统生产工艺和技术保护工程

第十一期工程

中国民族药医院制剂目录

第四卷

中央民族大学民族药医院制剂目录课题组　编著

化学工业出版社
·北京·

内容简介

《中国民族药医院制剂目录》分四卷出版：第一卷收载藏药医院制剂，第二卷收载蒙药医院制剂，第三卷收载维药、傣药和彝药医院制剂，第四卷收载苗药和其他民族药医院制剂。民族药医院制剂是已获省（自治区）食药监督管理部门批准的、有制剂批准文号的民族药成药。本目录还适当收载民族医医疗机构的协定处方剂。

《中国民族药医院制剂目录》收载医院制剂时涉及的少数民族，均设有民族医医院或民族医专科，包括藏、蒙古、维吾尔、傣、彝、苗、土家、畲、侗、壮、瑶、朝鲜、满、哈萨克、回、白、纳西、水、羌、傈僳、布依共21个民族。共计收入这些民族药医院制剂（含部分临床协定处方剂）共1882种。本目录为全面展示民族药医院制剂，选择了89家医疗机构，既有公立医院，又有民营医院；既有部队医院，又有寺庙医院；既有专门的民族医医院，又有中医院或中西医结合医院内设的民族医专科。

《中国民族药医院制剂目录》可供中医特别是少数民族地区的医务工作者、民族药生产和经销人员参考。

图书在版编目（CIP）数据

中国民族药医院制剂目录. 第四卷/中央民族大学民族药医院制剂目录课题组编著. —北京：化学工业出版社，2020.10
中国少数民族特需商品传统生产工艺和技术保护工程第十一期工程
ISBN 978-7-122-37444-8

Ⅰ.①中…　Ⅱ.①中…　Ⅲ.①少数民族-民族医学-制剂-中国-目录　Ⅳ.①R29-62

中国版本图书馆CIP数据核字（2020）第134090号

责任编辑：刘俊之　褚红喜　姜　静　　　　　　　　美术编辑：韩　飞
责任校对：宋　玮

出版发行：化学工业出版社（北京市东城区青年湖南街13号　邮政编码100011）
印　　装：北京缤索印刷有限公司
787mm×1092mm　1/16　印张37　字数780千字　2021年1月北京第1版第1次印刷

购书咨询：010-64518888　　　　　　　　　　　售后服务：010-64518899
网　　址：http://www.cip.com.cn
凡购买本书，如有缺损质量问题，本社销售中心负责调换。

定　　价：238.00元

中国少数民族特需商品传统生产工艺和技术保护工程第十一期工程
中国民族药医院制剂目录

项目指导小组成员

顾　　问：陈改户

主　　任：张志刚

副 主 任：彭泽昌　张丽君

成　　员：叶　青　马　磊

项目组成员

主　　任：张丽君

副 主 任：杨思远　马　博　王润球

成　　员：黎　明　王天瑞　成瑞雪　艾　舒　石　越　宋志娇　戴婧妮　宋希双
　　　　　罗红艳　唐思蓉　孙　咏　张　鹏

专家评审组成员

叶祖光　中国中医科学院首席研究员、中国中医科学院药物安全评价中心主任、教授

谢雁鸣　中国中医科学院首席研究员、中国中医科学院临床基础所常务所长、教授、
　　　　民族药再评价专家

包金山　内蒙古民族大学附属医院主任医师、国医大师

占　堆　西藏藏医医院原院长、国医大师

阿尔甫·买买提尼亚孜
　　　　现任新疆维吾尔自治区人民政府参事、新疆维吾尔自治区科学技术协会委
　　　　员、原新疆维吾尔自治区卫生厅副巡视员、中医民族医管理处处长、新疆维
　　　　吾尔医学专科学校特聘教授

孙亚丽　中国民族医药协会副秘书长、教授（组长）

郝应芬　西昌彝医药研究所所长、研究员、四川省彝族医药非物质文化遗产传承人

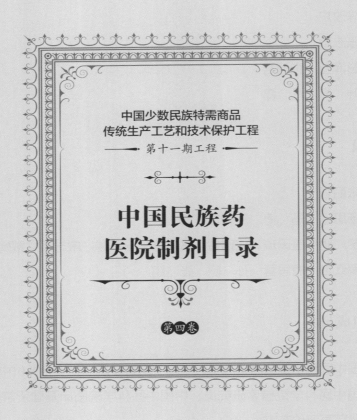

中国少数民族特需商品
传统生产工艺和技术保护工程
第十一期工程

中国民族药
医院制剂目录

第四卷

CONTENTS 目 录

第一卷

第二卷

第三卷

第四卷

第六章　苗药医院制剂

第七章　土家药医院制剂

第二节　宜昌市中医医院

第三节　湘西土家族苗族自治州民族中医院

第八章　畲、侗药医院制剂

---→

第一节　丽水市人民医院(丽水市畲族医药研究所)

第十章　朝、满药医院制剂

第一节　延边朝医医院

第二节　哈尔滨市朝鲜民族医医院

第三节　丹东市中医院（满药）

第四节　丹东市妇女儿童医院（满药）

第十一章　哈萨克、回药医院制剂

第一节　阿勒泰地区哈萨克医医院

第十二章　白、纳西、水药医院制剂

附录　苗等 14 个民族药协定处方剂

第六章

苗药医院制剂

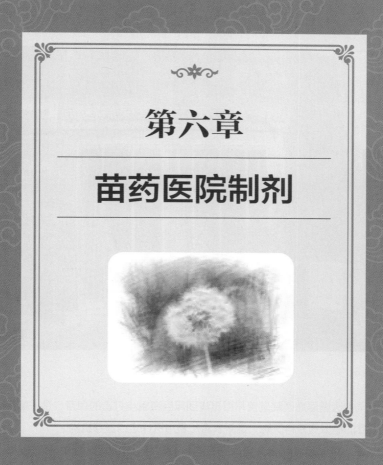

第一节

贵州百灵中医糖尿病医院

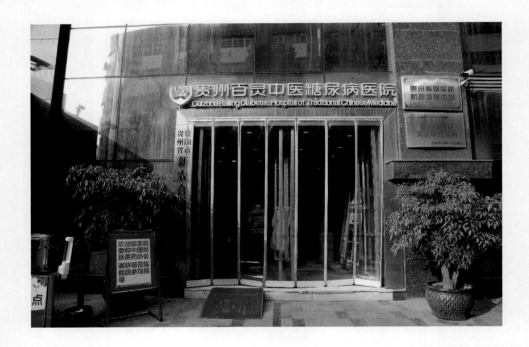

　　贵州百灵中医糖尿病医院是贵州百灵集团斥巨资重点打造的项目，是一家经国家卫生部门批准设立的糖尿病专科医院，是新农合、省市医保定点医疗机构。

　　医院开设床位100张，设有糖尿病专科、心内科、中医科、肾内科、眼科、神经内科、影像科、检验科等临床科室。病房温馨舒适，均配有卫生间、电视、空调等设施。医院现有医务人员100多人，其中高级职称15人，中级职称25人，汇聚全省及全国知名中医于一堂，与全国多家医学院校、知名医院、医药企业组成战略联盟，共同为攻克糖尿病而努力。医院以集团大力研发的贵州苗药——"糖宁通络"为核心，集中草药、中医理疗、康复运动于一体的独家绿色疗法，降糖显著、部分阻隔并发症，掀起了苗药治疗糖尿病的新里程。

糖宁通络片

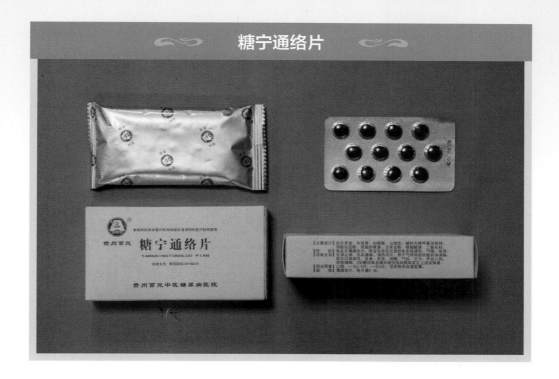

【药品名称】糖宁通络片 Tangningtongluo Pian

【批准文号】黔药制字Z20150047

【执行标准】医疗机构制剂注册批件（黔药制字Z20150047）所附质量标准

【处方组成】科天罗曲、车前草、仙鹤草、山银花。辅料为羧甲基淀粉钠、预胶化淀粉、微晶纤维素、玉米淀粉、硬脂酸镁、二氧化硅。

【性　　状】本品为薄膜衣片，除去包衣后显棕色至棕褐色；气微，味苦。

【功能主治】生津止渴，活血通络，清热泻火。用于气阴两虚所致的消渴病，症见口渴喜饮、多食、多尿、消瘦、气短、乏力、手足心热、视物模糊；2型糖尿病及糖尿病性视网膜病变见上述证候者。

【规　　格】薄膜衣片，每片重0.4g。

【用法用量】口服。一次3～4片，一日3次。饭后服用或遵医嘱。疗程60天。

【注意事项】1.忌食糖、豆豉、酒类、浓茶；定期复查血糖；忌与川乌、制川乌、草乌、制草乌、附子同用。

2.首次服用部分患者出现腹泻现象，一般不需要治疗和停药。如腹泻剧烈，及时就医并拨打咨询电话。

【贮　　藏】密封，置阴凉干燥处。

【包　　装】铝塑包装，12片/板，4板/盒。

【有 效 期】暂定24个月。

【生产单位】贵州百灵企业集团制药股份有限公司

本制剂仅供本医疗机构或经批准调剂的医疗机构使用

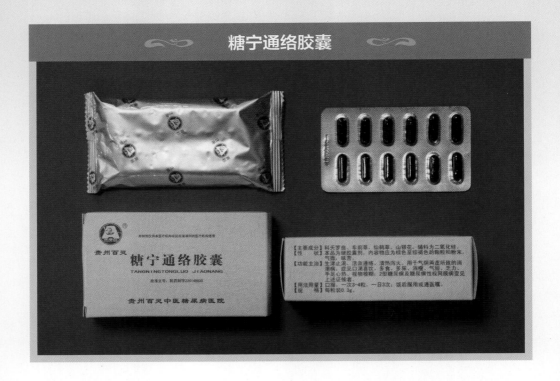

糖宁通络胶囊

【**药品名称**】糖宁通络胶囊Tangningtongluo Jiaonang

【**批准文号**】黔药制字Z20140033

【**执行标准**】医疗机构制剂注册批件（黔药制字Z20140033）所附质量标准

【**处方组成**】科天罗曲、车前草、仙鹤草、山银花。辅料为羧甲基淀粉钠、预胶化淀粉、微晶纤维素、玉米淀粉、硬脂酸镁、二氧化硅。

【**性　　状**】本品为硬胶囊剂，内容物为显棕色至棕褐色的颗粒及粉末；气微，味苦。

【**功能主治**】生津止渴，活血通络，清热泻火。用于气阴两虚所致的消渴病，症见口渴喜饮、多食、多尿、消瘦、气短、乏力、手足心热、视物模糊；2型糖尿病及糖尿病性视网膜病变见上述证候者。

【**规　　格**】每粒装0.3g。

【**用法用量**】口服。一次3～4粒，一日3次。饭后服用或遵医嘱。疗程60天。

【**注意事项**】1.忌食糖、豆豉、酒类、浓茶；定期复查血糖；忌与川乌、制川乌、草乌、制草乌、附子同用。

2.首次服用部分患者出现腹泻现象，一般不需要治疗和停药。如腹泻剧烈，及时就医并拨打咨询电话。

【**贮　　藏**】密封，置阴凉干燥处。

【**包　　装**】铝塑瓶装，60粒/瓶。塑料包装，12粒/板，4板/盒。

【**有 效 期**】暂定24个月。

【**生产单位**】贵州百灵企业集团制药股份有限公司

本制剂仅供本医疗机构或经批准调剂的医疗机构使用

第二节

黔南州中医医院（黔南州民族医院）

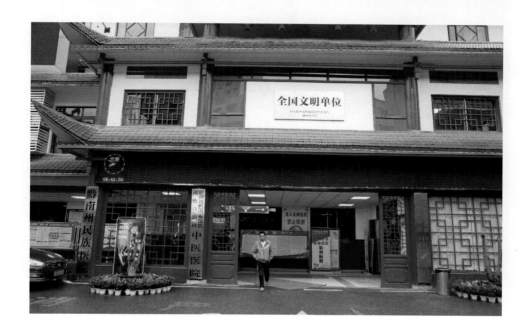

黔南州中医医院始建于1960年，是由州政府举办、州卫生计生委主管的一所集医疗、教学、科研、预防、保健、康复为一体的中医医院，承担着全州中医药医、教、研，中医药保健，康复养生等重任。于2012年被评为国家"三级甲等"中医医院。医院现有职工1200余人（其中返聘22人），高级职称100人，硕士研究生学历人员43名，国务院特殊津贴专家1人，贵州省名中医1人。医院占地面积1.5万平方米，建筑面积4.2万平方米，编制床位800张，实际开放床位1000张。

医院现拥有一批具有代表性的中医特色科室，打造了民族医药研究所、骨伤中心、国医堂、治未病中心等多个中医特色品牌。拥有国家中医重点专科2个（骨伤科、苗医皮肤病专科），省级中医重点学科1个（中医骨伤科），省级中医重点专科8个（针灸专科、中医妇科、脾胃病科、糖尿病专科、痔瘘科、脑病外科、肺病科、肿瘤科），州级重点专科1个（口腔科）。

医院自主研发获准投入生产的特色中药制剂7个（地龙膏、续骨疗伤膏、桃红祛瘀消肿胶囊、红花续断胶囊、鹿角壮骨胶囊、飞金止痛涂膜剂、七味清肠胶囊）；具有中医特色单方、验方177个，每一方都有实际功效和适应证候。

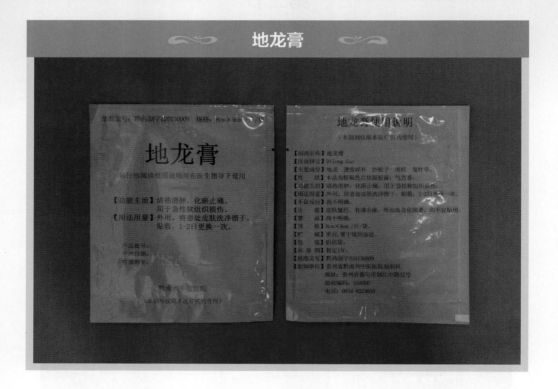

【药品名称】地龙膏 Dilong Gao

【批准文号】黔药制字Z20130009

【执行标准】医疗机构制剂注册批件2013019附件

【处方组成】地龙、烫骨碎补、炒栀子、虎杖、鬼针草。

【性　　状】本品为棕褐色片状凝胶膏；气芳香。

【功能主治】清热消肿，化瘀止痛。用于急性软组织损伤。

【规　　格】8cm×9cm/片/袋。

【用法用量】外用。将患处皮肤洗净擦干，贴敷，1～2日更换一次。

【不良反应】尚不明确。

【禁　　忌】尚不明确。

【注意事项】皮肤糜烂、有渗出液、外出血及化脓者，均不宜贴用。

【贮　　藏】密封，置干燥阴凉处。

【包　　装】铝箔袋。

【有 效 期】暂定1年。

【生产单位】贵州省黔南州中医医院

　　　　　　本制剂仅限本医疗机构使用

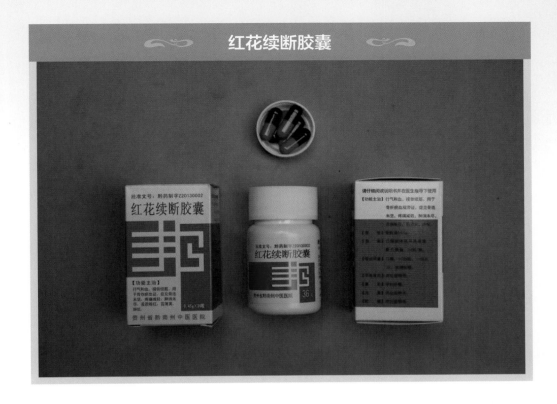

【药品名称】红花续断胶囊 Honghua Xuduan Jiaonang

【批准文号】黔药制字Z20130002

【执行标准】医疗机构制剂注册批件2013005附件

【处方组成】红花、当归、续断、川芎、醋乳香、醋没药、煅自然铜、酒大黄、木香。

【性　　状】本品为胶囊剂，内容物为棕褐色粉末；味苦、辛。

【功能主治】行气和血，接骨续筋。用于骨伤淤血证，症见骨连未坚，疼痛减轻，肿消未尽，舌质暗红，苔偏黄，脉弦。

【规　　格】每粒装0.45g。

【用法用量】口服。一次4粒，一日三次；或遵医嘱。

【不良反应】尚不明确。

【禁　　忌】孕妇忌服。

【注意事项】尚不明确。

【贮　　藏】密封，置干燥阴凉处。

【包　　装】口服固体药用高密度聚乙烯瓶，36粒/瓶。

【有 效 期】24个月。

【生产单位】委托方企业名称：贵州省黔南州中医医院
　　　　　　受托方企业名称：贵州信邦制药股份有限公司
　　　　　　本制剂仅限黔南州中医医院院内使用

桃红祛瘀消肿胶囊

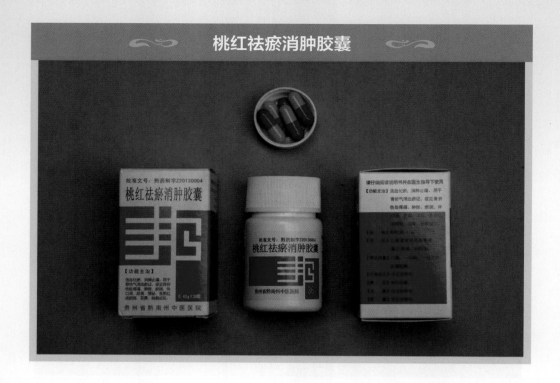

【药品名称】桃红祛瘀消肿胶囊 Taohong Quyuxiaozhong Jiaonang

【批准文号】黔药制字Z20130004

【执行标准】医疗机构制剂注册批件2013007附件

【处方组成】桃仁、红花、延胡索、三七粉、煅自然铜、醋乳香、醋没药、川芎、当归、骨碎补、麸炒枳壳。

【性　　状】本品为胶囊剂，内容物为棕褐色粉末；味苦、辛。

【功能主治】活血化瘀，消肿止痛。用于骨伤气滞血瘀证，症见骨折伤处疼痛、肿胀、瘀斑，伴口渴、尿黄、便秘、舌质红或瘀斑，苔黄、脉数或弦。

【规　　格】每粒装0.45g。

【用法用量】口服。一次4粒，一日3次；或遵医嘱。

【不良反应】尚不明确。

【禁　　忌】孕妇忌服。

【注意事项】尚不明确。

【贮　　藏】密封，置干燥阴凉处。

【包　　装】口服固体药用高密度聚乙烯瓶，36粒/瓶。

【有 效 期】24个月。

【生产单位】委托方企业名称：贵州省黔南州中医医院

　　　　　　受托方企业名称：贵州信邦制药股份有限公司

　　　　　　本制剂仅限黔南州中医医院院内使用

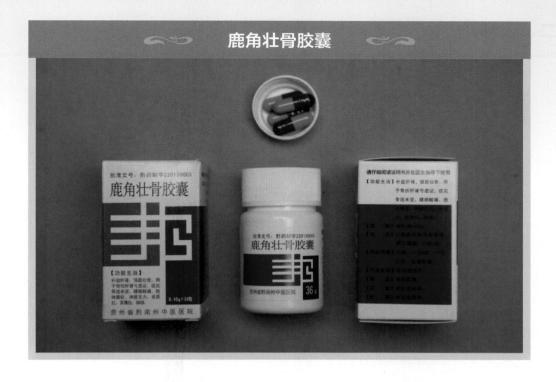

鹿角壮骨胶囊

【药品名称】鹿角壮骨胶囊 Lujiao Zhuanggu Jiaonang

【批准文号】黔药制字Z20130003

【执行标准】医疗机构制剂注册批件2013006附件

【处方组成】鹿角霜、枸杞子、炙黄芪、煅自然铜、骨碎补、熟地黄、川芎、麸炒白术。

【性　　状】本品为胶囊剂，内容物为棕褐色粉末；味微苦。

【功能主治】补益肝肾，强筋壮骨。用于骨伤肝肾亏虚证，症见骨连未坚，腰膝酸痛，肢体萎软，神疲乏力，舌质红，苔薄白，脉细。

【规　　格】每粒装0.45g。

【用法用量】口服。一次4粒，一日3次；或遵医嘱。

【不良反应】尚不明确。

【禁　　忌】孕妇忌服。

【注意事项】尚不明确。

【贮　　藏】密封，置干燥阴凉处。

【包　　装】口服固体药用高密度聚乙烯瓶，36粒/瓶。

【有 效 期】24个月。

【生产单位】委托方企业名称：贵州省黔南州中医医院

　　　　　　受托方企业名称：贵州信邦制药股份有限公司

　　　　　　本制剂仅限黔南州中医医院院内使用

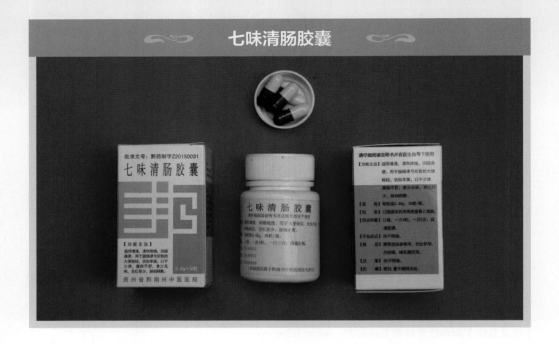

【药品名称】七味清肠胶囊 Qiwei Qingchang Jiaonang

【批准文号】黔药制字Z20150031

【执行标准】医疗机构制剂注册批件20180020附件

【处方组成】无花果、大黄、苦杏仁、白芍、玄参、枳实（炒）、姜厚朴。

【性　　状】本品为胶囊剂，内容物为棕褐色粉末；味苦、辛。

【功能主治】滋阴增液，清热除燥，润肠通便。用于肠燥津亏所致的大便秘结，状如羊屎，口干少津，腹黑胀不舒，食少无味，舌红苔少，脉细稍数。

【规　　格】每粒装0.45g，36粒/瓶。

【用法用量】口服，一次4粒，一日3次；或遵医嘱。

【不良反应】尚不明确。

【禁　　忌】脾胃虚弱者慎用，妇女怀孕、月经期、哺乳期忌用。

【注意事项】尚不明确。

【贮　　藏】密封，置干燥阴凉处。

【包　　装】口服固体药用高密度聚乙烯瓶。

【有 效 期】24个月。

【生产单位】委托方企业名称：贵州省黔南州中医医院

受托方企业名称：贵州信邦制药股份有限公司

本制剂仅限于黔南州中医医院院内使用

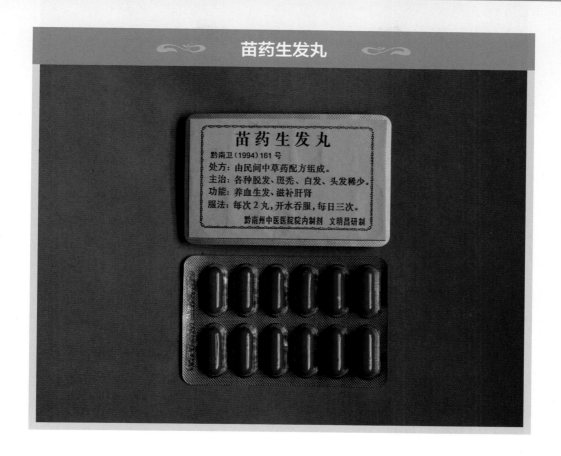

苗药生发丸

苗药生发丸

黔南卫（1994）161 号
处方：由民间中草药配方组成。
主治：各种脱发、斑秃、白发、头发稀少。
功能：养血生发、滋补肝肾
服法：每次 2 丸，开水吞服，每日三次。

黔南州中医医院院内制剂　文明昌研制

【药品名称】苗药生发丸 Miaoyao Shengfa Wan

【批准文号】黔南卫（1994）161号

【处方组成】血人参、血当归、满月臭等。

【功能主治】养血生发，滋补肝肾。用于各种脱发，斑秃，白发，头发稀少。

【用法用量】每次2丸，开水吞服，每日三次。

【生产单位】贵州省黔南州中医医院文明昌研制

　　　　　　本制剂仅限本医疗机构使用

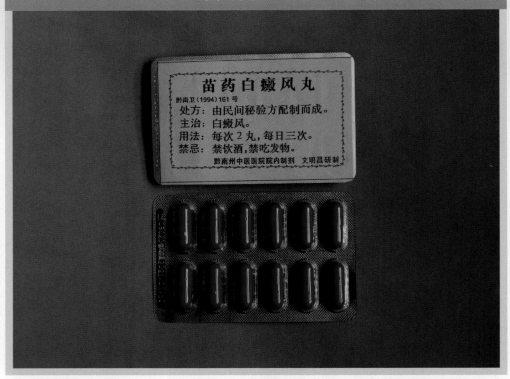

【药品名称】苗药白癜风丸 Miaoyao Baidianfeng Wan

【批准文号】黔南卫（1994）161号

【处方组成】满月臭、血三七、血人参。

【功能主治】白癜风。

【用法用量】每次2丸，每日3次。

【禁　　忌】禁饮酒，禁吃发物。

【生产单位】贵州省黔南州中医医院文明昌研制

　　　　　　本制剂仅限本医疗机构使用

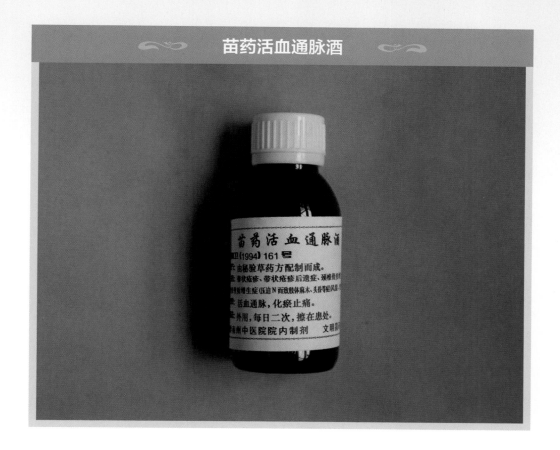

苗药活血通脉酒

【药品名称】苗药活血通脉酒 Miaoyao Huoxuetongmai Jiu

【批准文号】黔南卫（1994）161号

【处方组成】十大功劳、血人参等。

【功能主治】活血通脉，化瘀止痛。用于带状疱疹，带状疱疹后遗症、颈椎骨质增生症，腰椎骨质增生症（压迫而致肢体麻木、头昏等症），风湿、类风湿。

【用法用量】外用，每日2次，擦在患处。

【生产单位】贵州省黔南州中医医院文明昌研制

本制剂仅限本医疗机构使用

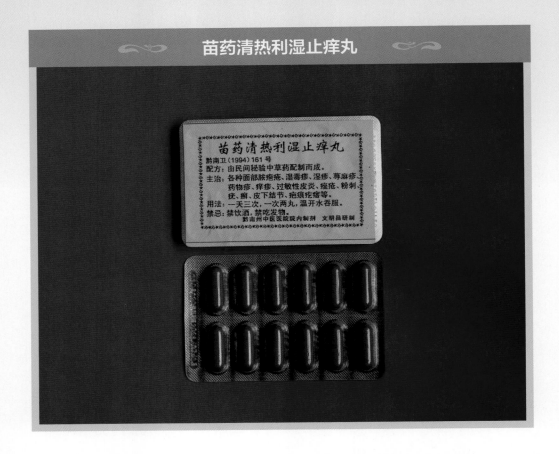

【药品名称】苗药清热利湿止痒丸 Miaoyao Qingrelishi Zhiyang Wan

【批准文号】黔南卫（1994）161号

【处方组成】鬼针草、满月臭、虎杖等。

【功能主治】用于各种面部脓疱疮，湿毒疹，湿疹，荨麻疹，药物疹，痒疹，过敏性皮炎，痤疮，粉刺，疣，癣，皮下结节，疤痕疙瘩等。

【用法用量】一天3次，一次2丸，温开水吞服。

【禁　　忌】禁饮酒，禁吃发物。

【生产单位】贵州省黔南州中医医院文明昌研制

本制剂仅限本医疗机构使用

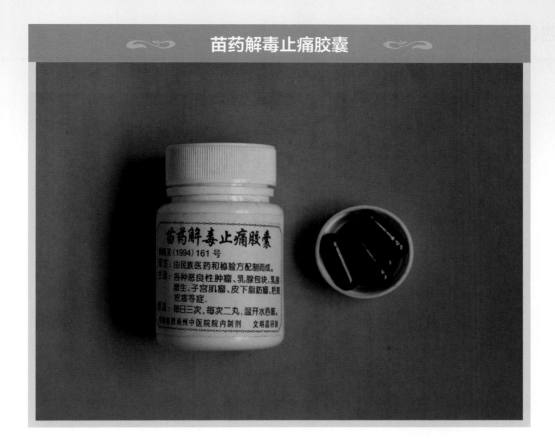

【药品名称】苗药解毒止痛胶囊 Miaoyao Jieduzhitong Jiaonang

【批准文号】黔南卫（1994）161号

【处方组成】鬼针草、天葵、人参叶。

【功能主治】用于各种恶良性肿瘤，乳腺包块，乳腺增生，子宫肌瘤，皮下脂肪瘤，疤痕疙瘩等症。

【用法用量】每日3次，每次2丸，温开水吞服。

【生产单位】贵州省黔南州中医医院文明昌研制

本制剂仅限本医疗机构使用

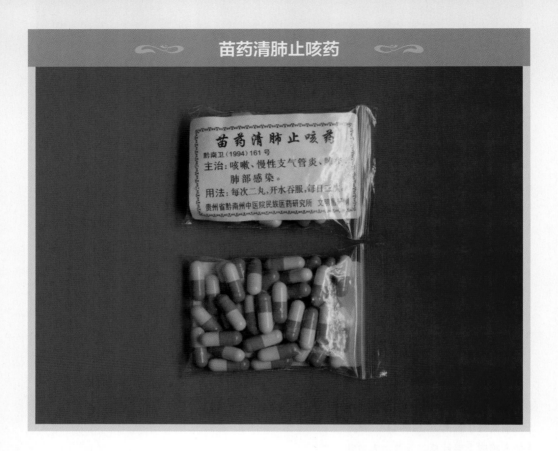

【药品名称】 苗药清肺止咳药 Miaoyao Qingfeizhike Yao

【批准文号】 黔南卫（1994）161号

【处方组成】 人参叶、川贝等。

【功能主治】 用于咳嗽，慢性支气管炎，肺炎，肺部感染。

【用法用量】 每次2丸，每日3次，开水吞服。

【生产单位】 贵州省黔南州中医医院文明昌研制

　　　　　　　本制剂仅限本医疗机构使用

第七章

土家药医院制剂

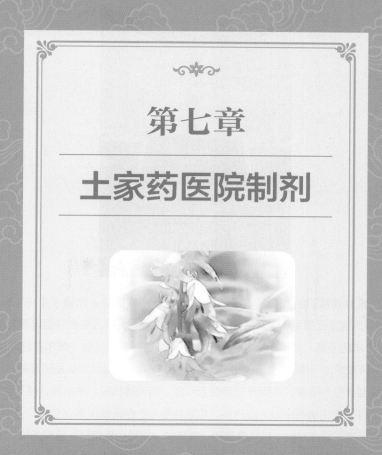

第一节
恩施土家族苗族自治州民族医院

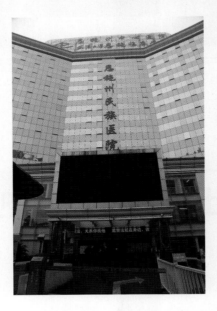

恩施土家族苗族自治州民族医院（简称恩施州民族医院）始建于1978年2月，于1997年获评为国家三级甲等中医医院，1998年与恩施州人民医院合并组建恩施州中心医院。历经40年的发展，目前已经成为一所以中医综合服务为特色，集中医临床医疗、预防保健、科研教学为一体的三级甲等中医医院。2012年8月通过等级医院复审。

医院编制床位595张，实际开放床位750张。拥有骨伤科、肺病科、感染性疾病科、儿科、口腔科、临床检验中心、心内科、功能科等8个省级临床重点专科，其中骨伤科、肺病科为省级中医重点专科；针灸推拿科、痔瘘科、妇科、骨伤科、脾胃病科、消渴病科等6个州级重点中医专科。年门诊病人50万余人次，年出院病人2万余人次。全省中医医院综合排名第五位。

医院研发自制制剂，临床疗效显著。如自制制剂妇康健合剂治疗慢性盆腔炎、联合中药治疗异位妊娠；自制制剂"舒肝健脾口服液"治疗"肝着"；自制药品"清感口服液"治疗外感肺热证已经深化到治疗一切急性上呼吸道感染，尤其是病毒性感冒，并被纳入禽流感等传染病中医治疗预案；自制药品"沙白兰感康糖浆"治疗外感肺热咳嗽病深化到外感、内伤咳嗽均治疗，纳入禽流感等传染病中医治疗预案；自制药品"参芪益肺糖浆"治疗小儿反复感冒，纳入治疗慢性支气管炎、慢性阻塞性肺病缓解期的常规治疗；自制制剂降脂活血片治疗高脂血症；自制地榆膏用于混合痔术后换药等。

一、肺病科

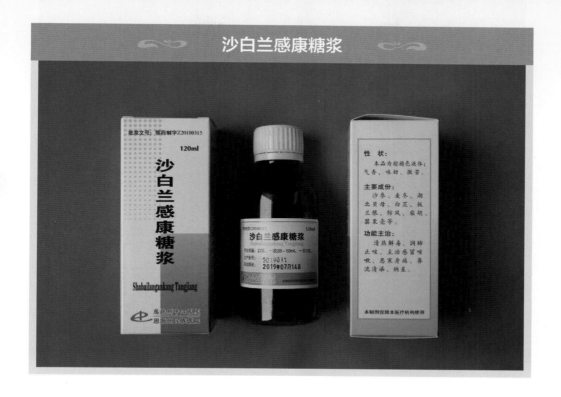

【药品名称】沙白兰感康糖浆 Shabailan Gankang Tangjiang

【批准文号】鄂药制字Z20180315

【执行标准】审定标准

【处方组成】沙参、麦冬、湖北贝母、白芷、板蓝根、防风、柴胡等。

【性　　状】本品为棕褐色液体；气香，味甜、微苦。

【功能主治】清热解毒，润肺止咳。主治感冒咳嗽，恶寒身痛，鼻流清涕，纳差。

【规　　格】120mL。

【用法用量】口服。一次20～50mL，一日3次。

【不良反应】尚未见不良反应。

【禁　　忌】不宜与藜芦、川乌、草乌、附子同用。

【注意事项】本品略有沉淀，摇匀后服用；性状发生改变时禁止服用，孕妇遵医嘱。本品含罂粟壳不宜长期服用。

【贮　　藏】密封，置阴凉处。

【有 效 期】6个月。

【生产单位】恩施州中心医院恩施州民族医院

　　　　　　本制剂仅限本医疗机构使用

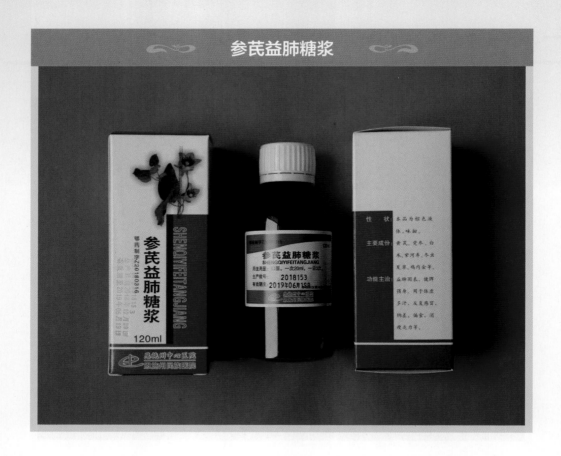

【药品名称】参芪益肺糖浆 Shenqi Yifei Tangjiang

【批准文号】鄂药制字Z20180316

【执行标准】审定标准

【处方组成】黄芪、党参、白术、紫河车、冬虫夏草、鸡内金等。

【性　　状】本品为棕色液体，味甜。

【功能主治】益肺固表，健脾强身。用于体虚多汗，反复感冒，纳差，偏食，消瘦乏力等。

【规　　格】120mL。

【用法用量】口服。一次20mL，一日3次。

【不良反应】尚未见不良反应。

【禁　　忌】不宜与藜芦同用。

【注意事项】本品略有沉淀，摇匀后服用；性状发生改变时禁止服用。

【贮　　藏】密封，置于阴凉处。

【有 效 期】6个月。

【生产单位】恩施州中心医院恩施州民族医院

　　　　　　本制剂仅限本医疗机构使用

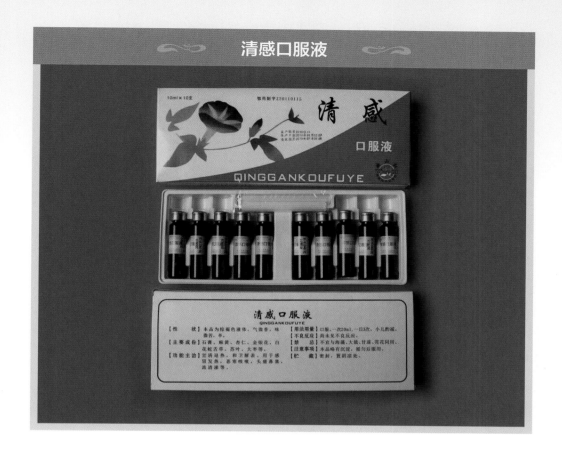

【药品名称】 清感口服液（清感合剂） Qinggan Koufuye

【批准文号】 鄂药制字Z20110115，鄂药制字Z20180319

【执行标准】 审定标准

【处方组成】 石膏、麻黄、杏仁、金银花、白花蛇舌草、苏叶、大枣等。

【性　　状】 本品为棕褐色液体；气微香，味微苦、辛。

【功能主治】 宣清退热，和卫解表。用于感冒发热，恶寒咳嗽，头痛鼻塞，流清涕等。

【规　　格】 10mL×10支。

【用法用量】 口服。一次20mL，一日3次，小儿酌减。

【不良反应】 尚未见不良反应。

【禁　　忌】 不宜与海藻、大戟、甘遂、芫花同用。

【注意事项】 本品略有沉淀，摇匀后服用。

【贮　　藏】 密封，置阴凉处。

【有 效 期】 6个月。

【生产单位】 恩施州中心医院恩施州民族医院

　　　　　　本制剂仅限本医疗机构使用

强效止咳糖浆

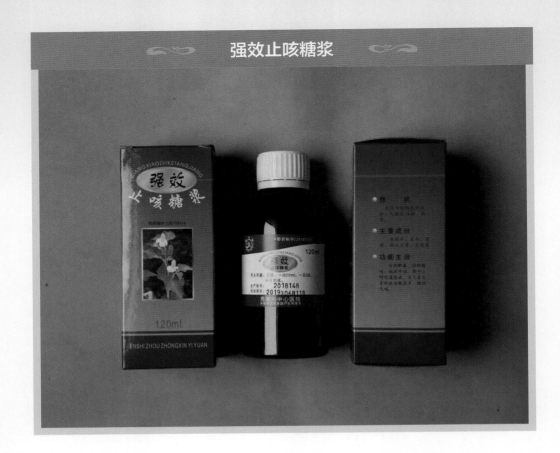

【药品名称】强效止咳糖浆 Qiangxiaozhike Tangjiang

【批准文号】鄂药制字Z20110114

【执行标准】审定标准

【处方组成】鱼腥草、麦冬、黄精、湖北贝母、紫菀等。

【性　　状】本品为棕褐色液体；气微香，味甜、微苦。

【功能主治】清热解毒，润肺镇咳，祛痰平咳。用于上呼吸道感染，支气管炎等所致咳嗽痰多，
　　　　　　胸闷气喘。

【规　　格】120mL。

【用法用量】口服。一次20mL，一日3次，小儿酌减。

【不良反应】尚未见不良反应。

【禁　　忌】不宜与川乌、草乌、附子、海藻、大戟、甘遂、芫花同用。

【注意事项】本品略有沉淀，摇匀后服用；性状发生改变时禁止服用。

【贮　　藏】密封，置阴凉处。

【有 效 期】6个月。

【生产单位】恩施州中心医院恩施州民族医院
　　　　　　本制剂仅限本医疗机构使用

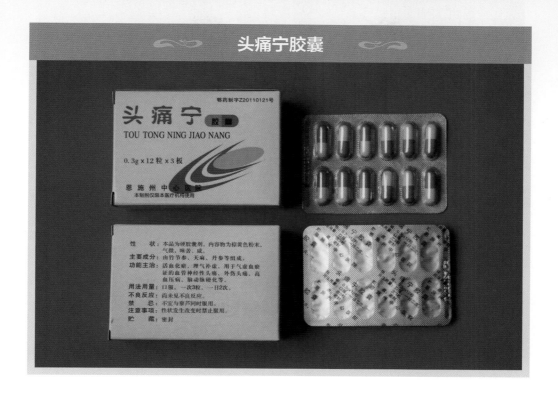

【药品名称】头痛宁胶囊 Toutongning Jiaonang

【批准文号】鄂药制字Z20110121，鄂药制字Z20180324

【执行标准】湖北省医疗机构制剂规范

【处方组成】竹节参、天麻、丹参等。

【性　　状】本品为硬胶囊剂，内容物为棕黄色粉末；气微，味苦、咸。

【功能主治】活血化瘀，理气补虚。用于气虚血瘀证的血管神经性头痛，外伤头痛，高血压病，脑动脉硬化等。

【规　　格】0.3g×12粒×3板。

【用法用量】口服，一次3粒，一日2次。

【不良反应】尚未见不良反应。

【禁　　忌】不宜与藜芦同时服用。

【注意事项】性状发生改变时禁止服用。

【贮　　藏】密封。

【有 效 期】12个月。

【生产单位】恩施州中心医院恩施州民族医院
　　　　　　本制剂仅限本医疗机构使用

降脂活血片

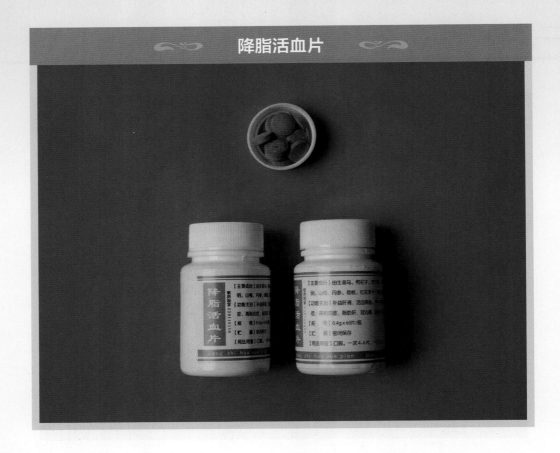

【药品名称】降脂活血片 Jiangzhi Huoxue Pian

【批准文号】鄂药制字Z201800308

【执行标准】湖北省医疗机构制剂规范

【处方组成】生首乌、枸杞子、竹节参、草决明、山楂、丹参、葛根、红花等十一味。

【功能主治】补益肝肾，活血降脂。用于高脂血症，高黏血症，脂肪肝，冠心病，肥胖症等。

【规　　格】0.4g×60片/瓶。

【用法用量】口服。一次4～6片，一日3次。

【贮　　藏】密闭保存。

【有 效 期】12个月。

【生产单位】恩施州中心医院恩施州民族医院

　　　　　　本制剂仅限本医疗机构使用

三、骨伤科

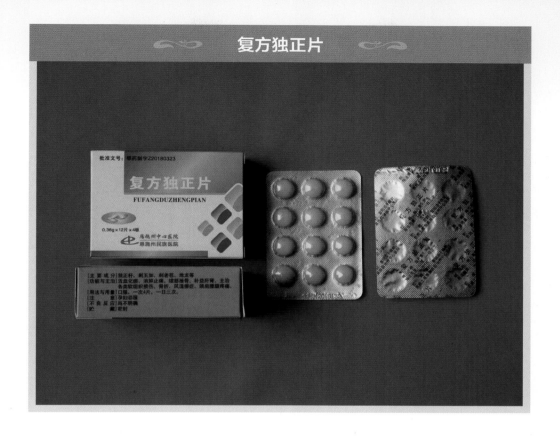

【药品名称】复方独正片 Fufang Duzheng Pian

【批准文号】鄂药制字Z20180323

【执行标准】审定标准

【处方组成】独正杆、刺五加、刺老苞、地龙等。

【功能主治】活血化瘀，消肿止痛，续筋接骨，补益肝肾。主治各类软组织损伤，骨折，风湿痹症，颈肩腰腿疼痛。

【规　　格】0.36g×12片×4板。

【用法用量】口服，一次4片，一日3次。

【不良反应】尚不明确。

【注意事项】孕妇忌服。

【贮　　藏】密封。

【有　效　期】12个月。

【生产单位】恩施州中心医院恩施州民族医院
本制剂仅限本医疗机构使用

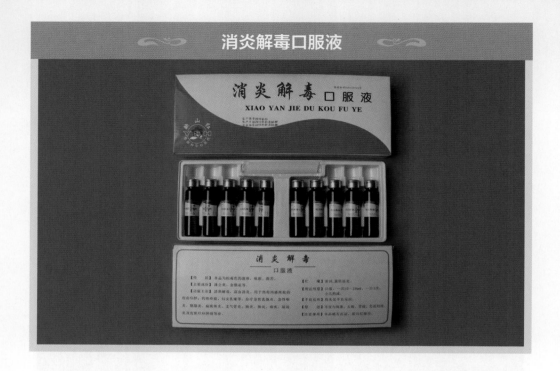

【药品名称】消炎解毒口服液（消炎解毒合剂） Xiaoyanjiedu Koufuye

【批准文号】鄂药制字Z201100123，鄂药制字Z20180318

【执行标准】审定标准

【处方组成】蒲公英、金银花等。

【性　　状】本品为棕褐色液体；味甜、微苦。

【功能主治】清热解毒，凉血消炎。用于热毒内盛所致的疮疡疔肿，灼热疼痛，妇女乳痛等，治疗急性乳腺炎，急性咽炎，腮腺炎，扁桃体炎，支气管炎，肺炎，肠炎，痢疾，尿道炎及皮肤疔疖肿痛等症。

【规　　格】10mL×10支。

【用法用量】口服。一次10～20mL，一日3次，小儿酌减。

【不良反应】尚未见不良反应。

【禁　　忌】不宜与海藻、大戟、甘遂、芫花同用。

【注意事项】本品略有沉淀，摇匀后服用。

【贮　　藏】密封，置阴凉处。

【有 效 期】6个月。

【生产单位】恩施州中心医院恩施州民族医院

　　　　　　本制剂仅限本医疗机构使用

五、脾胃科

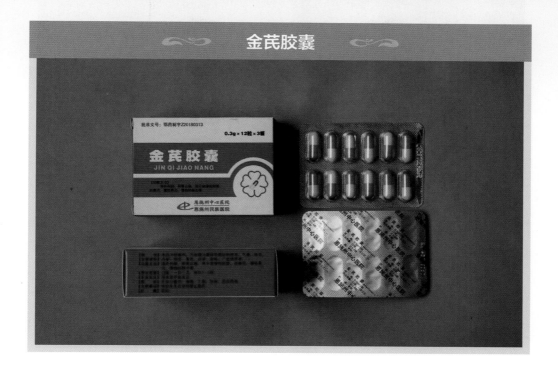

【药品名称】金芪胶囊 Jinqi Jiaonang

【批准文号】鄂药制字Z20180313

【执行标准】审定标准

【处方组成】丹参、郁金、黄芪、白术、茵陈、广金钱草等。

【性　　状】本品为胶囊剂，内容物为黄棕色颗粒和粉末；气香，味苦。

【功能主治】清肝利胆，和胃止痛。用于急慢性胆管、胆囊炎，慢性胃炎，慢性结肠炎等。

【规　　格】0.3g×12粒×3板。

【用法用量】口服，一日3次，每次3～6粒。

【不良反应】尚未见不良反应。

【禁　　忌】不宜与藜芦、海藻、大戟、甘遂、芫花同用。

【贮　　藏】密封。

【有 效 期】12个月。

【生产单位】恩施州中心医院恩施州民族医院

　　　　　　本制剂仅限本医疗机构使用

胃肠宁胶囊

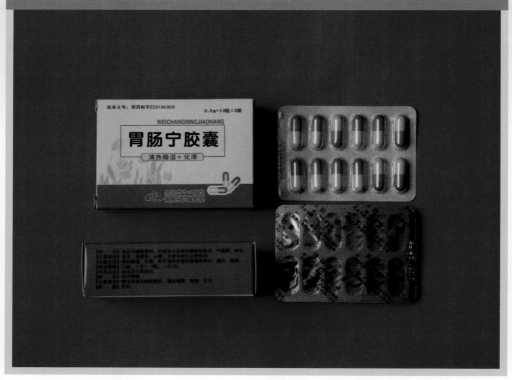

【药品名称】胃肠宁胶囊 Weichangning Jiaonang

【批准文号】鄂药制字Z20180309

【执行标准】湖北省医疗机构制剂规范

【处方组成】苍术、延胡索、山楂、木香等。

【性　　状】本品为硬胶囊剂，内容物为棕褐色颗粒和粉末；气微香，味苦。

【功能主治】清热燥湿，化滞。用于湿热所致的急慢性胃炎，肠炎，痢疾。

【规　　格】0.4g×60片。

【用法用量】口服。一次2～4粒，一日3次。

【不良反应】尚未见不良反应。

【禁　　忌】尚不明确。

【注意事项】慢性肺源性疾病患者慎用。偶有嗜睡、眩晕、乏力。

【贮　　藏】密封。

【有 效 期】12个月。

【生产单位】恩施州中心医院恩施州民族医院

　　　　　　本制剂仅限本医疗机构使用

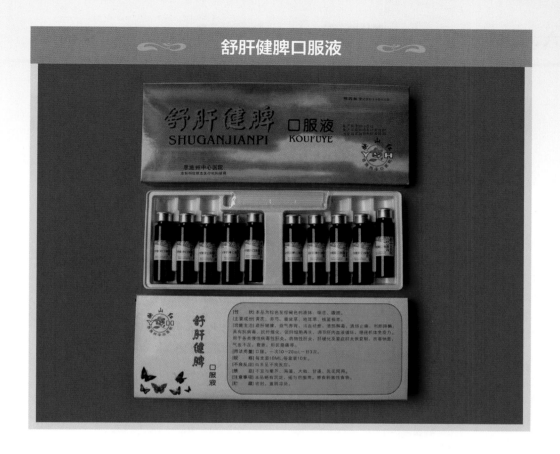

舒肝健脾口服液

【药品名称】舒肝健脾口服液 Shuganjianpi Koufuye

【批准文号】鄂药制字Z20110119

【执行标准】审定标准

【处方组成】黄芪、赤芍、垂盆草、地耳草、板蓝根等。

【性　　状】本品为棕色至棕褐色液体；味苦、微甜。

【功能主治】疏肝健脾，益气养胃，活血祛瘀，清热解毒，通络止痛，利胆降酶，抗病毒，抗纤维化，促肝细胞再生，调节肝内血液循环，增强机体免疫力。用于各类慢性病毒性肝炎，药物性肝炎，肝硬化及重症肝炎恢复期，改善纳差，气血不足，腹胀，肝区隐痛等。

【规　　格】每支装10mL，每盒装10支。

【用法用量】口服。一次10～20mL，一日3次。

【不良反应】尚未见不良反应。

【禁　　忌】不宜与藜芦、海藻、大戟、甘遂、芫花同用。

【注意事项】本品略有沉淀，摇匀后服用。禁食刺激性食物。

【贮　　藏】密封，置阴凉处。

【有效期】6个月。

【生产单位】恩施州中心医院恩施州民族医院
　　　　　　本制剂仅限本医疗机构使用

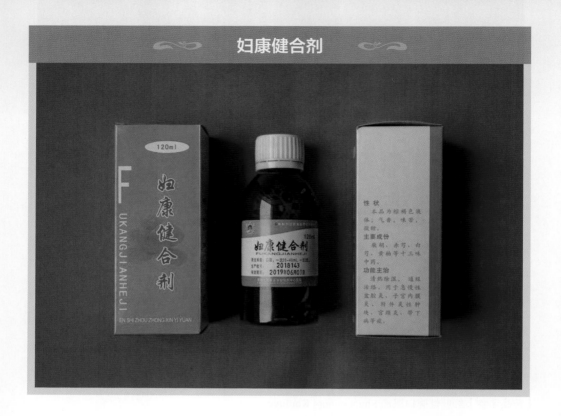

【药品名称】妇康健合剂 Fukangjian Heji

【批准文号】鄂药制字Z20110107

【执行标准】审定标准

【处方组成】柴胡、赤芍、白芍、黄柏等十三味。

【性　　状】本品为棕褐色液体；气香，味苦、微甜。

【功能主治】清热除湿，通经活络。用于急慢性盆腔炎，子宫内膜炎，附件炎性肿块，宫颈炎，带下病等症。

【规　　格】120mL。

【用法用量】口服。一次20～40mL，一日3次。

【注意事项】忌与藜芦、京大戟、芫花、甘遂同用。孕妇慎用。

【贮　　藏】密封，置阴凉处。

【有 效 期】6个月。

【生产单位】恩施州中心医院恩施州民族医院

　　　　　　本制剂仅限本医疗机构使用

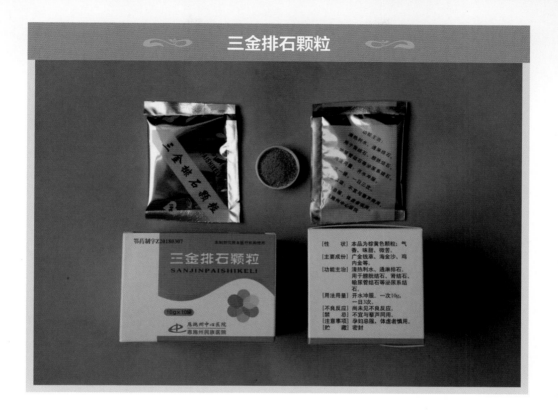

【药品名称】三金排石颗粒 Sanjinpaishi Keli

【批准文号】鄂药制字Z20180307

【执行标准】审定标准

【处方组成】广金钱草、海金沙、鸡内金等。

【性　　状】本品为棕黄色颗粒；气香，味甜、微苦。

【功能主治】清热利水，通淋排石。用于膀胱结石，肾结石，输尿管结石等泌尿系结石。

【规　　格】10g×10袋。

【用法用量】开水冲服。一次10g，一日3次。

【不良反应】尚未见不良反应。

【禁　　忌】不宜与藜芦同用。

【注意事项】孕妇忌服，体虚者慎用。

【贮　　藏】密封。

【有效期】12个月。

【生产单位】恩施州中心医院恩施州民族医院

　　　　　　本制剂仅限本医疗机构使用

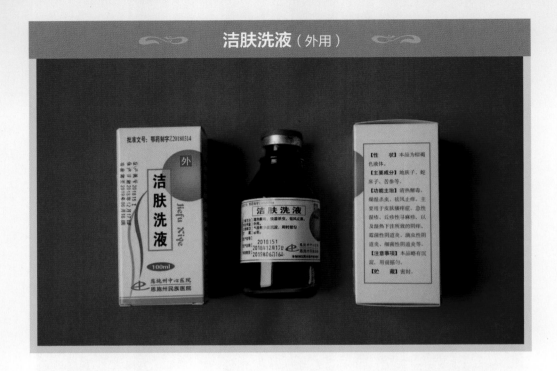

【药品名称】洁肤洗液（外用） Jiefu Xiye

【批准文号】鄂药制字Z20180314

【执行标准】审定标准

【处方组成】地肤子、蛇床子、苦参等。

【性　　状】本品为棕褐色液体。

【功能主治】清热解毒，燥湿杀虫，祛风止痒。用于皮肤瘙痒症，急性湿疹，丘疹性荨麻疹，以及湿热下注所致的阴痒，霉菌性阴道炎，滴虫性阴道炎，细菌性阴道炎等。

【规　　格】100mL。

【用法用量】外用。皮肤瘙痒病，用纯药液直接涂擦患处，一日3次。阴部用药，取本品25mL，加温开水稀释至200mL，制成洗液，用冲洗器冲洗或局部浸洗、坐浴。一日2次，或遵医嘱。

【不良反应】有少数人使用后局部有轻微疼痛、灼热等不适感。

【禁　　忌】尚不明确。

【注意事项】本品略有沉淀，用前摇匀。

【贮　　藏】密封。

【有 效 期】6个月。

【生产单位】恩施州中心医院恩施州民族医院
　　　　　　本制剂仅限本医疗机构使用

第二节
宜昌市中医医院

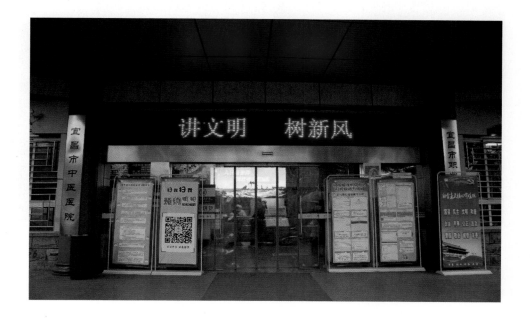

宜昌市中医医院始建于1960年，是宜昌市职业病防治院、三峡大学中医医院、湖北中医药大学附属宜昌医院。医院地处宜昌市城区中心，位于夷陵长江大桥北岸桥头，是宜昌及渝东鄂西唯一的一所集医疗、康复、教学、科研、预防为一体的三级甲等中医医院，2010年被湖北省卫生厅授予"三级优秀中医医院"。

医院开设病床552张，病区18个。设有"名医堂"等独具中医特色的医疗就诊平台。医院学科优势明显，烧伤整形科为国家卫生计生委中医临床重点专科建设单位、国家中医药管理局重点专科、湖北省知名中医专科；心病科是国家中医药管理局重点专科；眼科、脾胃病科是国家中医药管理局"十二五"重点专科建设单位；脑病科、肛肠科、骨伤科是湖北省重点专科；针灸推拿科、中医护理、消渴专病是市级中医重点专科（病）。

医院现有在职职工530人，其中中高级专业技术人员占45%，硕、博士研究生46人。拥有全国老中医药学术经验继承指导老师1人；省中医名师、省中青年知名中医、省管青年专家等6人；市管专家、市中医名师、市高层次优秀专业技术人才等8人。

医院有土家族医院制剂"益贞颗粒"等，有协定处方剂"海棠凝胶1号"等。

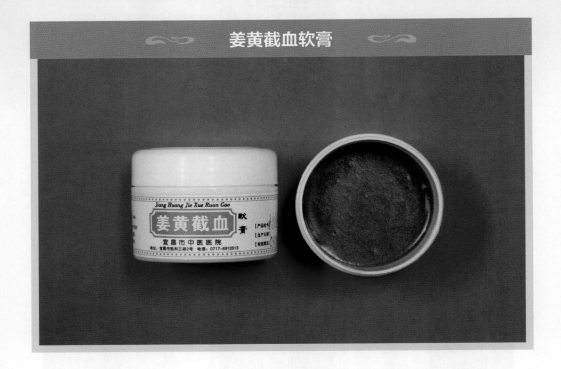

姜黄截血软膏

【药品名称】姜黄截血软膏 Jianghuang Jiexue Ruangao

【批准文号】鄂药制字Z20180268

【执行标准】审定标准

【处方组成】姜黄等。

【功能主治】跌打损伤，关节扭伤。

【规　　格】70g/盒。

【用法用量】外敷患处，适量。

【贮　　藏】密闭，置阴凉处。

【有 效 期】6个月。

【生产单位】宜昌市中医医院

　　　　　　本制剂仅限本医疗机构使用

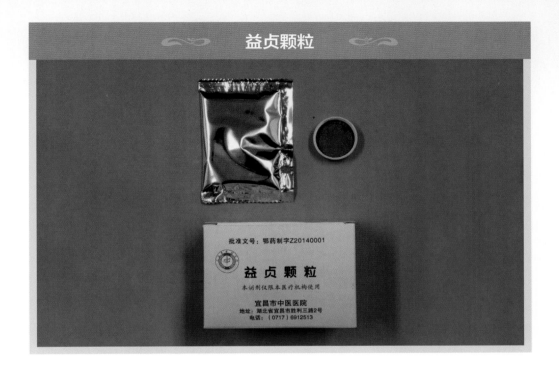

【药品名称】益贞颗粒 Yizhen Keli

【批准文号】鄂药制字Z20140001

【执行标准】审定标准

【处方组成】益母草、女贞子、桑黄、湖北海棠。

【性　　状】本品为棕黄色至棕色颗粒；味甜、微苦。

【药理毒理】调节围绝经期激素水平，改善围绝经期相关症状。

【功能主治】活血调经，补益肝肾。用于经断前后诸证。如月经紊乱，潮热汗出，易激动，烦躁，忧郁，疲倦，失眠，头痛等症状。

【规　　格】每袋装10g。

【用法用量】口服，一次1袋，一日3次。

【不良反应】暂未发现。

【禁　　忌】尚不明确。

【贮　　藏】密封。

【包　　装】镀铝膜袋，10g/袋×9袋/盒。

【有 效 期】12个月。

【生产单位】宜昌市中医医院

　　　　　　本制剂仅限本医疗机构使用

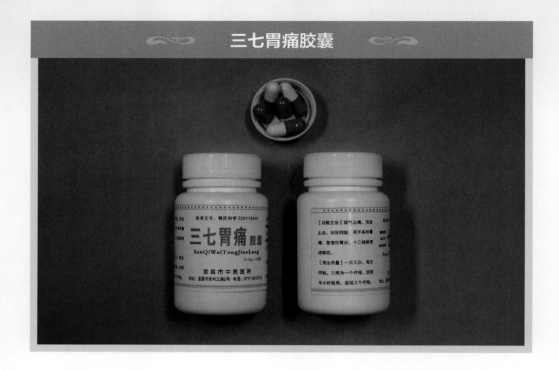

【药品名称】三七胃痛胶囊 Sanqi Weitong Jiaonang

【批准文号】鄂药制字Z20180271

【执行标准】审定标准

【处方组成】川贝（湖北）、三七、海螵蛸、延胡索等。

【功能主治】理气止痛，活血止血，消胀抑酸。用于各种胃痛，急慢性胃炎，十二指肠溃疡等症。

【规　　格】0.4g×48粒/瓶。

【用法用量】一日3次，每次4粒。3瓶为一个疗程，饭前半小时服用，连服3个疗程。

【贮　　藏】密闭，防潮，室温保存。

【有 效 期】12个月。

【生产单位】宜昌市中医医院

　　　　　　本制剂仅限本医疗机构使用

四、疼痛类

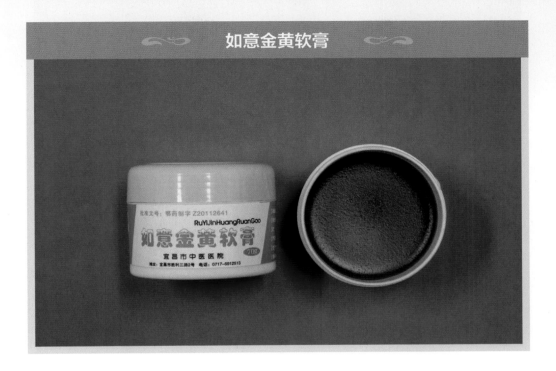

如意金黄软膏

【药品名称】如意金黄软膏 Ruyi Jinhuang Ruangao

【批准文号】鄂药制字Z20180269

【执行标准】审定标准

【处方组成】厚朴、天花粉、黄柏等。

【功能主治】无名肿痛。

【规　　格】70g/盒。

【用法用量】外敷患处，适量。

【贮　　藏】密闭，置阴凉处。

【有 效 期】6个月。

【生产单位】宜昌市中医医院

　　　　　　本制剂仅限本医疗机构使用

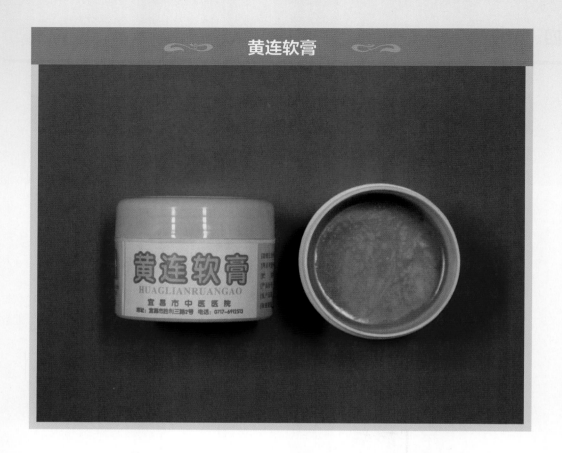

【药品名称】黄连软膏 Huanglian Ruangao

【批准文号】鄂药制字Z20180272

【执行标准】湖北省医疗机构制剂规范

【处方组成】黄连、当归、生地等。

【功能主治】热毒疔肿，溃疡疮伤。

【规　　格】70g/盒。

【用法用量】外敷患处，适量。

【贮　　藏】密闭，置阴凉处。

【有 效 期】6个月。

【生产单位】宜昌市中医医院

　　　　　　本制剂仅限本医疗机构使用

湘西土家族苗族自治州民族中医院

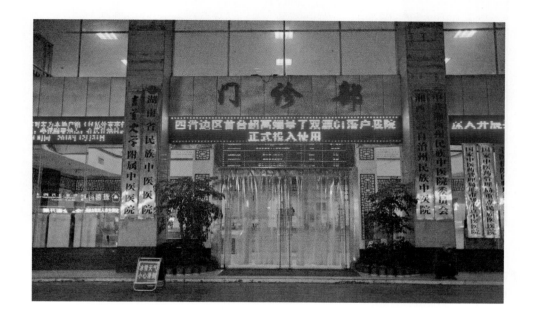

　　湘西土家族苗族自治州民族中医院建于1986年，是湘西州唯一一所集医疗、教学、科研、康复于一体的现代化三级甲等中医医院，是国家地市级重点中医医院和国家重点民族医院，是中国民族医药学会土家族医药专业委员会主任委员所在单位，是湖南省中西医结合学会民族医药专业委员会和湖南省中医药学会民族医药专业委员会两个省级学术团体的牵头单位，是吉首大学附属中医医院，是医学类博士、硕士研究生实习基地，是湖南省首批中医住院医师规范化培训基地。

　　医院实际开放床位600张。医院坚持走中医、民族医特色发展之路，专科特色突出。其中土家医药治疗慢性结肠炎专病是国家中医药管理局首批民族医药重点专病建设项目；土家医胃病专科、土家医肝病专科、推拿科是国家重点专科；针灸科是湖南省重点专科，急诊科是湖南省首批重点中医急诊科达标建设单位。医院学科发展迅速，服务功能完善，医疗业务辐射湘、鄂、渝、黔四省市边区500多万人口，2015年，医院完成门急诊21万余人次，出院病人2万余人次。

　　医院开发了化瘀消肿散等48种民族药特色制剂，实现年产值近400万元。

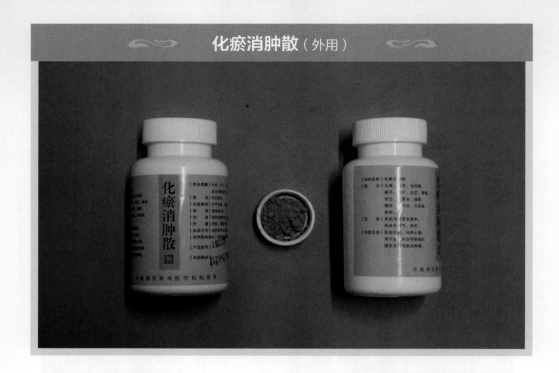

化瘀消肿散（外用）

【药品名称】化瘀消肿散（外用） Huayu Xiaozhong San

【批准文号】湘药制字Z20060047

【执行标准】湘制Z20120228所附化瘀消肿散质量标准

【处方组成】大黄、红花、当归尾、栀子、冰片、白芷、黄柏、泽兰、土鳖虫、续断、薄荷、牡丹皮、天花粉、香附。

【性　　状】本品为棕黄色均匀细腻粉末，有冰片香气，味苦。

【功能主治】活血祛瘀，消肿止痛。用于急性闭合性软组织损伤及局部瘀血肿痛。

【规　　格】60g/瓶。

【用法用量】外用适量，用醋或水调外敷，一日一次，或遵医嘱。

【禁　　忌】孕妇禁用。

【注意事项】不可内服，皮肤破伤处不宜敷用。

【贮　　藏】密封，阴凉干燥处保存。

【包　　装】聚丙烯塑料瓶。

【有 效 期】18个月。

【生产单位】湘西土家族苗族自治州民族中医院

　　　　　　本制剂仅限本医疗机构使用

第八章

畲、侗药医院制剂

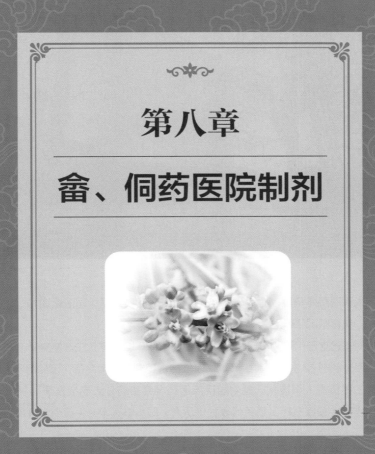

第一节

丽水市人民医院（丽水市畲族医药研究所）

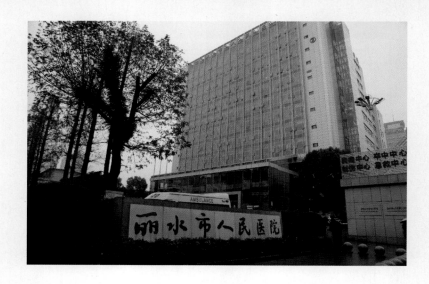

丽水市人民医院是集医疗、科研、教学、康复、健康管理、司法鉴定为一体的三级甲等综合医院。现有职工2300多人，拥有床位1500多张。

医院制剂室建立于1989年，由于各种原因，于2010年停止生产制剂。

研究所原有制剂20余种，其中最具代表性的畲药制剂是食良茶，该药用于消化不良。

制剂室主要负责人鄢连和，是中国民族医药学会畲药分会副会长兼秘书长、浙江省非物质文化遗产（畲族医药）项目代表性传承人、丽水市医学卫生重点学科畲医药学科带头人。

丽水市畲族医药研究所是浙江省丽水市人民医院下属单位。研究所在畲族医药遗产的挖掘、收集、整理、抢救方面取得丰硕成果。近几年来，在有关部门的支持下，先后走访了市内的所有畲族乡镇，以及温州的泰顺、平阳、文成、苍南；金华的兰溪、武义；杭州的桐庐、衢州的龙游；福建省宁德市的福安、福鼎、霞浦、罗源和柘荣；江西的铅山、贵溪等县市区的畲族集居乡村，共调查采访近200名畲族民间医生和传人，收集并整理畲医诊治病种300多个、民间秘方、偏方等1000多张、畲药1500多个品种；收藏畲族医药文物、资料、药材标本等1000多份，拍摄图片3000多份。2008年6月，国务院颁布的国家第二批非物质文化遗产保护名录中，丽水市畲族医药研究所负责申报的"畲族医药"项目列入其中，为"浙江绿谷"文化增添了一张新名片。

一、胃病科

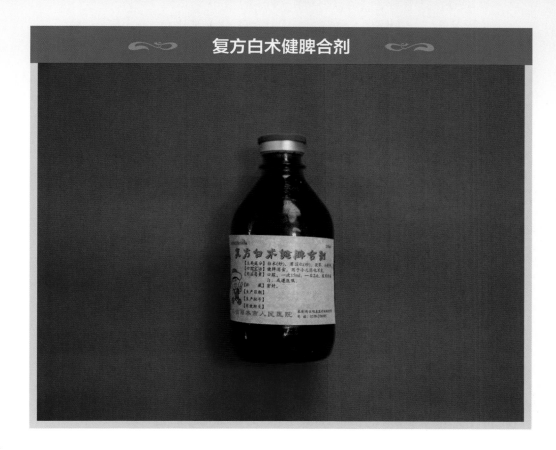

【药品名称】复方白术健脾合剂 Fufang Baizhu Jianpi Heji

【批准文号】浙药制字Z20050088

【处方组成】白术（炒）、薏苡仁（炒）、茯苓、山药等。

【功能主治】健脾消食。用于小儿消化不良。

【规　　格】每瓶装250mL。

【用法用量】口服。一次15mL，一日2次，服用前摇匀；或遵医嘱。

【贮　　藏】密封。

【生产单位】浙江省丽水市人民医院

　　　　　　本制剂仅限本医疗机构使用

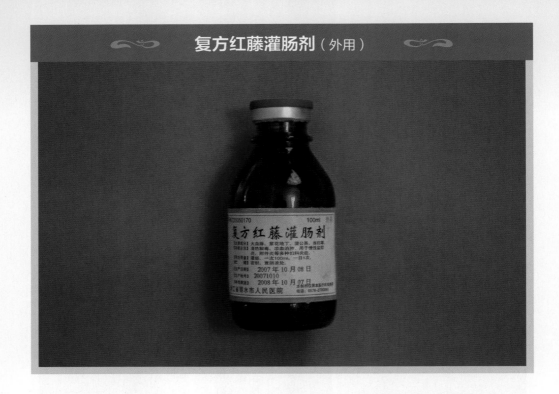

【药品名称】复方红藤灌肠剂（外用）Fufang Hongteng Guanchang Ji

【批准文号】浙药制字Z20050170

【处方组成】大血藤、紫花地丁、蒲公英、当归等。

【功能主治】清热解毒，凉血消肿。用于慢性盆腔炎、附件炎等多种妇科炎症。

【规　　格】每瓶装100mL。

【用法用量】灌肠。一次100mL，一日1次。

【贮　　藏】密封，置阴凉处。

【生产单位】浙江省丽水市人民医院

本制剂仅限本医疗机构使用

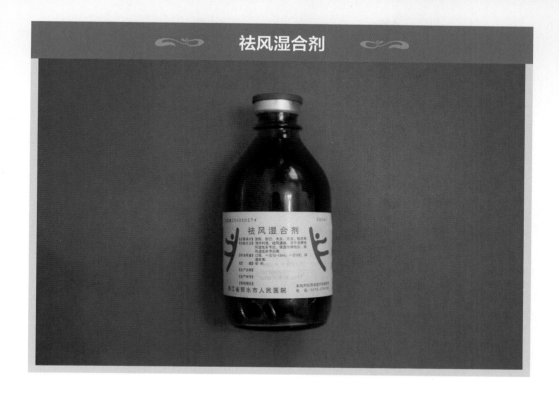

【药品名称】祛风湿合剂 Qufengshi Heji

【批准文号】浙药制字Z20050274

【处方组成】茵陈、防己、木瓜、羌活、独活等。

【功能主治】清热利湿，祛风通络。用于湿痹性风湿性关节炎，强直性脊柱炎，类风湿性关节炎等。

【规　　格】每瓶装250mL。

【用法用量】口服。一次10～15mL，一日3次；或遵医嘱。

【贮　　藏】密封。

【生产单位】浙江省丽水市人民医院

本制剂仅限本医疗机构使用

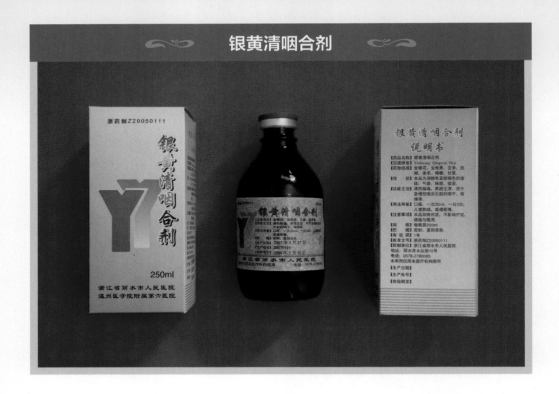

【药品名称】银黄清咽合剂 Yinhuang Qingyan Heji

【批准文号】浙药制字Z20050111

【处方组成】金银花、生地黄、玄参、连翘、麦冬、桔梗、甘草。

【性　　状】本品为深棕色至棕褐色液体；气香，味甜、微苦。

【功能主治】清热解毒，养阴生津。用于急慢性咽炎引起的咽干、咽痛等。

【规　　格】每瓶装250mL。

【用法用量】口服。一次20mL，一日3次；儿童酌减，或遵医嘱。

【注意事项】本品如有沉淀，不影响疗效，请摇匀服用。

【贮　　藏】密封，置阴凉处。

【有 效 期】1年。

【生产单位】浙江省丽水市人民医院

　　　　　　本制剂仅限本医疗机构使用

第二节
丽水市中医院（畲药）

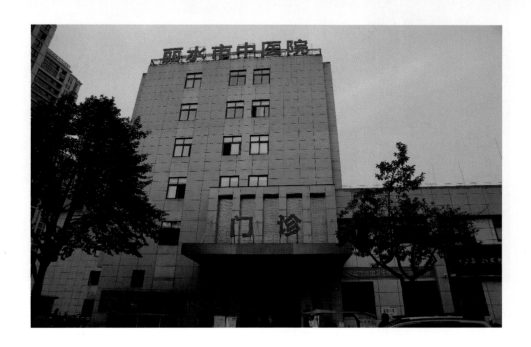

丽水市中医院是一所临床科室齐全、中医特色浓厚的现代化三级甲等综合性中医医院，全国重点建设中医院。医院现有职工852人，核定床位600张。

医院拥有畲药医院制剂一种"降脂轻身茶"。

雷后兴，丽水市中医院院长。他踏遍浙江、福建、广东、江西等省200多个畲族聚居地，耗时5年主编完成一部畲族医药遗产——《中国畲族医药学》，使濒临失传的畲医药跻身于我国民族医药行列。

《中国畲族医药学》为抢救和保护已濒临失传的畲族医药作出了突出贡献，为传承畲族医药提供了极为宝贵的资料。

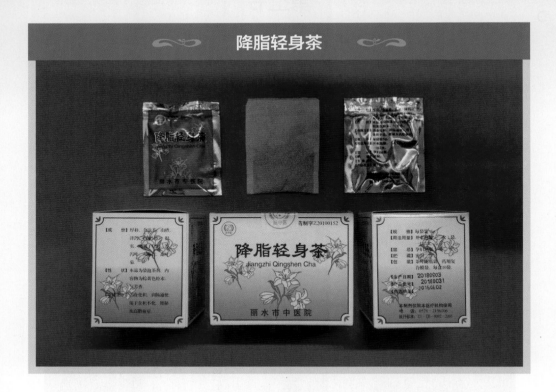

【药品名称】降脂轻身茶 Jiangzhi Qingshen Cha

【批准文号】浙药制字Z20100152

【执行标准】ZJ-ZB-0092-2005

【处方组成】厚朴、食凉茶、山楂、泽泻、白术（炒）、枳实、决明子（炒）、番泻叶、火麻
　　　　　　仁、甜叶菊。

【性　　状】本品为袋泡茶剂，内容物为棕黄色粉末；气芳香。

【功能主治】消食化积，润肠通便。用于食积不化，便秘及高脂血症。

【规　　格】每袋装5g。

【用法用量】开水泡服，一次1袋，一日2次。

【禁　　忌】孕妇忌服。

【贮　　藏】密封。

【包　　装】茶叶滤纸袋，药用复合膜袋，每盒10袋。

【生产单位】丽水市中医院

　　　　　　本制剂仅限本医疗机构使用

第三节
芷江侗族自治县中医医院

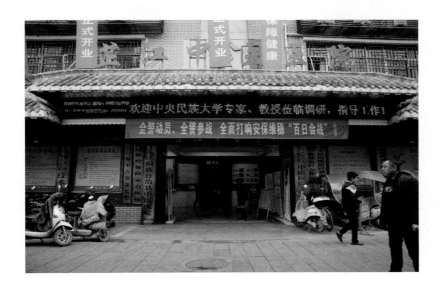

芷江侗族自治县中医医院始建于1979年，历经40多年的发展，于今已成为拥有占地面积8585平方米，业务用房5332平方米的集医疗、科研、教学、康复、保健于一体的综合性二级甲等中医医院。医院现有开放床位300张。目前，芷江县中医医院的整体搬迁已纳入芷江县重点建设项目。

医院坚持"精心医疗、优质服务、科学管理、弘扬中医特色"的办院方针，不断加强对糖尿病专科、针灸推拿科、骨伤科、中风科等重点专科的建设。2012年被市卫生局授予糖尿病专科、针灸推拿科"怀化市特色中医专科""怀化市重点中医专科"称号。在办院方向上，坚持中医为主的发展方向，突出中医药特色优势的原则，加快"名医、名科、名院"建设，在中西医结合治疗心脑血管病、骨伤、痔瘘、肿瘤、肝、肾病、颈肩腰腿痛等方面形成了独特优势。

医院将侗医科建设为重点科室，特聘张果果、粟万成教授为医院侗医科侗医专家，引进"穴位刺血疗法"治疗小儿扁桃体炎、高热；引进"侗医特色微创疗法"治疗顽固性风湿骨病及多种慢性疾病等疗效好的侗医临床方法。

医院拥有侗族医院制剂"侗古佬"，有"中风后遗贴"等协定方剂。其中，"蛇细草"、"铁灯台"治疗蛇伤有独特的疗效。

附：芷江侗医药简介

芷江侗族自治县隶属于湖南省怀化市，位于湖南省西部，地处武陵山系南麓、雪峰山西脉与云贵高原东部余脉延伸地带，属于亚热带季风湿润气候区域，气候温和，四季分明，雨量充沛，日照充足，年平均气温为15.8～17.3℃，年降雨量1156.4～1432.9mL左右，年无霜期约275天，得天独厚的地理环境，有利于各种植物的生长。

芷江侗族自治县侗医药分会，拥有民间会员68名，其中22名被推荐加入中国民族医药学会。张果果医术精湛，侗医学术成果显著，多篇论文在国家级民族医药杂志发表，数篇获全国侗医药优秀论文二、三等奖，参与编写数部侗医药著作；唐海燕，能识别和运用侗药400余种，是侗药活字典；杨登科、蒲组金、彭祖琳，用纯侗药接骨疗效好；蛇医张祥均、蒋小军用侗药治疗蛇伤等。

芷江侗族自治县侗医药分会、侗医药研究所在明山建立了侗药种植基地，种植侗药青钱柳（摇钱树）800余亩（7万余株），生长态势良好，还有乌桑、奶浆果、山里红、金钩藤、五花血藤、接骨茶、山苍子等，在为侗乡人民治病方面，利用当地侗药采用主药与配药制成了散剂。

芷江侗族自治县中医医院侗医科和县民族医药学会侗医药分会经过近三年来的合作，组织科研人员对芷江的侗药资源进行了实地考察，拍摄了400余种侗药的彩色照片。在临床上，中医医院侗医科和侗医药分会共同研制出专治腰椎病的侗药散剂蕲蛇止痛康复散；治疗颈椎病的侗药颈痛康复散及外用药枕；侗药血流性头痛康复散；侗药前列腺肥大康复散；侗药脑梗后遗症康复散；侗药肾病综合征康复茶。这些侗药散剂在中医医院侗医科临床上，取得令患者满意的疗效。

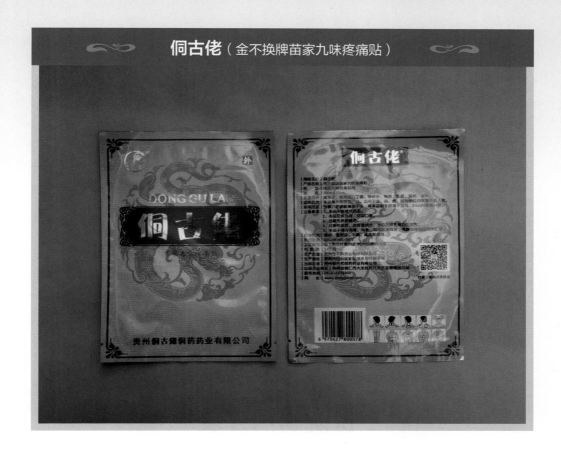

【药品名称】侗古佬（金不换牌苗家九味疼痛贴）Donggulao

【卫生许可证号】黔卫计健用证字（2013）第0010号

【执行标准】Q/GJYK001-2012

【处方组成】褚实子、威灵仙、丁香、骨碎补、续断、乳香、没药、冰片。

【性　　状】本品为黑色膏贴剂。

【功能主治】本品属外用保健产品。适用于颈、肩、腰、腿等部位的疼痛不适人群。

【规　　格】10cm×12cm。

【用法用量】外敷。把皮肤清洗干净，将本品贴于疼痛不适处，24小时更换一次。

【注意事项】1.本品不能替代药品。2.本品仅供外用，切忌口服。3.过敏性皮肤慎用。4.过敏性体质、皮肤破溃处、孕妇及哺乳期妇女禁用。5.本品不得与有毒、有害、有异味易挥发、易腐蚀等物品同库贮存。

【贮　　藏】密封、置阴凉、干燥、通风处保存。

【生产单位】贵州金不换药业科技有限公司

【出品企业】贵州侗古佬侗药药业有限公司

本制剂仅限本医疗机构使用

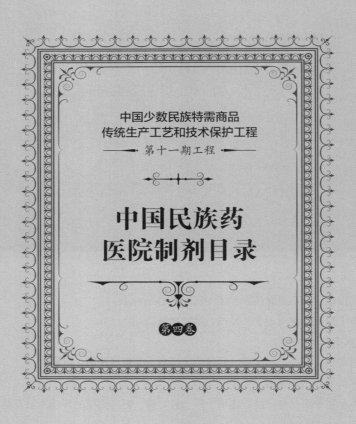

中国少数民族特需商品
传统生产工艺和技术保护工程
第十一期工程

中国民族药
医院制剂目录

第四卷

第九章

壮、瑶药医院制剂

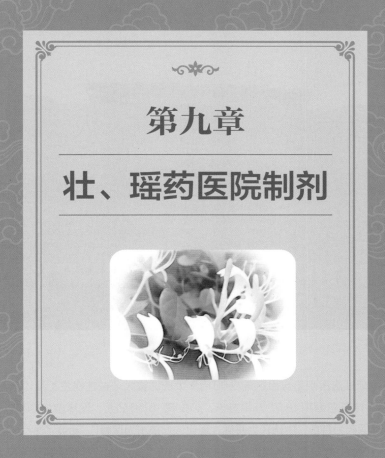

第一节
广西国际壮医医院

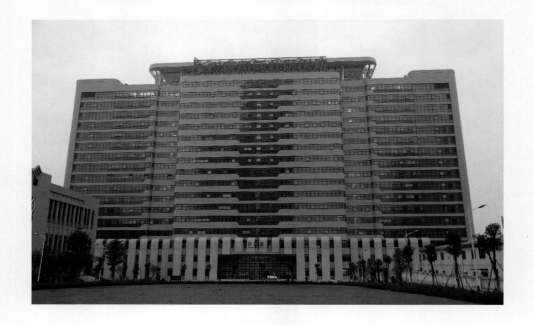

　　广西国际壮医医院是自治区成立60周年大庆的重大公益性民生工程，总占地面积300.10亩，建筑总面积18.75万平方米，总投资15.56亿元，设床位1000张。医院坚持"以壮瑶医药为特色，中医药为基础，现代诊疗技术为保障"，涵盖了医疗、教学、科研、康复、保健、壮瑶医成教培训、特色制剂、民族医药文化传承和国际交流等功能，是广西首座综合性现代化的国际民族医医院。广西国际壮医医院立足广西、面向全国、辐射东盟，努力打造具有鲜明壮瑶医药特色的现代化、国际化、信息化区域医疗中心。

　　广西国际壮医医院现有职工966人，其中博士30余人，硕士264人；具有高级职称的90余人；拥有国医大师1人、全国名中医2人、全国老中医药专家学术经验继承工作指导老师6人、广西著名中医专家50余人、确有专长的民族医疗特色医师19人。医院共设置46个临床医技药科室、19个病区，包括内、外、妇、儿等科，拥有国家中医药管理局临床重点专科风湿病科、重点学科壮药学、重点专科壮医经筋推拿科。

　　医院制剂中心获得批准文号的制剂品种有武打将军酊、痛风立安胶囊。

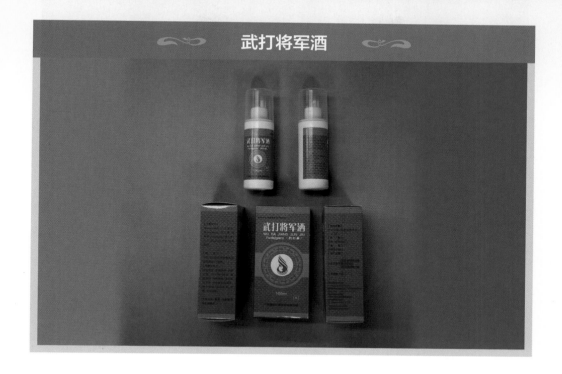

【药品名称】武打将军酒（约打拳）Wuda Jiangjun Jiu

【批准文号】桂药制字Z01060002

【执行标准】医疗机构制剂注册批件桂A060002附件

【处方组成】飞龙掌血（温肖）、龙血竭（美芳垄）、三七（棵点镇）、骨碎补（兴盆）等。

【性　　状】本品为红棕色至棕褐色澄清液体；气清香。

【功能主治】活血祛瘀，舒筋活络，消肿止痛。用于跌打损伤，筋骨扭伤，风湿骨痛，类风湿关节痛，骨质增生性刺痛，神经痹痛，肌肉疼痛，牙痛，冻疮等症。

【规　　格】每瓶装100mL。

【用法用量】外用适量，涂擦或敷患处，一日3次。

【不良反应】偶发轻微皮肤瘙痒起疹，停药后自愈。

【禁　　忌】孕妇慎用，忌擦腹部。

【注意事项】1.伤口创面禁敷。2.有骨折者，需正骨后才能用药。

【贮　　藏】密封，置阴凉处。

【包　　装】液体药用聚酯瓶装。

【有 效 期】24个月。

【生产单位】委托配制单位：广西国际壮医医院明秀分院
　　　　　　受托配制单位：广西中医药大学附属瑞康医院
　　　　　　本制剂仅限本医疗机构使用

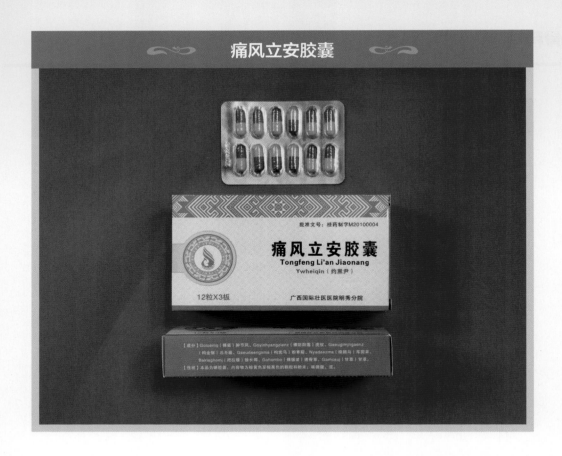

【药品名称】痛风立安胶囊（约黑尹）Tongfeng Li'an Jiaonang

【批准文号】桂药制字M20100004

【执行标准】医疗机构制剂注册批件桂100347附件

【处方组成】肿节风（棵楼）、虎杖（颗阴阳莲）、忍冬藤（构金银）、粉萆薢（构党马）、车前草（哑腿马）、徐长卿（把拉缓）、透骨草（棵缓坡）、甘草。

【性　　状】本品为硬胶囊，内容物为棕黄色至棕黑色颗粒和粉末；味微酸、涩。

【功能主治】清热利湿，祛风通络。适用于风湿热痹阻所致的痛风。症见关节疼痛，红肿，灼热，屈伸不利等。

壮医：清热毒、除湿毒、祛风毒、消肿痛，调水道，通龙路、火路。适用于风湿热毒所致的隆芡（痛风）。症见关节疼痛，红肿，灼热，屈伸不利等。

【规　　格】每粒装0.4g。

【用法用量】口服。一次3～5粒，一日3次。

【不良反应】尚不明确。

【禁　　忌】孕妇忌用。

【注意事项】1.低嘌呤、低蛋白、低脂肪、低盐饮食，多饮水，忌海鲜、动物内脏、豆类、浓肉汤等高嘌呤食物，戒酒，少食刺激性食物，如花椒、辣椒等。2.在医师指导下使用。

【贮　　藏】密封。

【包　　装】药用PVC+铝箔板装。12粒×2板/盒，12粒×3板/盒。

【有 效 期】24个月。

【生产单位】委托配制单位：广西国际壮医医院明秀分院

受委托配制单位：广西中医药大学附属瑞康医院

本制剂仅限本医疗机构使用

第二节

金秀瑶族自治县瑶医医院

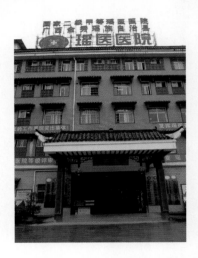

金秀瑶族自治县瑶医医院成立于2004年4月，为目前全国唯一一所公立的二级甲等瑶医医院，同时也是自治区党委政府实施"壮瑶医药振兴计划"的重要阵地之一，是来宾市发展民族医药健康产业的前沿阵地及全国目前仅有公立的瑶医药资源最集中的瑶医药特色医院。医院使用传统的瑶医特色疗法和大瑶山原生态瑶药治疗老年病、慢性病、多发病、常见病及疑难病症方面具有简、验、便、廉、效的独特优势。在全国享有极高声誉。2018年医院门诊量达7.5万人次，60%的患者来自全国各地，最远的有新疆、内蒙古。住院量达3000多人次。

目前，医院开设有瑶医肿瘤科、瑶医皮肤科、瑶医妇科、瑶医脑病科、瑶医特色疗法专科、瑶医风湿病专科、瑶医传统骨伤科等重点专科及2个全国基层名老中医药专家传承工作室。

医院现开发有瑶药院内制剂2个（瑶药产后三泡、瑶药脑中风后遗症康复外洗剂）、瑶药健康产品专利51项、已完成5个专利成果转化，同时完成4亿元的健康产业招商项目，其中自治县瑶医医院研发的"产后三泡"成为广西千亿元研发重大项目，也成为广西首个瑶药院内制剂。

梁琼平，瑶医医院院长，毕业于广西中医药大学中西医结合专业，中医学研究生学历，出身瑶医世家，从事瑶医药临床工作16年，擅长使用瑶医疗法结合中医诊治各种肿瘤、跌打损伤后遗症、水（火）烫（烧）伤、糖尿病、骨折、项痹病（颈椎病）、腰痛病（腰椎间盘突出症）、股骨头坏死、骨髓炎等各男科、妇科、慢性病疑难顽症。

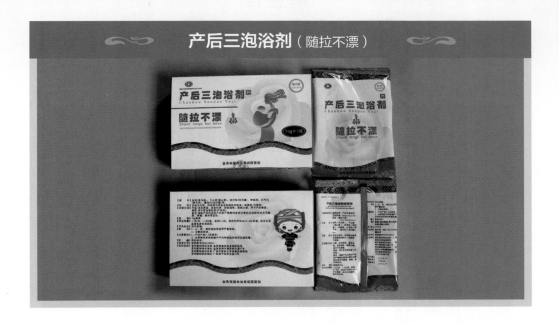

【药品名称】产后三泡浴剂（随拉不漂） Chanhou Sanpao Yuji

【批准文号】桂药制字M20150001

【执行标准】医疗机构制剂注册批件桂150021所附质量标准

【处方组成】血风（走马胎）、下山虎（满山香）、四方钻（四方藤）、伸筋草、九节风（肿节风）、藤当归（当归藤）等。

【性　　状】本品为浴剂，内容物为棕色至棕褐色的粉末；气微香，味微苦。

【功能主治】中医：祛风除湿，活血化瘀，舒筋通络，散瘀止痛。用于产后康复。

瑶医：用于防治莹拉崩（产后风）。

备注：瑶医产后风系指产妇在产褥期内感受风寒后出现肢体或关节酸楚、疼痛、麻木等症状。

【规　　格】50g每袋。

【用法用量】一日1次，一次1袋，连用3～9日，使用时用热水30～40L溶解，放至合适温度供身体泡洗用。

【不良反应】尚不明确。

【禁　　忌】1.心、肝、肾和造血系统等严重疾病；2.过敏体质者。

【注意事项】1.产妇产后3～5日使用；2.会阴侧切术和剖腹产产妇待拆线后使用或遵医嘱。

【贮　　藏】密封保存。

【包　　装】聚酯/镀铝聚酯/聚乙烯药品包装用复合膜袋。

【有 效 期】12个月。

【生产单位】委托配制单位：金秀瑶族自治县瑶医医院

受托配制单位：广西中医药大学附属瑞康医院

本制剂仅限本医疗机构使用

第三节

北京瑶医医院

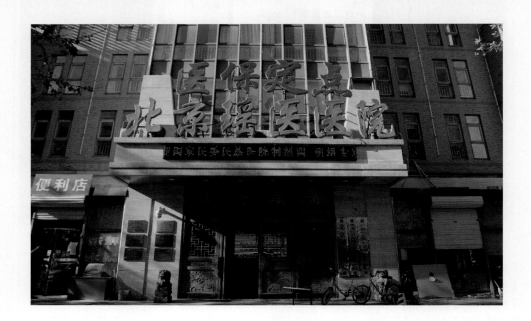

北京瑶医医院，是一家经国家卫生部门正式批准的专业从事癌症的防治与研究、临床诊疗、学术交流的综合性医疗学术机构。总院设在北京。北京瑶医医院是中国民族医药学会会长单位，国家瑶医药学科领头单位，"十一五""十二五"国家中医药管理局重点专科协作单位，黑龙江省瑶医药博士后科研工作站。按北京医保审批管理规定，北京医保患者无需做定点选择手续，持卡实时结算。北京瑶医医院成立于2010年11月28日，占地12000平方米，前身是成立于1985年的大庆德坤瑶医特色医院，现被北京市批准为瑶医药特色的民族专科医院。

在覃迅云院长的带领下，医院根据自己独创的"瑶医减法生态医学模式"治癌的理念，致力于恶性肿瘤、红斑狼疮、免疫系统疾病等疑难病及高血压、糖尿病、风湿病等常见病、多发病的治疗，应用30余种瑶医特色疗法，不断提高治疗和康复治疗水平。北京瑶医医院以其见效快、疗程短、无毒副作用等特色，为数十万患者治疗疾病，并帮助许多患者康复，重新走上工作岗位。

医院开发治疗狼疮病的医院制剂有：复方双金颗粒、复方蝴蝶瘟胶囊、复方蝴蝶风胶囊等，治疗恶性肿瘤的医院制剂有：通络消肿酒、消瘤止痛贴膏等。

一、肿瘤科

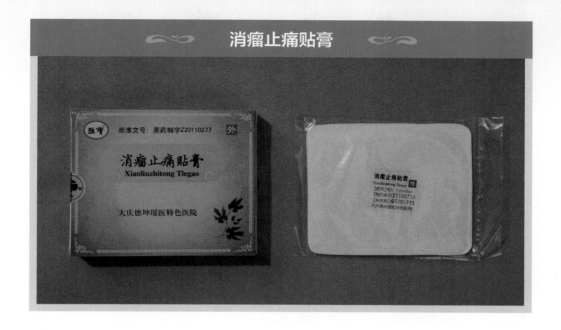

【药品名称】消瘤止痛贴膏 Xiaoliu Zhitong Tiegao

【批准文号】黑药制字Z20110277

【执行标准】黑Z-ZJ-0734-2011-2016-2018

【处方组成】救必应、制马钱子、醋没药、醋乳香、制川乌、制草乌、冰片、人工牛黄、醋延胡索、细辛、木鳖子、芒硝、猪胆粉、白矾、樟脑、蟾酥。

【性　　状】本品为贴膏剂，内容物表面为棕褐色。

【功能主治】破癥化积，消肿止痛。用于腺体增生、肿瘤引起的疼痛。

【规　　格】每片7cm×9cm。

【用法用量】外用，除去防粘纸，贴于洗净的患处。2～3天更换1次。

【不良反应】尚不明确。

【禁　　忌】皮肤破溃处禁用。用药期间忌食煎炸、膨化、辛辣、海产品。

【注意事项】1.孕妇慎用。2.老年人及儿童应在医师指导下使用。3.对本品过敏者禁用，过敏体质者慎用。4.药品性状发生改变时禁止使用。5.儿童必须在成人监护下使用。6.请将此药品放在儿童不能接触的地方。7.如正在使用其它药品，使用本品前请咨询医师或药师。

【贮　　藏】密封，置阴凉干燥处。

【包　　装】药用无纺布；每盒6片。

【有效期】24个月。

【警示语】本品含制马钱子、制川乌、制草乌、蟾酥。本品为外用药。

【生产单位】大庆德坤瑶医特色医院

　　　　　　本制剂仅限本医疗机构使用

通络消肿酒

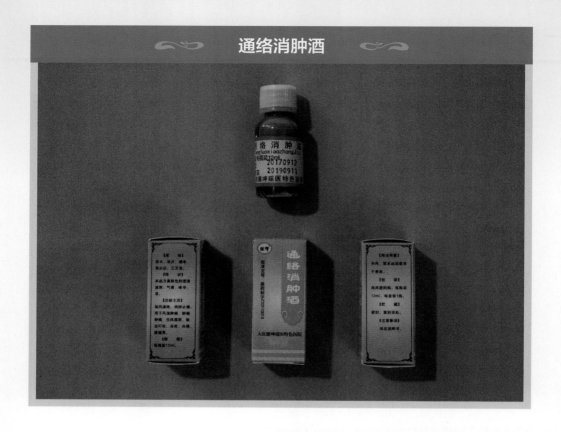

【药品名称】通络消肿酒 Tongluo Xiaozhong Jiu

【批准文号】黑药制字Z20110019

【执行标准】黑Z-ZJ-0502-2010-2016

【处方组成】苏木、冰片、细辛、救必应、三叉苦。

【性　　状】本品为黄棕色澄清液体；气香，味辛、凉。

【功能主治】祛风通络，消肿止痛。用于风湿肿痛，肿瘤肿痛，伤风感冒，蚊虫叮咬，冻疮，头痛，腹痛等。

【规　　格】每瓶装12mL。

【用法用量】外用，取本品适量涂于患处。

【不良反应】尚不明确。

【禁　　忌】尚不明确。

【注意事项】1.老年人及儿童应在医师指导下使用。2.对本品过敏者禁用，过敏体质者慎用。3.药品性状发生改变时禁止使用。4.儿童必须在成人监护下使用。5.请将此药品放在儿童不能接触的地方。6.如正在使用其它药品，使用本品前请咨询医师或药师。

【贮　　藏】密封，置阴凉处。

【包　　装】药用塑料瓶；每盒装1瓶。

【有 效 期】24个月。

【生产单位】大庆德坤瑶医特色医院

　　　　　　本制剂仅限本医疗机构使用

二、狼疮病科

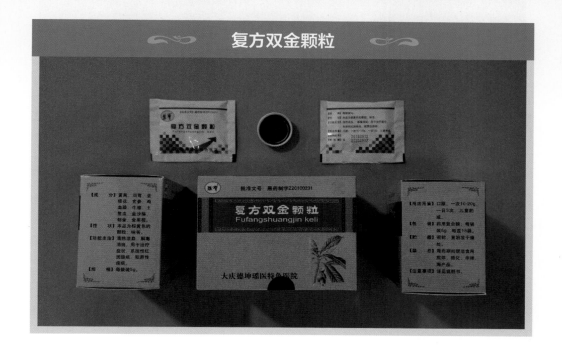

【药品名称】复方双金颗粒 Fufang Shuangjin Keli

【批准文号】黑药制字Z20100231

【执行标准】黑Z-ZJ-0199-2010

【处方组成】黄芪、川芎、金银花、玄参、鸡血藤、牛膝、土鳖虫、金沙藤、郁金、金果榄。

【性　　状】本品为棕黄色颗粒；味苦。

【功能主治】清热凉血，解毒消斑。用于治疗盘状、系统性红斑狼疮，胶原性疾病。

【规　　格】每袋装5克。

【用法用量】口服。一次10～20g，一日3次，儿童酌减。

【不良反应】尚不明确。

【禁　　忌】用药期间禁忌食用煎炸、膨化、辛辣、海产品。

【注意事项】1.老年人及儿童应在医师指导下应用。2.对本品过敏者禁用，过敏体质者慎用。3.药
　　　　　　品性状发生改变时禁止使用。4.儿童必须在成人监护下使用。5.请将药品放在儿童
　　　　　　不能接触的地方。6.如正在使用其它药品，使用本品前请咨询医师或药师。

【贮　　藏】密封，置阴凉干燥处。

【包　　装】药用复合膜；每盒15袋。

【有 效 期】24个月。

【生产单位】大庆德坤瑶医特色医院

　　　　　　本制剂仅限本医疗机构使用

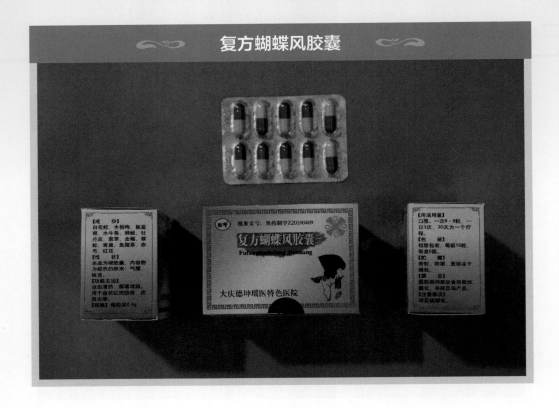

【药品名称】复方蝴蝶风胶囊 Fufang Hudiefeng Jiaonang

【批准文号】黑药制字Z20100409

【执行标准】黑Z-ZJ-0491-2010

【处方组成】白花蛇、水杨梅、板蓝根、水牛角、蝉蜕、牡丹皮、紫草、全蝎、蜈蚣、青黛、鱼腥草、赤芍、红花。

【性　　状】本品为硬胶囊，内容物为棕色粉末；气腥，味苦。

【功能主治】凉血清热，解毒消斑。用于盘状红斑狼疮，皮肌炎等。

【规　　格】每粒装0.40g。

【用法用量】口服。一次6～8粒，一日3次，30天为一个疗程。

【不良反应】尚不明确。

【禁　　忌】服药期间忌食煎炸、膨化、辛辣及海产品。

【注意事项】1.孕妇慎服。2.老年人及儿童应在医师指导下使用。3.对本品过敏者禁用，过敏体质者慎用。4.药品性状发生改变时禁止使用。5.儿童必须在成人监护下使用。6.请将药品放在儿童不能接触的地方。7.如正在使用其它药品，使用本品前请咨询医师或药师。

【贮　　藏】密封，防潮，置阴凉干燥处。

【包　　装】铝塑包装；每板10粒，每盒5板。

【有 效 期】24个月。

【生产单位】大庆德坤瑶医特色医院

　　　　　　本制剂仅限本医疗机构使用

复方蝴蝶瘟胶囊

【药品名称】复方蝴蝶瘟胶囊 Fufang Hudiewen Jiaonang

【批准文号】黑药制字Z20110070

【执行标准】黑Z-ZJ-0535-2010

【处方组成】制白附子、络石藤、水牛角、牡丹皮、地黄、全蝎、蜈蚣、鱼腥草、三叉苦、石楠藤、山豆根、白花蛇、炮山甲、大青叶、白花蛇舌草。

【性　　状】本品为硬胶囊，内容物为棕黄色粉末；气香，味苦。

【功能主治】清热凉血，解毒消斑。用于系统性红斑狼疮及胶原性疾病。

【规　　格】每粒装0.4g。

【用法用量】口服。一次6～8粒，一日3次，30天为一个疗程。

【不良反应】尚不明确。

【禁　　忌】服药期间忌食煎炸、膨化、辛辣、海产品。

【注意事项】1.孕妇慎用。2.老年人及儿童应在医师指导下使用。3.对本品过敏者禁用，过敏体质者慎用。4.药品性状发生改变时禁止使用。5.儿童必须在成人监护下使用。6.请将药品放在儿童不能接触的地方。7.如正在使用其它药品，使用本品前请咨询医师或药师。

【贮　　藏】密封，防潮，置阴凉干燥处。

【包　　装】铝塑包装；每板10粒，每盒5板。

【有 效 期】24个月。

【警 示 语】本品含制白附子。

【生产单位】大庆德坤瑶医特色医院

　　　　　　本制剂仅限本医疗机构使用

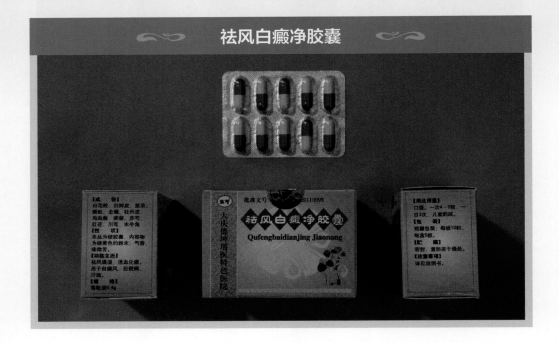

【药品名称】祛风白癜净胶囊 Qufeng Baidianjing Jiaonang

【批准文号】黑药制字Z20110098

【执行标准】黑Z-ZJ-0604-2011

【处方组成】白花蛇、白鲜皮、紫草、蜈蚣、全虫、牡丹皮、鸡血藤、蒺藜、赤芍、红花、川芎、水牛角。

【性　　状】本品为硬胶囊，内容物为棕黄色粉末；气香，味微苦。

【功能主治】祛风燥湿，活血化瘀。用于白癜风，白斑病，汗斑。

【规　　格】每粒装0.4g。

【用法用量】口服。一次4～6粒，一日3次，儿童酌减。

【不良反应】尚不明确。

【禁　　忌】尚不明确。

【注意事项】1.孕妇慎用。2.老年人及儿童应在医师指导下使用。3.对本品过敏者禁用，过敏体质者慎用。4.药品性状发生改变时禁止使用。5.儿童必须在成人监护下使用。6.请将药品放在儿童不能接触的地方。7.如正在使用其它药品，使用本品前请咨询医师或药师。

【贮　　藏】密封，置阴凉干燥处。

【包　　装】铝塑包装；每板10粒，每盒5板。

【有 效 期】24个月。

【生产单位】大庆德坤瑶医特色医院
　　　　　　本制剂仅限本医疗机构使用

祛斑消癣软膏（外用）

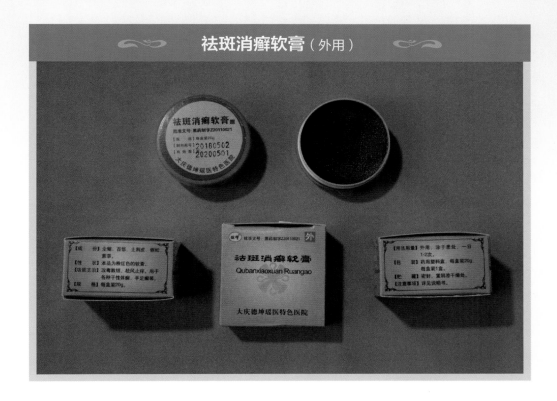

【药品名称】祛斑消癣软膏（外用） Quban Xiaoxuan Ruangao

【批准文号】黑药制字Z20110021

【执行标准】黑Z-ZJ-0512-2010

【处方组成】全虫、百部、土槿皮、蜈蚣、紫草。

【性　　状】本品为粉红色软膏。

【功能主治】攻毒散结，祛风止痒。用于各种干性体癣、手足癣等。

【规　　格】每盒装20g。

【用法用量】外用。涂于患处，一日1～2次。

【不良反应】尚不明确。

【禁　　忌】尚不明确。

【注意事项】1.老年人及儿童应在医师指导下使用。2.对本品过敏者禁用，过敏体质者慎用。3.药品性状发生改变时禁止使用。4.儿童必须在成人监护下使用。5.请将此药品放在儿童不能接触的地方。6.如正在使用其它药品，使用本品前请咨询医师或药师。

【贮　　藏】密封，置阴凉干燥处。

【包　　装】药用塑料盒。

【有效期】24个月。

【生产单位】大庆德坤瑶医特色医院

　　　　　　本制剂仅限本医疗机构使用

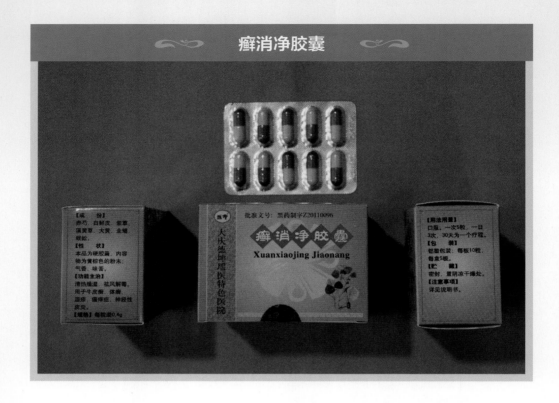

癣消净胶囊

【药品名称】癣消净胶囊 Xuanxiaojing Jiaonang

【批准文号】黑药制字Z20110096

【执行标准】黑Z-ZJ-0605-2011

【处方组成】赤芍、白鲜皮、紫草、溪黄草、大黄、全蝎、蜈蚣。

【性　　状】本品为硬胶囊，内容物为黄棕色粉末；气香，味苦。

【功能主治】清热燥湿，祛风解毒。用于牛皮癣，体癣，湿疹，瘙痒症，神经性皮炎。

【规　　格】每粒装0.4g。

【用法用量】口服。一次5粒，一日3次，儿童酌减。

【不良反应】尚不明确。

【禁　　忌】尚不明确。

【注意事项】1.老年人及儿童应在医师指导下使用。2.对本品过敏者禁用，过敏体质者慎用。3.药品性状发生改变时禁止使用。4.儿童必须在成人监护下使用。5.请将此药品放在儿童不能接触的地方。6.如正在使用其它药品，使用本品前请咨询医师或药师。

【贮　　藏】密封，置阴凉干燥处。

【包　　装】铝塑包装；每板10粒，每盒5板。

【有 效 期】24个月。

【生产单位】大庆德坤瑶医特色医院

　　　　　　本制剂仅限本医疗机构使用

四、肝胆科

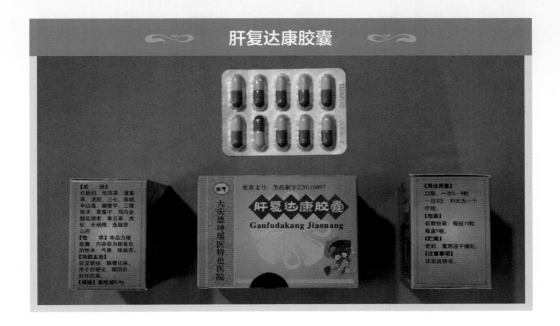

【药品名称】肝复达康胶囊 Ganfudakang Jiaonang

【批准文号】黑药制字Z20110097

【执行标准】黑Z-ZJ-0608-2011

【处方组成】杠板归、地耳草、溪黄草、龙胆、三七、柴胡、半边莲、醋鳖甲、三棱、莪术、莱菔子、鸡内金、醋延胡索、翠云草、虎杖、水杨梅、鱼腥草、山药。

【性　　状】本品为硬胶囊，内容物为棕黄色粉末；气香，味微苦。

【功能主治】软坚散结，解毒化瘀。用于肝硬化，脂肪肝，肝坏死等。

【规　　格】每粒装0.4g。

【用法用量】口服。一次5～8粒，一日3次，30天为一个疗程。

【不良反应】尚不明确。

【禁　　忌】尚不明确。

【注意事项】1.孕妇慎服。2.用药期间禁忌食用煎炸、膨化、辛辣及海产品。3.老年人及儿童应在医师指导下使用。4.对本品过敏者禁用，过敏体质者慎用。5.药品性状发生改变时禁止使用。6.儿童必须在成人监护下使用。7.请将此药品放在儿童不能接触的地方。8.如正在使用其它药品，使用本品前请咨询医师或药师。

【贮　　藏】密封，置阴凉干燥处。

【包　　装】铝塑包装；每板10粒，每盒5板。

【有 效 期】24个月。

【生产单位】大庆德坤瑶医特色医院
　　　　　　本制剂仅限本医疗机构使用

金功乙肝胶囊

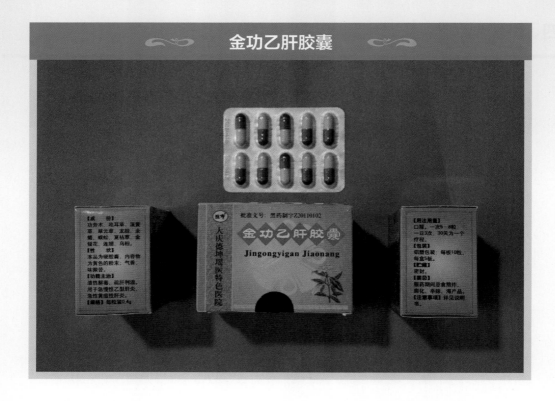

【药品名称】金功乙肝胶囊 Jingongyigan Jiaonang

【批准文号】黑药制字Z20110102

【执行标准】黑Z-ZJ-0618-2011

【处方组成】功劳木、地耳草、溪黄草、翠云草、龙胆、全蝎、蜈蚣、夏枯草、金银花、连翘、乌柏。

【性　　状】本品为硬胶囊，内容物为黄色粉末；气香，味微苦。

【功能主治】清热解毒，疏肝利湿。用于急慢性乙型肝炎，急性黄疸型肝炎。

【规　　格】每粒装0.4g。

【用法用量】口服。一次5～8粒，一日3次，30天为一个疗程。

【不良反应】尚不明确。

【禁　　忌】服药期间忌食煎炸、膨化、辛辣、海产品。

【注意事项】1.老年人及儿童应在医师指导下使用。2.对本品过敏者禁用，过敏体质者慎用。3.药品性状发生改变时禁止使用。4.儿童必须在成人监护下使用。5.请将此药品放在儿童不能接触的地方。6.如正在使用其它药品，使用本品前请咨询医师或药师。

【贮　　藏】密封。

【包　　装】铝塑包装；每板10粒，每盒5板。

【有 效 期】24个月。

【生产单位】大庆德坤瑶医特色医院

　　　　　　本制剂仅限本医疗机构使用

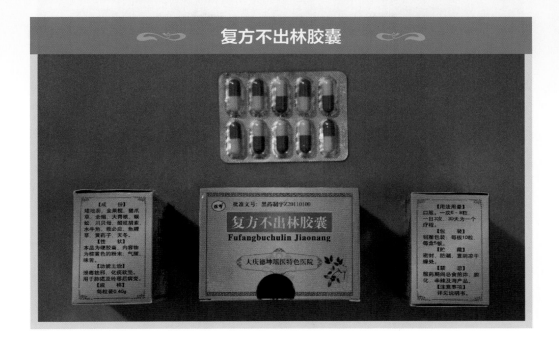

【药品名称】复方不出林胶囊 Fufang Buchulin Jiaonang

【批准文号】黑药制字Z20110100

【执行标准】黑Z-ZJ-0609-2011

【处方组成】矮地茶、金果榄、猫爪草、全蝎、大青根、蜈蚣、川贝母、醋延胡索、水牛角、救必应、鱼腥草、黄药子、天冬。

【性　　状】本品为硬胶囊，内容物为棕黄色粉末；气腥，味苦。

【功能主治】泄毒祛邪，化痰软坚。用于肺癌及转移后病变。

【规　　格】每粒装0.4g。

【用法用录】口服。一次6～8粒，一日3次，30天为一个疗程。

【不良反应】尚不明确。

【禁　　忌】服药期间忌食煎炸、膨化、辛辣及海产品。

【注意事项】1.老年人及儿童应在医师指导下使用。2.对本品过敏者禁用，过敏体质者慎用。3.药品性状发生改变时禁止使用。4.儿童必须在成人监护下使用。5.请将此药品放在儿童不能接触的地方。6.如正在使用其它药品，使用本品前请咨询医师或药师。

【贮　　藏】密封，防潮，置阴凉干燥处。

【包　　装】铝塑包装；每板10粒，每盒50粒。

【有 效 期】24个月。

【生产单位】大庆德坤瑶医特色医院

　　　　　　本制剂仅限本医疗机构使用

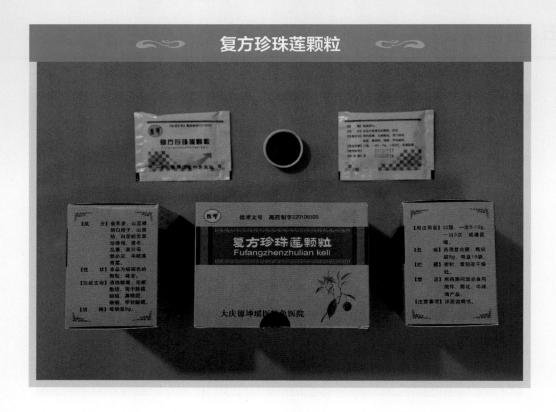

复方珍珠莲颗粒

【药品名称】复方珍珠莲颗粒 Fufang Zhenzhulian Keli

【批准文号】黑药制字Z20100320

【执行标准】黑Z-ZJ-0369-2010

【处方组成】金荞麦、山豆根、制白附子、山慈姑、白花蛇舌草、珍珠母、麦冬、瓜蒌、浙贝
　　　　　母、救必应、半枝莲、青蒿。

【性　　状】本品为棕褐色颗粒；味苦。

【功能主治】清热解毒，化瘀散结。用于肺癌，脑癌，鼻咽癌，喉癌，甲状腺癌。

【规　　格】每袋装5g。

【用法用量】口服。一次5～10g，一日3次，或遵医嘱。

【不良反应】尚不明确。

【禁　　忌】用药期间禁忌食用煎炸、膨化、辛辣、海产品。

【注意事项】1.老年人及儿童应在医师指导下使用。2.对本品过敏者禁用，过敏体质者慎用。3.药
　　　　　品性状发生改变时禁止使用。4.儿童必须在成人监护下使用。5.请将此药品放在儿
　　　　　童不能接触的地方。6.如正在使用其它药品，使用本品前请咨询医师或药师。

【贮　　藏】防潮，置阴凉干燥处。

【包　　装】药用复合膜，每盒15袋。

【有 效 期】24个月。

【警 示 语】本品含制白附子

【生产单位】大庆德坤瑶医特色医院
　　　　　本制剂仅限本医疗机构使用

六、消化科

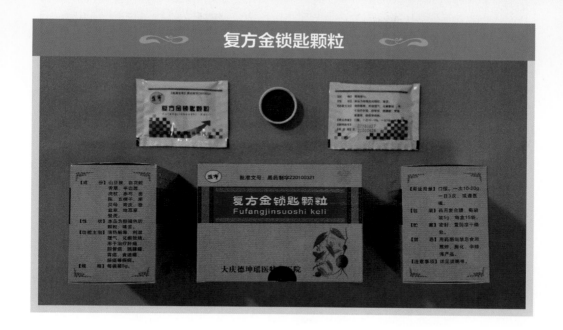

【药品名称】复方金锁匙颗粒 Fufang Jinsuoshi Keli

【批准文号】黑药制字Z20100321

【执行标准】黑Z-ZJ-0331-2010

【处方组成】山豆根、白花蛇舌草、半边莲、虎杖、赤芍、茵陈、瓦楞子、浙贝母、青皮、垂盆草、地耳草、壁虎。

【性　　状】本品为棕褐色颗粒；味苦。

【功能主治】清热解毒，利湿理气，化瘀散结。用于治疗肝癌，胆管癌，胰腺癌，胃癌，食道癌，肠癌等疾病。

【规　　格】每袋装5g。

【用法用量】口服。一次10～20g，一日3次，或遵医嘱。

【不良反应】尚不明确。

【禁　　忌】用药期间禁忌食用煎炸、膨化、辛辣、海产品。

【注意事项】1.老年人及儿童应在医师指导下使用。2.对本品过敏者禁用，过敏体质者慎用。3.药品性状发生改变时禁止使用。4.儿童必须在成人监护下使用。5.请将此药品放在儿童不能接触的地方。6.如正在使用其它药品，使用本品前请咨询医师或药师。

【贮　　藏】密封，置阴凉干燥处。

【包　　装】药用复合膜；每盒15袋。

【有 效 期】24个月。

【生产单位】大庆德坤瑶医特色医院

　　　　　　本制剂仅限本医疗机构使用

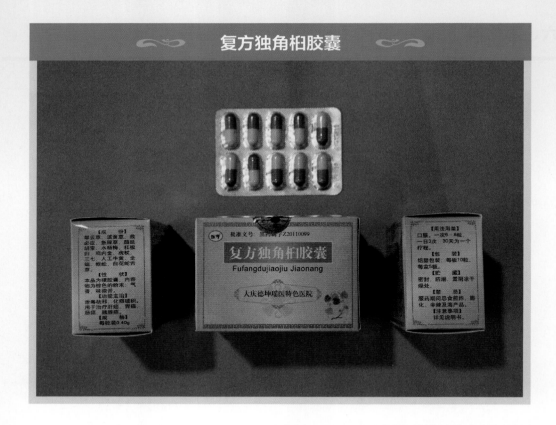

【药品名称】 复方独角桕胶囊 Fufang Dujiaojiu Jiaonang

【批准文号】 Z20110099

【执行标准】 黑Z-ZJ-0606-2011

【处方组成】 翠云草、溪黄草、救必应、鱼腥草、醋延胡索、水杨梅、杠板归、鸡内金、虎杖、三七、人工牛黄、全蝎、蜈蚣、白花蛇舌草。

【性　　状】 本品为硬胶囊，内容物为棕色粉末；气香，味微苦。

【功能主治】 泄毒祛邪，化癥破积。用于治疗肝癌，胃癌，肠癌，胰腺癌。

【规　　格】 每粒装0.4g。

【用法用量】 口服。一次6～8粒，一日3次，30天为一个疗程。

【不良反应】 尚不明确。

【禁　　忌】 用药期间忌食煎炸、膨化、辛辣及海产品。

【注意事项】 1.老年人及儿童应在医师指导下使用。2.对本品过敏者禁用，过敏体质者慎用。3.药品性状发生改变时禁止使用。4.儿童必须在成人监护下使用。5.请将此药品放在儿童不能接触的地方。6.如正在使用其它药品，使用本品前请咨询医师或药师。

【贮　　藏】 密封，防潮，置阴凉干燥处。

【包　　装】 铝箔包装；每板10粒，每盒50粒。

【有 效 期】 24个月。

【生产单位】 大庆德坤瑶医特色医院

本制剂仅限本医疗机构使用

七、淋巴科

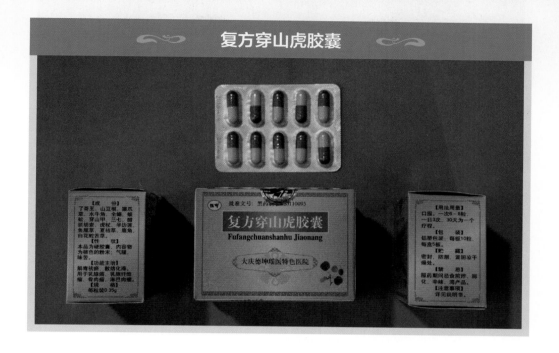

【药品名称】复方穿山虎胶囊 Fufang Chuanshanhu Jiaonang

【批准文号】黑药制字Z20110095

【执行标准】黑Z-ZJ-0550-2010-2016

【处方组成】了哥王、山豆根、猫爪草、水牛角、全蝎、蜈蚣、三七、醋延胡索、虎杖、半边莲、鱼腥草、夏枯草、鹿角、白花蛇舌草等。

【性　　状】本品为硬胶囊，内容物为棕色粉末；气腥，味苦。

【功能主治】解毒祛瘀，散结化滞。用于乳腺癌，乳腺纤维瘤，骨肉瘤，淋巴肉瘤。

【规　　格】每粒装0.35g。

【用法用量】口服。一次6～8粒，一日3次，30天为一个疗程。

【不良反应】尚不明确。

【禁　　忌】服药期间忌食煎炸、膨化、辛辣、海产品。

【注意事项】1.老年人及儿童应在医师指导下使用。2.对本品过敏者禁用，过敏体质者慎用。3.药品性状发生改变时禁止使用。4.儿童必须在成人监护下使用。5.请将此药品放在儿童不能接触的地方。6.如正在使用其它药品，使用本品前请咨询医师或药师。

【贮　　藏】密封，防潮，置阴凉干燥处。

【包　　装】铝塑包装；每板10粒，每盒50粒。

【有 效 期】24个月。

【生产单位】大庆德坤瑶医特色医院

　　　　　　本制剂仅限本医疗机构使用

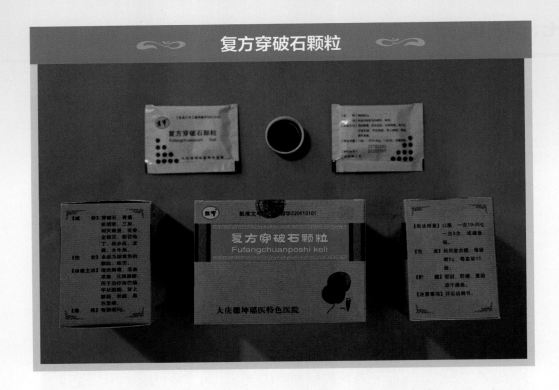

【药品名称】复方穿破石颗粒 Fufang Chuanposhi Keli

【批准文号】黑药制字Z20110101

【执行标准】黑Z-ZJ-0607-2011

【处方组成】穿破石、青黛、延胡索、三加、制天南星、玄参、金银花、紫花地丁、救必应、龙葵、水牛角。

【性　　状】本品为棕黄色颗粒；味苦。

【功能主治】清热解毒，活血凉血，化痰散瘀。用于治疗淋巴癌，甲状腺癌，肾上腺癌，骨癌，黑色素瘤。

【规　　格】每袋装5g

【用法用量】口服。一次10～20g，一日3次，或遵医嘱。

【不良反应】尚不明确。

【禁　　忌】尚不明确。

【注意事项】1.老年人及儿童应在医师指导下使用。2.对本品过敏者禁用，过敏体质者慎用。3.药品性状发生改变时禁止使用。4.儿童必须在成人监护下使用。5.请将此药品放在儿童不能接触的地方。6.如正在使用其它药品，使用本品前请咨询医师或药师。

【贮　　藏】密封，防潮，置阴凉干燥处。

【包　　装】药用复合膜；每盒15袋。

【有效期】24个月。

【警示语】本品含制天南星。

【生产单位】大庆德坤瑶医特色医院

　　　　　　本制剂仅限本医疗机构使用

八、泌尿科

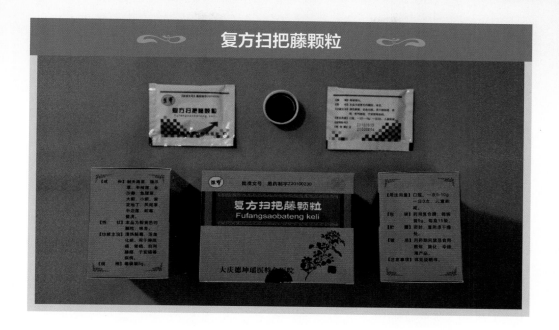

【药品名称】复方扫把藤颗粒 Fufang Saobateng Keli

【批准文号】黑药制字Z20100230

【执行标准】黑Z-ZJ-0200-2010

【处方组成】制天南星、猫爪草、半枝莲、金沙藤、鱼腥草、大蓟、小蓟、紫花地丁、凤尾草、半边莲、蛇莓、壁虎。

【性　　状】本品为棕黄色颗粒；味苦。

【功能主治】清热解毒，活血化瘀。用于膀胱癌，肾癌，前列腺癌，子宫癌等疾病。

【规　　格】每袋装5g。

【用法用量】口服。一次5～10g，一日3次，儿童酌减。

【不良反应】尚不明确。

【禁　　忌】用药期间禁忌食用煎炸、膨化、辛辣、海产品。

【注意事项】1.老年人及儿童应在医师指导下使用。2.对本品过敏者禁用，过敏体质者慎用。3.药品性状发生改变时禁止使用。4.儿童必须在成人监护下使用。5.请将此药品放在儿童不能接触的地方。6.如正在使用其它药品，使用本品前请咨询医师或药师。

【贮　　藏】密封，置阴凉干燥处。

【包　　装】药用复合膜；每盒15袋。

【有效期】24个月。

【警示语】本品含制天南星。

【生产单位】大庆德坤瑶医特色医院

　　　　　　本制剂仅限本医疗机构使用

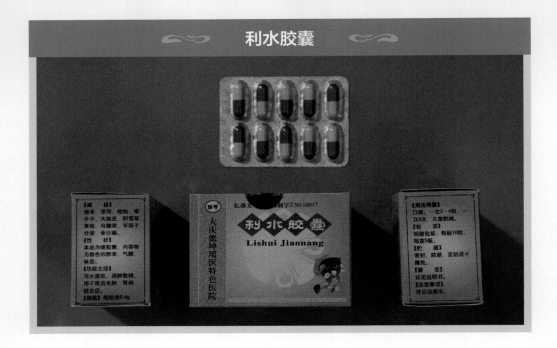

【药品名称】利水胶囊 Lishui Jiaonang

【批准文号】黑药制字Z20110017

【执行标准】黑2-ZJ-0497-2010

【处方组成】猪苓、泽泻、蝼蛄、牵牛子、大腹皮、积雪草、黄柏、马鞭草、车前子、甘遂、金沙藤。

【性　　状】本品为硬胶囊，内容物为棕色粉末；气腥，味苦。

【功能主治】泻水逐饮，消肿散结。用于肾炎水肿，肾病综合征。

【规　　格】每粒装0.4g。

【用法用量】口服。一次2～4粒，一日3次，儿童酌减。

【不良反应】尚不明确。

【禁　　忌】服药期间忌食高盐饮食。

【注意事项】1.老年人及儿童应在医师指导下使用。2.对本品过敏者禁用，过敏体质者慎用。3.药品性状发生改变时禁止使用。4.儿童必须在成人监护下使用。5.请将此药品放在儿童不能接触的地方。6.如正在使用其它药品，使用本品前请咨询医师或药师。

【贮　　藏】密封，防潮，置阴凉干燥处。

【包　　装】铝塑包装；每板10粒，每盒5板。

【有 效 期】24个月。

【生产单位】大庆德坤瑶医特色医院

　　　　　　本制剂仅限本医疗机构使用

第十章

朝、满药医院制剂

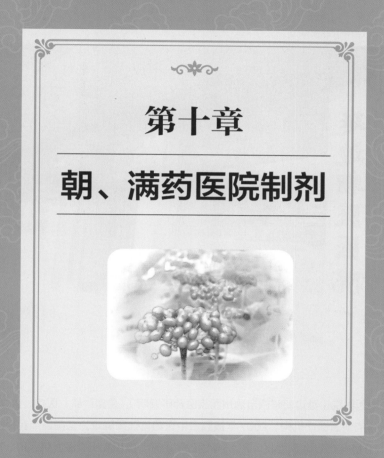

延边朝医医院

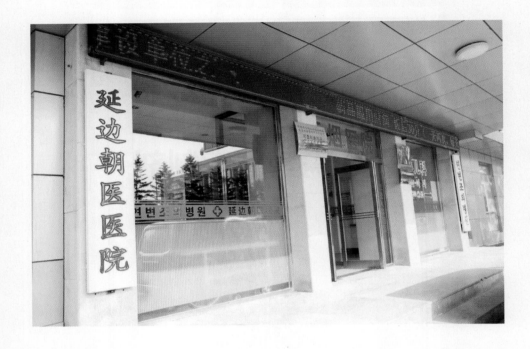

延边朝医医院（延边朝鲜族自治州民族医药研究所），是集科研、医疗、教学、预防、保健为一体的朝医医疗机构。2007年被国家中医药管理局确定为全国重点民医民族医院建设单位，2011年通过国家验收。2013年通过了国家二级甲等民族医医院评审。现建筑面积6500平方米，固定资产总计达2112万元。医院编制病床数80张，实际开放床位100张，编制人数50人，现职工总数112人。

医院设有国家中医药管理局民族医重点专科前列腺专科和脑病科，省中医药管理局重点专科康复科和针灸科，省中医药管理局民族医重点专科糖尿病科。

延边朝医医院制剂室于2014年3月开始筹建，2015年7月，获颁医疗机构制剂许可证。制剂室占地面积1100平方米，当时生产制剂有8种，后因故停止生产。2017年参蒿肝康丸、松针正脑丸获吉林省食品药品监督管理局医疗机构制剂批准文号，执行吉林省制剂质量标准；延边牛黄清心丸正在积极申请医院制剂注册。

一、脑病科

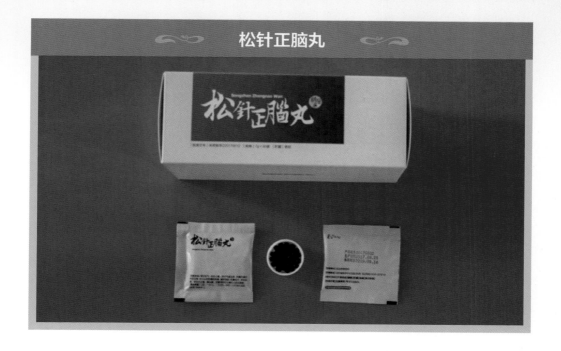

【药品名称】松针正脑丸 Songzhen Zhengnao Wan

【批准文号】吉药制字Z20170012

【执行标准】JLZJ-ZB-0001-2017

【处方组成】松毛（鲜品）、红参、蚂蚁、万年蒿、地龙、大黄、鸡血藤。辅料淀粉。

【性　　状】本品为棕褐色浓缩水丸；气微，味微苦。

【功能主治】清热益气，活血止痛。用于气虚血瘀、热毒内盛所致的头痛，症见头部胀痛或刺痛、痛有定处、反复发作、劳则加重；紧张性头疼、偏头痛、血管神经性头痛见上述症候者。

【规　　格】每袋装7g。

【用法用量】口服。一次7g，一日3次。饭前一小时温水送服。

【不良反应】尚不明确。

【禁　　忌】孕妇禁用。

【注意事项】1.月经期、哺乳期慎用。2.不宜与藜芦、五灵脂同用。3.忌食辛辣、油腻食物。4.对本品过敏者禁用，过敏体质者慎用。5.本品性状发生改变时禁止使用。6.如正在使用其他药品，使用本品前请咨询医师。7.请将本品放在儿童不能接触的地方。

【贮　　藏】密封。

【包　　装】聚酯/铝/聚乙烯药品包装用复合膜包装，每盒装30袋。

【有 效 期】24个月。

【生产单位】延边朝医医院

本制剂仅限本医疗机构使用

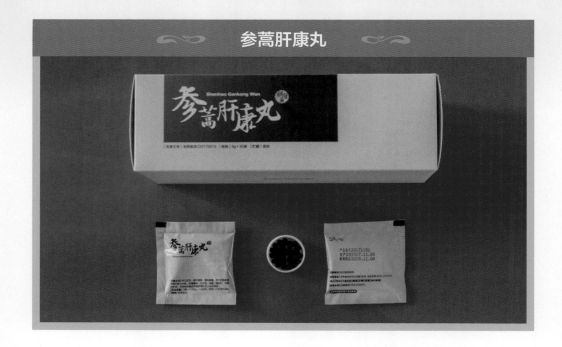

【药品名称】参蒿肝康丸 Shenhao Gankang Wan

【批准文号】吉药制字Z20170013

【执行标准】JLZJ-ZB-0002-2017

【处方组成】万年蒿、红参、蚂蚁、松茸、紫苏子、鸭。辅料淀粉。

【性　　状】本品为棕褐色浓缩水丸，气微，味微苦。

【功能主治】扶正固本，疏肝健脾，清热解毒。用于肝郁脾虚所致的疲乏纳差、胁痛腹胀、口干苦、消瘦；脂肪肝、酒精性肝病、药物性肝病及早期肝硬化见上述证候者。

【规　　格】每袋装9g。

【用法用量】口服。一次9g，一日3次。饭前一小时温水送服。

【不良反应】尚不明确。

【禁　　忌】孕妇禁用。

【注意事项】1.不宜与藜芦、五灵脂同用。2.忌食辛辣、油腻食物。3.对本品过敏者禁用，过敏体质者慎用。4.本品性状发生改变时禁止使用。5.如正在使用其他药品，使用本品前请咨询医师。6.请将本品放在儿童不能接触的地方。

【贮　　藏】密封。

【包　　装】聚酯/铝/聚乙烯药品包装用复合膜包装，每盒装30袋。

【有 效 期】24个月。

【生产单位】延边朝医医院

　　　　　　本制剂仅限本医疗机构使用

第二节
哈尔滨市朝鲜民族医医院

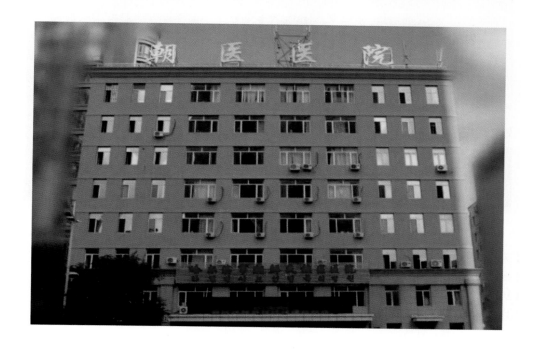

　　哈尔滨市朝鲜民族医医院（朝医医院）前身为哈尔滨市朝鲜民族医院，始建于1951年，是集医疗服务、临床医学教育和预防保健为一体的二级甲等民族医医院，是中国朝鲜民族散居地区唯一一所市级综合性朝鲜民族医医院。医院占地面积810平方米，建筑面积4800平方米，编制床位150张。医院是国家中医药管理局脊柱软伤专病中心、全军中西医结合整骨治疗中心哈尔滨基地、中国针推学会临床新技术推广基地。

　　脑病科和糖尿病科是朝医医院重点专科——根据朝医四象医学理论，进行体质辨识，将朝医特色疗法与现代医学相结合进行治疗。脑病科又是哈尔滨市局级重点专科，采用静点、口服活血化瘀、醒脑活络、抗凝降纤、营养神经等药物，配合头穴丛刺、电针、太极针、穴位注射、推拿、中频理疗、微波理疗等方法，治疗脑梗塞、脑出血后遗症、短暂性脑缺血发作、高血压病、偏头痛等脑血管疾病，以及偏瘫、四肢瘫、面瘫、面肌痉挛、帕金森综合征等脑神经疾病后遗症。糖尿病科采用朝药、耳穴压籽、穴位注射、朝药熏洗等治疗糖尿病及其各种合并症。

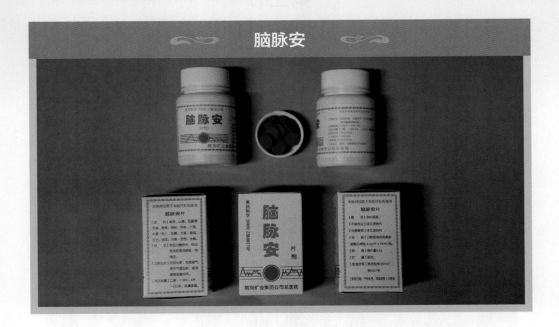

【药品名称】脑脉安 Nao Mai An

【批准文号】黑药制字（2005）Z第0037号

【执行标准】黑食药监注函【2005】80号附件4

【处方组成】黄芪、山楂、石菖蒲、天麻，葛根、枸杞、甲珠、川芎、半夏（制）、瓜蒌、大黄、首乌、三七、地龙、丹参、赤芍、水蛭。

【性　　状】本品为糖衣片，除去包衣后显深棕色，味微苦。

【功能主治】活血化瘀，祛痰益气。用于气虚血瘀、痰浊壅盛型脑中风。

【规　　格】每片重0.5g。

【用法用量】口服。一次4～6片，一日3次，或遵医嘱。

【不良反应】尚不明确。

【禁　　忌】孕妇忌服。

【注意事项】1.忌生冷以及油腻难消化食物。2.服药期间要保持乐观情绪，勿气愤恼怒。3.患高血压、心脏病配合降压药、改善心脏功能药物。4.对本品过敏者禁用，过敏体质慎用。5.本品性状发生改变时禁止使用。6.如与其他药物同时使用可能会发生药物相互作用，详情咨询医师或药师。

【贮　　藏】密封。

【包　　装】高密度聚乙烯瓶包装，每瓶100片。

【有 效 期】36个月。

【生产单位】鹤岗矿业集团公司总医院

　　　　　　本制剂仅限于本院及本院医疗联合体使用

第三节

丹东市中医院（满药）

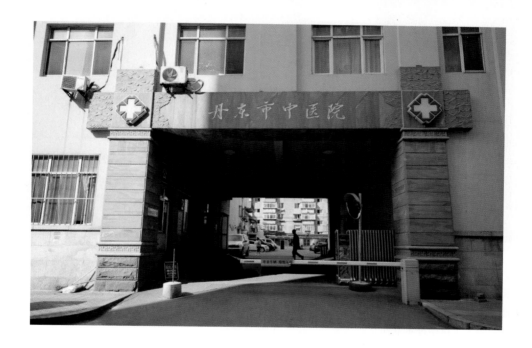

　　丹东市中医院是国家三级甲等中医综合性医院、国家级中医住院医师规范化培训基地、辽宁省中西医结合"十佳"医院、辽宁省健康教育示范基地、辽宁省中医药大学临床教学基地、辽东学院临床教学基地。丹东市中医院始建于1959年，现有床位编制500张，在岗职工680余人，各类专业技术人员420余人，其中副高级以上职称160余人，专科专病30余个，是一所集医疗、教学、科研、保健、康复于一体的大型中医综合性医院。

　　医院骨科是丹东地区唯一的国家级重点中医专科，医院中风病科是国家级重点培育科室及辽宁省重点中医专科、医院肾病科、心病科是辽宁省重点中医专科、医院内分泌科是丹东市重点专科。

　　目前，医院有肺炎清热合剂、润肺止咳合剂、伤科祛瘀合剂、伤科壮骨合剂等13种满药制剂。

一、肾病科

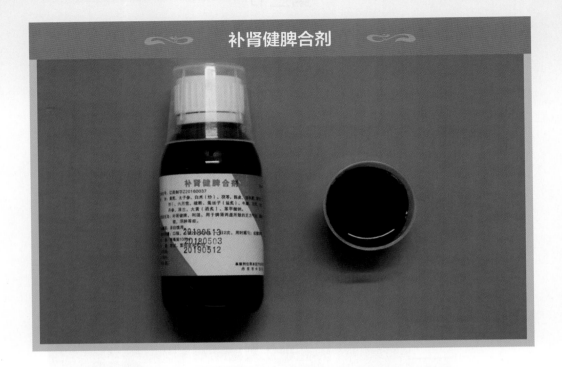

【药品名称】补肾健脾合剂 Bushen Jianpi Heji

【批准文号】辽药制字Z20160037

【执行标准】辽宁省食品药品监督管理局标准LBZ0282009

【处方组成】黄芪、太子参、白术（炒）、茯苓、陈皮、法半夏、薏苡仁（麸炒）、六月雪、续
断、菟丝子（盐炙）、牛膝、川芎、当归、丹参、泽兰、大黄（酒炙）、苯甲酸钠。

【性　　状】本品为棕褐色液体；味苦，放置有少量沉淀。

【功能主治】补肾健脾，利湿。用于脾肾两虚所致的乏力气短，腰膝酸软，浮肿等症。

【规　　格】每瓶装100mL。

【用法用量】口服。一次20~30mL，一日2次，用时摇匀；或遵医嘱。

【不良反应】尚不明确。

【禁　　忌】尚不明确。

【注意事项】孕妇慎用。

【贮　　藏】密封，置阴凉处贮存。

【包　　装】口服液体药用聚丙烯瓶。

【有 效 期】12个月。

【生产单位】丹东市中医院

本制剂仅限本医疗机构使用

二、心内科

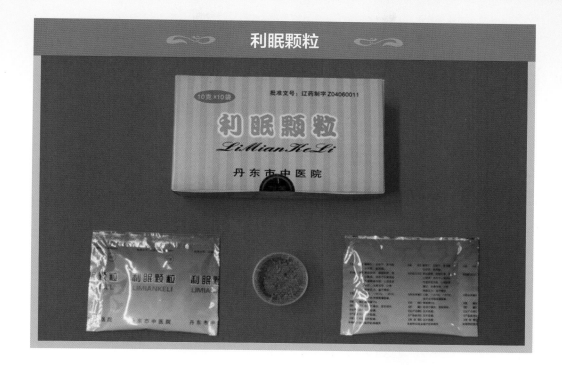

【药品名称】利眠颗粒 Limian Keli

【批准文号】辽药制字Z04060011

【执行标准】辽宁省食品药品监督管理局标准LBZ00112004

【处方组成】酸枣仁、五味子、首乌藤、合欢花、西洋参、蔗糖、糊精。

【性　　状】本品为淡棕色至棕色颗粒；味甜、微酸。

【功能主治】养血安神，滋阴补肾，清心除烦。适用于心肾阴血亏虚所致失眠、心烦多梦、健忘、头晕耳鸣、心悸、神疲乏力、盗汗等症。

【规　　格】每袋装10g。

【用法用量】口服，一次10g，一日3次；温开水冲服或遵医嘱。

【不良反应】尚不明确。

【禁　　忌】尚不明确。

【注意事项】尚不明确。

【贮　　藏】阴凉干燥处，密封保存。

【包　　装】聚酯/铝/聚乙烯药用包装用复合膜/袋，10袋/盒。

【有 效 期】24个月。

【生产单位】丹东市中医院

　　　　　　本制剂仅限本医疗机构使用

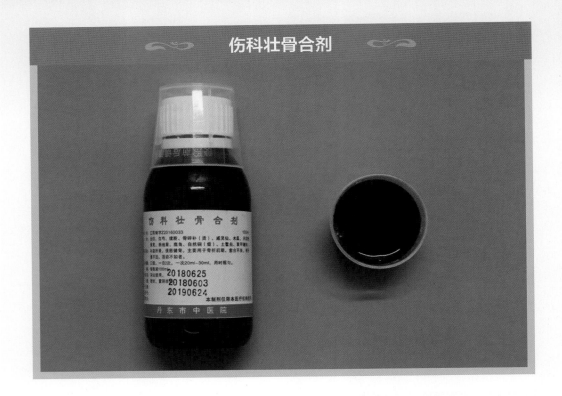

【药品名称】伤科壮骨合剂 Shangke Zhuanggu Heji

【批准文号】辽药制字Z20160033

【执行标准】辽宁省食品药品监督管理局标准LBZ0072010

【处方组成】当归、白芍、续断、骨碎补（砂烫）、威灵仙、木瓜、天花粉、黄芪、熟地黄鹿角、自然铜（煅）、土鳖虫、苯甲酸钠。

【性　　状】本品为棕色至棕褐色液体，久置有少量沉淀；味苦。

【功能主治】补益肝肾，强筋健骨。主要用于骨折后期，愈合不良，有肝肾不足、活动不如者。

【规　　格】每瓶装100mL。

【用法用量】口服，一日2次，一次20～30mL，用时摇匀。

【不良反应】尚不明确。

【禁　　忌】尚不明确。

【注意事项】孕妇禁用。

【贮　　藏】密封，置阴凉处。

【包　　装】口服液体药用聚丙烯瓶。

【有 效 期】12个月。

【生产单位】丹东市中医院

　　　　　　本制剂仅限本医疗机构使用

伤科祛瘀合剂

【药品名称】 伤科祛瘀合剂 Shangke Quyu Heji

【批准文号】 辽药制字Z20160030

【执行标准】 辽宁省食品药品监督管理局标准LBZ0302009

【处方组成】 当归、赤芍、川芎、苏木、桃仁、红花、自然铜（煅）、续断、香附（醋炙）、川木通、土鳖虫、甘草、苯甲酸钠。

【性　　状】 本品为灰褐色液体；味甜、微苦，放置有少量沉淀。

【功能主治】 活血祛瘀，消肿止痛。用于骨折术后和复位后的辅助治疗。

【规　　格】 每瓶装100mL。

【用法用量】 口服。一次20～30mL，一日2次，用时摇匀；或遵医嘱。

【不良反应】 尚不明确。

【禁　　忌】 尚不明确。

【注意事项】 孕妇、哺乳期妇女禁用；月经过多者慎用。

【贮　　藏】 密封，置阴凉处。

【包　　装】 口服液体药用聚丙烯瓶。

【有 效 期】 12个月。

【生产单位】 丹东市中医院

　　　　　　　本制剂仅限本医疗机构使用

四、皮肤科

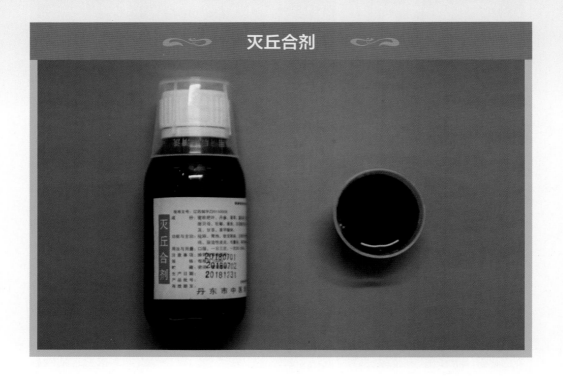

【药品名称】灭丘合剂 Mieqiu Heji

【批准文号】辽药制字Z20150008

【执行标准】辽宁省食品药品监督管理局标准LBZ00032004

【处方组成】蜜枇杷叶 、丹参、黄芩 、夏枯草、野菊花、白芷、浙贝母 、牡蛎、黄连、白花蛇
舌草、桑白皮、白及 、甘草、苯甲酸钠

【性　　状】本品为棕褐色液体；味苦，放置有少量沉淀。

【功能主治】祛肺、胃热，软坚散结。主要用于痤疮、红斑狼疮、脂溢性皮炎、毛囊炎、再发性
皮炎等。

【规　　格】每瓶装100mL。

【用法用量】口服，一日3次，一次20～30mL。

【不良反应】尚不明确。

【禁　　忌】尚不明确。

【注意事项】脾胃虚寒者慎用。

【贮　　藏】密闭，置阴凉处。

【包　　装】口服液体药用聚丙烯瓶。

【有 效 期】6个月。

【生产单位】丹东市中医院
本制剂仅限本医疗机构使用

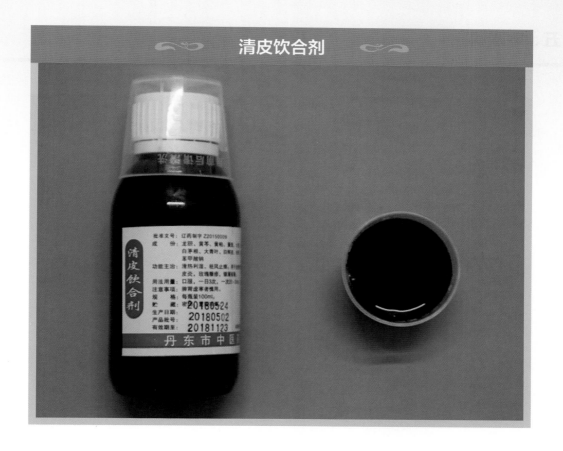

清皮饮合剂

【药品名称】清皮饮合剂 Qingpiyin Heji

【批准文号】辽药制字Z20150009

【执行标准】辽宁省食品药品监督管理局标准LBZ00022004

【处方组成】龙胆、黄芩、黄柏、黄连、大黄、牡丹皮、赤芍、白茅根、大青叶、白鲜皮、地黄、茵陈、甘草、苯甲酸钠。

【性　　状】本品为红棕色液体；味苦，放置有少量沉淀。

【功能主治】清热利湿，祛风止痒。用于急慢性湿疹，接触性皮炎，玫瑰糠疹，银屑病等。

【规　　格】每瓶装100mL。

【用法用量】口服，一日3次，一次20～30mL，小儿酌减或遵医嘱。

【不良反应】尚不明确。

【禁　　忌】尚不明确。

【注意事项】1.脾胃虚寒者慎用。2.孕妇及月经期、哺乳期妇女慎用。

【贮　　藏】密闭，置阴凉处。

【包　　装】口服液体药用聚丙烯瓶。

【有 效 期】6个月。

【生产单位】丹东市中医院

　　　　　　本制剂仅限本医疗机构使用

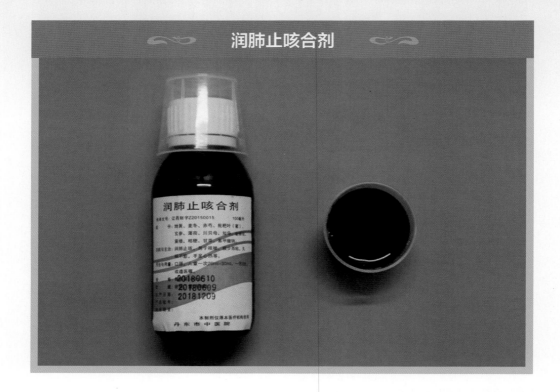

【药品名称】润肺止咳合剂 Runfei Zhike Heji

【批准文号】辽药制字Z20150015

【执行标准】辽宁省食品药品监督管理局标准LBZ00012004

【处方组成】地黄、麦冬、赤芍、枇杷叶（蜜）、玄参、薄荷、川贝母、知母、金银花、重楼、桔梗、甘草、苯甲酸钠。

【性　　状】本品为棕色液体；味微苦，放置有少量沉淀。

【功能主治】润肺止咳。用于咳嗽，痰少而黏，久咳不愈，手足心热等。

【规　　格】每瓶装100mL。

【用法用量】口服。儿童一次20～30mL，一日3次；或遵医嘱。

【不良反应】尚不明确。

【禁　　忌】尚不明确。

【注意事项】尚不明确。

【贮　　藏】密封，置阴凉处。

【包　　装】口服液体药用聚丙烯瓶。

【有 效 期】6个月。

【生产单位】丹东市中医院

　　　　　　本制剂仅限本医疗机构使用

六、肿瘤科

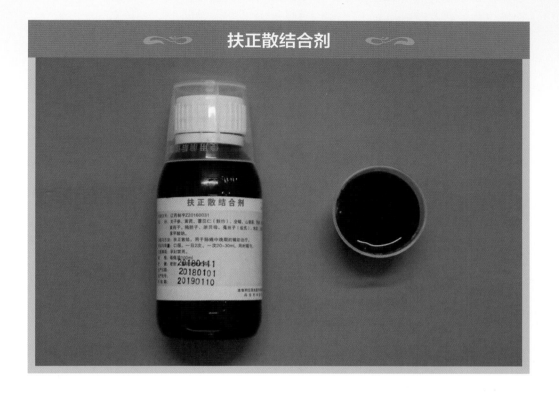

【药品名称】扶正散结合剂 Fuzhengsanjie Heji

【批准文号】辽药制字Z20160031

【执行标准】辽宁省食品药品监督管理局标准LBZ0262009

【处方组成】太子参、黄芪、薏苡仁（麸炒）、全蝎、山慈菇、苦参、鹿角、黄药子、鸦胆子、浙贝母、地龙、菟丝子（盐炙）、土鳖虫、苯甲酸钠。

【性　　状】本品为棕色液体；味苦，放置有少量沉淀。

【功能主治】扶正散结。用于肠癌中晚期的辅助治疗。

【规　　格】每瓶装100mL。

【用法用量】口服。一日2次，一次20～30mL，用时摇匀。

【不良反应】尚不明确。

【禁　　忌】尚不明确。

【注意事项】孕妇禁用

【贮　　藏】密封，置阴凉处贮存。

【包　　装】口服液体药用聚丙烯瓶。

【有 效 期】12个月。

【生产单位】丹东市中医院

　　　　　　本制剂仅限本医疗机构使用

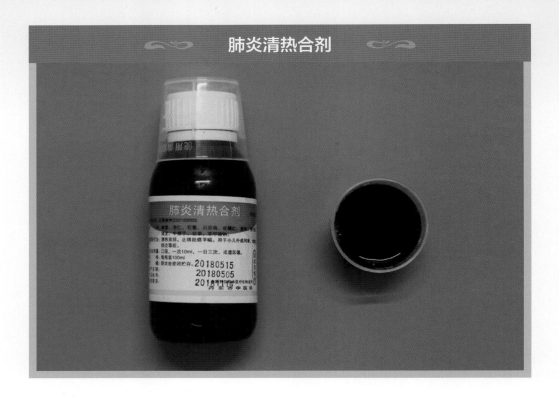

【药品名称】肺炎清热合剂 Feiyan Qingre Heji

【批准文号】辽药制字Z20150005

【执行标准】辽宁省食品药品监督管理局标准LBZ00162004

【处方组成】麻黄、杏仁、石膏、川贝母、化橘红、麦冬、清半夏、地龙、牛蒡子、甘草、苯甲酸钠。

【性　　状】本品为灰棕色液体；味苦，有少量沉淀。

【功能主治】清热宣肺，止咳祛痰平喘。用于小儿外感风寒，咳嗽，肺炎等症。

【规　　格】每瓶装100mL。

【用法用量】口服，一次10mL，一日3次，或遵医嘱。

【不良反应】尚不明确。

【禁　　忌】尚不明确。

【注意事项】尚不明确。

【贮　　藏】阴凉处密闭贮存。

【包　　装】口服液体药用聚丙烯瓶。

【有 效 期】6个月。

【生产单位】丹东市中医院

　　　　　　本制剂仅限本医疗机构使用

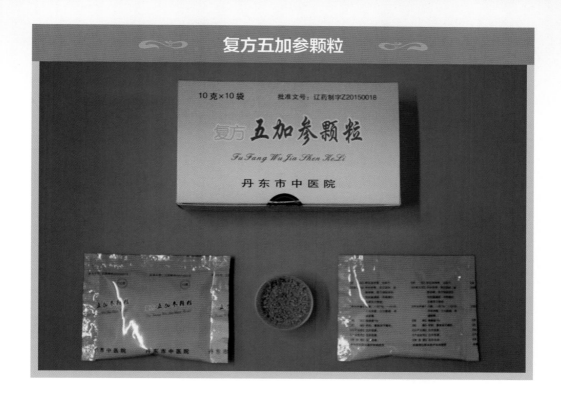

【药品名称】复方五加参颗粒 Fufang Wujiashen Keli

【批准文号】辽药制字Z20150018

【执行标准】辽宁省食品药品监督管理局标准LBZ00132004

【处方组成】刺五加浸膏、五味子、蔗糖、糊精。

【性　　状】本品为棕色颗粒；味甜、微酸。

【功能主治】平补肝肾，扶正固本，益智安神。用于神经衰弱，性机能减退，失眠健忘，全身无
　　　　　　力等症。

【规　　格】每袋装10g。

【用法用量】口服。一次10g，一日2次，开水冲服；小儿酌减；或遵医嘱。

【不良反应】尚不明确。

【禁　　忌】尚不明确。

【注意事项】尚不明确。

【贮　　藏】密封，置阴凉干燥处。

【包　　装】聚酯/铝/聚乙烯药用包装用复合膜/袋，10袋/盒。

【有 效 期】24个月。

【生产单位】丹东市中医院
　　　　　　本制剂仅限本医疗机构使用

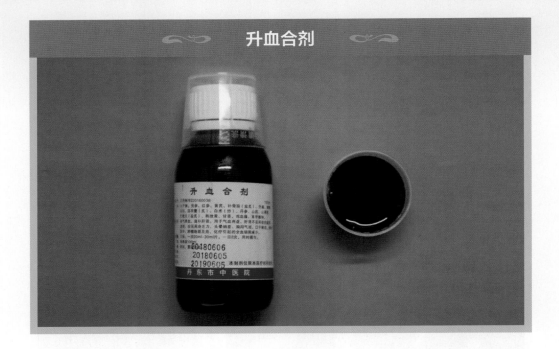

【药品名称】升血合剂 Shengxue Heji

【批准文号】辽药制字Z20160036

【执行标准】辽宁省食品药品监督管理局标准LBZ0062010

【处方组成】太子参、党参、红参、黄芪、补骨脂（盐炙）、升麻、黄精、当归、淫羊藿（炙）、白术（炒）、丹参、山茱萸、山药、巴戟天（盐炙）、熟地黄、甘草、鸡血藤、苯甲酸钠。

【性　　状】本品为灰棕色至棕色液体，久置有少量沉淀；味苦、微甜。

【功能主治】益气养血、滋补肝肾。用于气血两虚、肝肾不足所致的虚劳、虚损，症见周身乏力、头晕纳差、胸闷气短、口干眼花、畏寒肢冷；肿瘤晚期及放、化疗引起的全血细胞减少。

【规　　格】每瓶装100mL。

【用法用量】口服。一次20～30mL，一日2次，用时摇匀。

【不良反应】尚不明确。

【禁　　忌】尚不明确。

【注意事项】尚不明确。

【贮　　藏】密封，置阴凉处。

【包　　装】口服液体药用聚丙烯瓶。

【有 效 期】12个月。

【生产单位】丹东市中医院

　　　　　　本制剂仅限本医疗机构使用

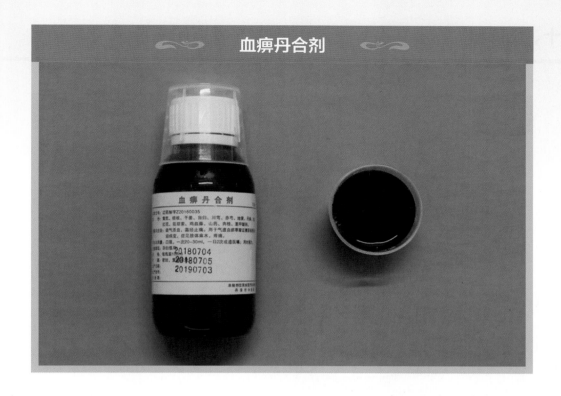

血痹丹合剂

【药品名称】血痹丹合剂 Xuebidan Heji

【批准文号】辽药制字Z20160035

【执行标准】辽宁省食品药品监督管理局标准LBZ0252009

【处方组成】黄芪、桂枝、干姜、当归、川芎、赤芍、地黄、丹参、地龙、红花、延胡索、鸡血藤、山药、肉桂、苯甲酸钠。

【性　　状】本品为棕色液体；味微苦，放置有少量沉淀。

【功能主治】益气活血，温经止痛。用于气虚血瘀寒凝证，糖尿病周围神经病变，症见肢体麻木、疼痛。

【规　　格】每瓶装100mL。

【用法用量】口服。一次20～30mL，一日2次，或遵医嘱；用时摇匀。

【不良反应】尚不明确。

【禁　　忌】尚不明确。

【注意事项】孕妇慎用。

【贮　　藏】密封，置阴凉处。

【包　　装】口服液体药用聚丙烯瓶。

【有 效 期】12个月。

【生产单位】丹东市中医院

　　　　　　本制剂仅限本医疗机构使用

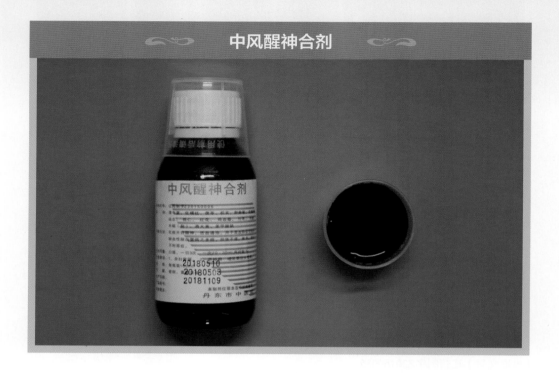

【药品名称】中风醒神合剂 Zhongfeng Xingshen Heji

【批准文号】辽药制字Z20150006

【执行标准】辽宁省食品药品监督管理局标准LBZ00042004

【处方组成】清半夏、化橘红、茯苓、枳实、胆南星、石菖蒲、远志、桃仁、红花、鸡血藤、川
芎、牛膝、水蛭（制）、酒大黄、苯甲酸钠。

【性　　状】本品为红棕色液体；味苦，放置有少量沉淀。

【功能主治】化痰开窍醒神，活血通络。用于高脂血症引起的缺血性脑血管病之多痰，肢体不
遂，麻木，语言不利等症。

【规　　格】每瓶装100mL。

【用法用量】口服，一日3次，一次20～30mL，用时摇匀。

【不良反应】尚不明确。

【禁　　忌】尚不明确。

【注意事项】1.孕妇禁服；2.月经期、哺乳期妇女慎用。

【贮　　藏】密封，置阴凉处。

【包　　装】口服液体药用聚丙烯瓶。

【有 效 期】6个月。

【生产单位】丹东市中医院
本制剂仅限本医疗机构使用

第四节

丹东市妇女儿童医院（满药）

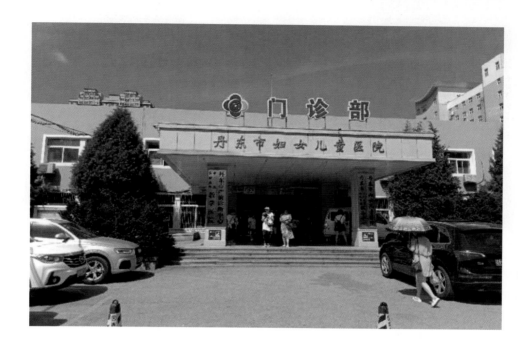

　　丹东市妇女儿童医院是一所集医疗、保健、预防、康复、教学、科研为一体的大型二级甲等专科医院。医院拥有住院床位550张，日门诊量达617人次。

　　妇科、妇产科、不孕不育科、儿科是丹东市妇女儿童医院的重点建设专科。

　　目前，医院有2种满药制剂：消炎丸和复方河车丸，已获辽宁省食品药品监督管理局医疗机构制剂批准文号，执行辽宁省制剂质量标准。

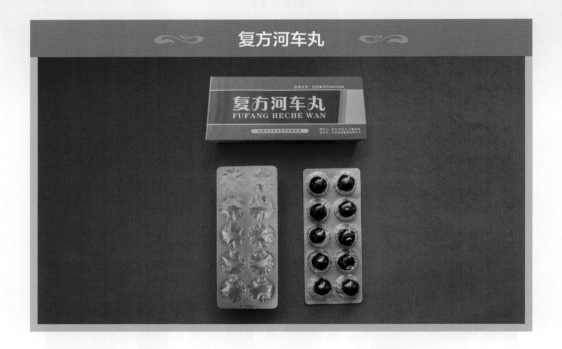

【药品名称】复方河车丸 Fufang Heche Wan

【批准文号】辽药制字Z04060024

【执行标准】LBZ00242004

【处方组成】紫河车、党参、当归、制何首乌、桑椹、续断、黄精、覆盆子、蜂蜜。

【性　　状】本品为棕褐色大蜜丸；气腥，味微甜。

【功能主治】补气养血，添精补髓。用于月经不调，闭经滑胎，腰酸腿软，头晕耳鸣，失眠多汗，久咳虚喘。体质虚弱、急慢性疾病的辅助治疗。

【规　　格】每丸重5克。

【用法用量】口服，一次1丸，一日2次。

【不良反应】尚不明确。

【禁　　忌】忌生冷辛辣食物。

【注意事项】1.阴虚火旺者慎用。2.急性炎症期禁用。3.慢性病的辅助治疗应在医生指导下服用。

【贮　　藏】密闭，防潮。

【包　　装】药品包装用铝箔 聚氯乙烯固体药用硬片，每盒装10丸。

【有效期】二年。

【生产单位】丹东市妇女儿童医院

【制剂委托配制单位】丹东药业集团有限公司

　　　　　　本制剂仅限本医疗机构使用

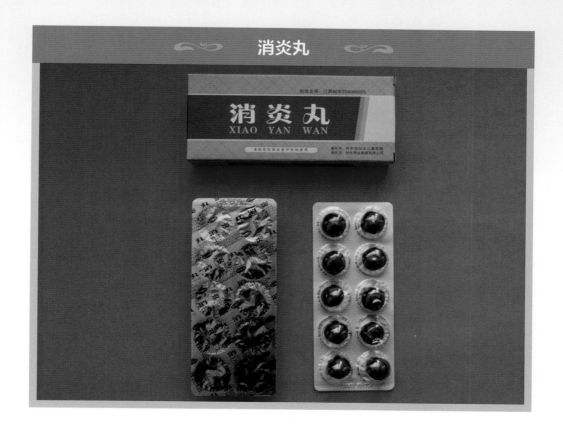

【药品名称】消炎丸 Xiaoyan Wan

【批准文号】辽药制字 Z04060025

【执行标准】LBZ00252004

【处方组成】蒲公英、黄芩、黄柏、金果榄、蜂蜜。

【性　　状】本品为棕褐色大蜜丸；味苦。

【功能主治】清热解毒，燥湿泻火。用于急慢性盆腔炎，附件炎，阴道炎，尿道炎，咽喉肿痛，
　　　　　　口舌生疮，牙龈肿痛，疮疡肿毒等。

【规　　格】每丸重5克。

【用法用量】口服，一次1丸，一日2～3次。

【不良反应】药物性寒，长期服用有胃肠道不适感、缓泻，停药消失。

【禁　　忌】忌辛辣食物。

【注意事项】本品不宜与补药同服，如出现缓泻症状应停止用药。

【贮　　藏】密闭，防潮。

【包　　装】药品包装用铝箔 聚氯乙烯固体药用硬片，每盒装10丸。

【有 效 期】二年。

【生产单位】丹东市妇女儿童医院

【制剂委托配制单位】丹东药业集团有限公司

　　　　　　本制剂仅限本医疗机构使用

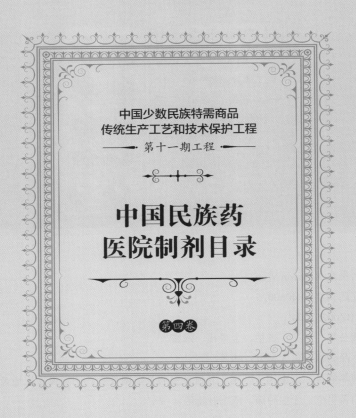

中国少数民族特需商品
传统生产工艺和技术保护工程
第十一期工程

中国民族药
医院制剂目录

第四卷

第十一章

哈萨克、回药医院制剂

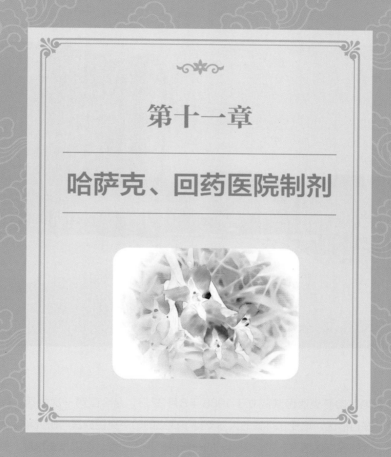

第一节

阿勒泰地区哈萨克医医院

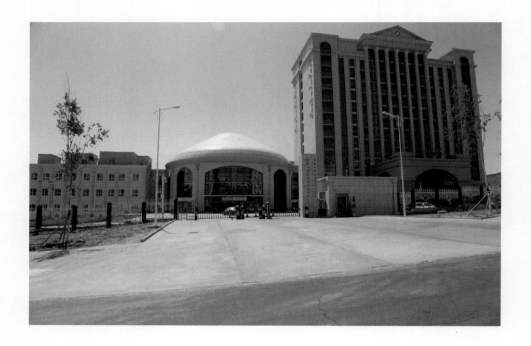

  阿勒泰地区哈萨克医医院成立于1988年8月22日，是全国第一次中医、民族医药会议以后，在自治区、地委、行署的大力支持下成立的哈萨克民族医药研究和哈萨克医特色治疗相结合的民族医医院，是全国唯一的一所哈萨克医医院。医院是集挖掘、整理、研究、开发和利用哈萨克医药和临床医疗为一体的民族医疗单位。现有床位100张。

  医院设有药浴治疗科、骨伤外科、哈萨克医内科、针灸放血治疗科、皮肤科、哈萨克药制剂等特色科室。哈萨克医药浴对阿勒泰地区常见的风寒痹症、风湿和类风湿病、肠胃疾病、高黏血症及难治性皮肤病的疗效非常显著。药浴使用的草药为采自阿勒泰山的野生草药。

  医院取得了20余个自治区药监局批准文号的制剂。现在制剂室配制的祖桑颗粒、克纳依胶囊、塔斯玛依浸膏等哈萨克药在临床使用中疗效很好，深受患者好评。

一、风湿科

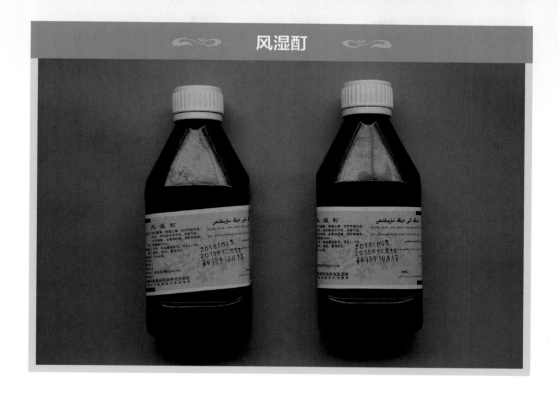

【药品名称】风湿酊Fengshi Ding

【批准文号】新药制字M20041648

【处方组成】草乌、川乌等。

【性　　状】本品为棕红色液体；有冰片、乙醇的异味。

【功能主治】祛风散寒，除湿止痛。治疗风湿性关节炎，类风湿性关节炎，半身不遂，手足拘挛，坐骨神经痛，跌打肿痛等。

【规　　格】每瓶装200mL。

【用法用量】外用，取适量涂患处，每日2～3次。

【不良反应】尚不明确。

【禁　　忌】尚不明确。

【注意事项】孕妇慎用。

【贮　　藏】遮光，密封，置阴凉处（不超过20℃）。

【包　　装】固体药用高密度聚乙烯瓶。

【有　效　期】12个月。

【生产单位】新疆阿勒泰地区哈萨克医医院

　　　　　　本制剂仅限本医疗机构使用

巧尔布安软膏

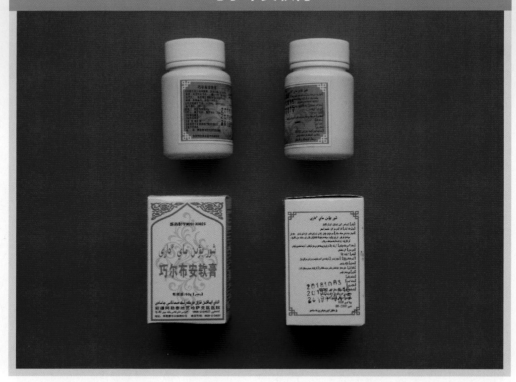

【药品名称】巧尔布安软膏 Qiaoerbuan Ruangao

【批准文号】新药制字M20130023

【执行标准】新疆食品药品监督管理局医疗机构制剂标准（MZJ-H-0001-2013）

【处方组成】制草乌、制川乌、制白附子、延胡索（元胡）、冰片。

【性　　状】本品为黑色软膏剂；气特异。

【功能主治】祛风散寒，消结止痛。主治索尔布恩 （风湿性关节炎）、 霍尔布恩 （类风湿性关节炎）、骨质增生等病症引起的关节肿胀、 疼痛、四肢麻木、伸屈不利等症。

【规　　格】每瓶装60g。

【用法用量】外用，一次30g，用纱布袋装好，帖于患处，2天一次。

【不良反应】尚不明确。

【禁　　忌】1.孕妇禁用；2.皮肤过敏者或皮肤破损处勿用。

【注意事项】严禁内服。

【贮　　藏】密封，置阴凉处（不超过20℃）。

【包　　装】固体药用高密度聚乙烯瓶。

【生产单位】新疆阿勒泰地区哈萨克医医院

　　　　　　本制剂仅限本医疗机构使用

二、呼吸科

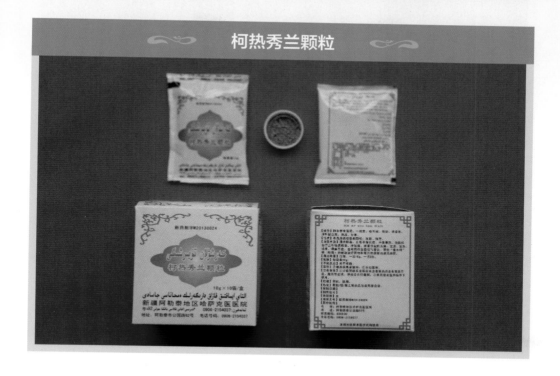

【药品名称】柯热秀兰颗粒 Kerexiulan Keli

【批准文号】新药制字M20130024

【执行标准】新疆食品药品监督管理局医疗机构制剂标准（MJZ-H-0002-2013）

【处方组成】阿尔泰金莲花、一枝蒿等。

【性　　状】本品为黄棕色颗粒；味甜、微苦。

【功能主治】清热解毒，止咳平喘化痰，平衡寒热。预防和治疗上呼吸道感染，汗凝症，感冒引
　　　　　　起的头痛、流涕、发热、咳嗽、咽痛等症，也可用作急慢性气管炎、寒性叠木柯病
　　　　　　（咳喘）的辅助治疗药物和高热性疾病的退热用药。

【规　　格】每袋装10g。

【用法用量】口服，一次10g，一日3次。

【不良反应】尚不明确。

【禁　　忌】1.糖尿病患者禁用；2.孕妇禁用。

【注意事项】1.少数胃肠系虚弱或体虚者服药后会有胃肠不适、腹泻等症状，停药会自行缓解；
　　　　　　2.本药需在医师指导下使用。

【贮　　藏】密闭，防潮。

【包　　装】聚酯/铝/聚乙烯药品包装用复合袋；10袋/盒。

【生产单位】阿勒泰地区哈萨克医医院
　　　　　　本制剂仅限本医疗机构使用

复方科叶乐颗粒

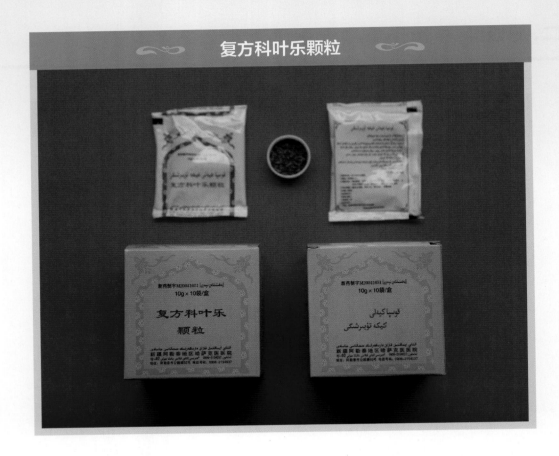

【药品名称】复方科叶乐颗粒 Fufang Keyele Keli

【批准文号】新药制字M20041651

【处方组成】一枝蒿、板蓝根等。

【性　　状】本品为棕黄色颗粒，味甜、微苦。

【功能主治】清热解毒，抗病毒。治疗流行性感冒，上呼吸道感染，也可用于病毒性肝炎、扁桃
　　　　　　体炎、腮腺炎等病毒感染。

【规　　格】每袋装10g。

【用法用量】温开水冲服，每次10g，每日3次。

【不良反应】尚不明确。

【禁　　忌】尚不明确。

【注意事项】尚不明确。

【贮　　藏】密封，防潮。

【包　　装】OPP/AL/PE医用包装袋；10袋/盒。

【有 效 期】12个月。

【生产单位】新疆阿勒泰地区哈萨克医医院
　　　　　　本制剂仅限本医疗机构使用

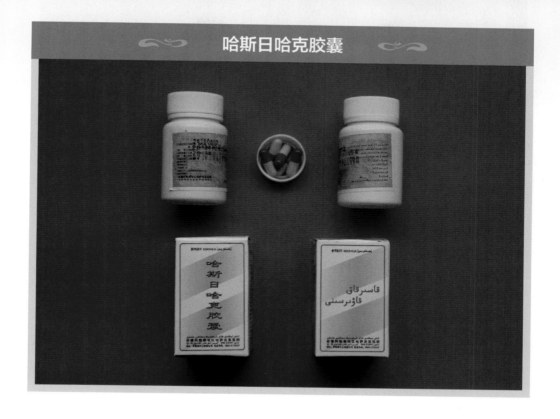

哈斯日哈克胶囊

【药品名称】哈斯日哈克胶囊 Hasirihake Jiaonang

【批准文号】新药制字M20050116

【处方组成】神香草、新塔花等。

【性　　状】本品为胶囊剂，内容物为褐色颗粒；有特异香气，味有凉喉感。

【功能主治】活血化瘀，通脉止痛。用于冠心病，心绞痛症见心肌缺血、胸闷、胸痛、心悸等。

【规　　格】每粒装0.3g。

【用法用量】口服，一次2粒，一日2次。

【不良反应】尚不明确。

【禁　　忌】尚不明确。

【注意事项】孕妇慎用。

【贮　　藏】遮光，密封，置阴凉处（不超过20℃）。

【包　　装】固体药用高密度聚乙烯瓶。

【有 效 期】12个月。

【生产单位】阿勒泰地区哈萨克医医院

　　　　　　本制剂仅限本医疗机构使用

塔斯马依膏

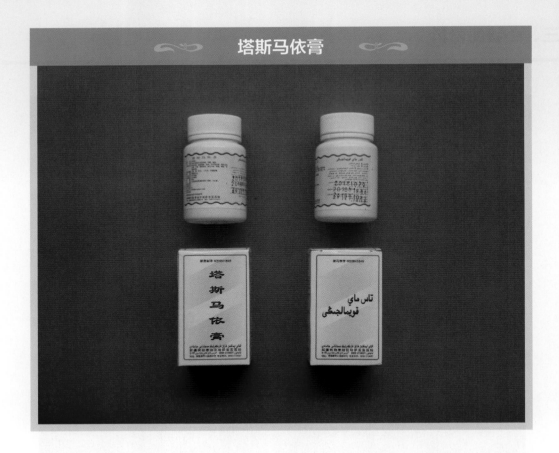

【药品名称】塔斯马依膏 Tasimayi Gao

【批准文号】新药制字M20041649

【处方组成】五灵脂。

【性　　状】本品为黑棕色流浸膏；气腥，味臭。

【功能主治】活血化瘀，通络镇痛，降脂。用于高血脂、高黏血症，头晕，心悸，胃脘胀痛，消化不良，咳嗽，毒蛇、蚊虫咬伤等。

【规　　格】每瓶装50g。

【用法用量】口服，每次3g，一日2次，或遵医嘱。

【不良反应】尚不明确。

【注意事项】孕妇慎服。

【贮　　藏】密封。

【包　　装】口服固体药用高密度聚乙烯瓶。

【生产单位】新疆阿勒泰地区哈萨克医医院

　　　　　　本制剂仅限本医疗机构使用

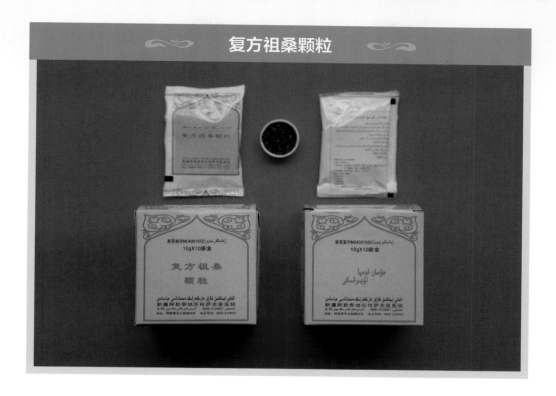

【药品名称】复方祖桑颗粒 Fufang Zusang Keli

【批准文号】新药制字M20041652

【处方组成】茵陈、一枝蒿等。

【性　　状】本品为棕黄色颗粒；味甜、微苦。

【功能主治】清热祛湿，舒肝利胆，退黄。用于急、慢性乙型肝炎，黄疸型肝炎，胆囊炎，胃
　　　　　　炎，反流性食道炎。

【规　　格】每袋装10g。

【用法用量】温开水冲服，每次10g，每日2次。

【不良反应】尚不明确。

【禁　　忌】尚不明确。

【注意事项】尚不明确。

【贮　　藏】密封，防潮。

【包　　装】OPP/AL/PE医用包装袋；10袋/盒。

【有 效 期】12个月。

【生产单位】新疆阿勒泰地区哈萨克医医院
　　　　　　本制剂仅限本医疗机构使用

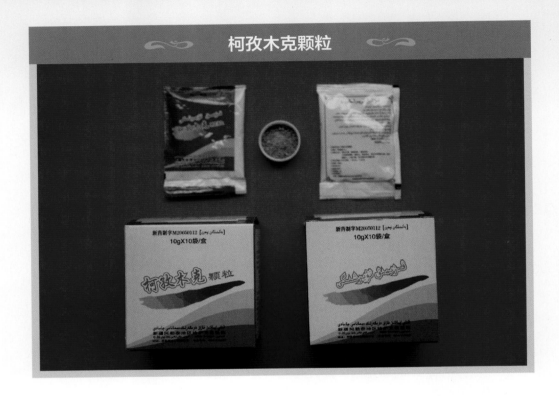

【药品名称】柯孜木克颗粒 Kezimuke Keli

【批准文号】新药制字M20050112

【处方组成】沙生蜡菊、木贼等。

【性　　状】本品为褐色颗粒，味甘、微苦涩。

【功能主治】散风止痛，解毒利尿，通经活络。用于尿路感染，膀胱炎，肾盂肾炎，肾炎和肾病综合征，前列腺肥大，小便不畅。

【规　　格】每袋装10g。

【用法用量】开水冲服。一次10g，一日3次。

【不良反应】尚不明确。

【禁　　忌】尚不明确。

【注意事项】尚不明确。

【贮　　藏】密封。

【包　　装】OPP/AL/PE医用包装袋；10袋/盒。

【有 效 期】12个月。

【生产单位】新疆阿勒泰地区哈萨克医医院

　　　　　　本制剂仅限本医疗机构使用

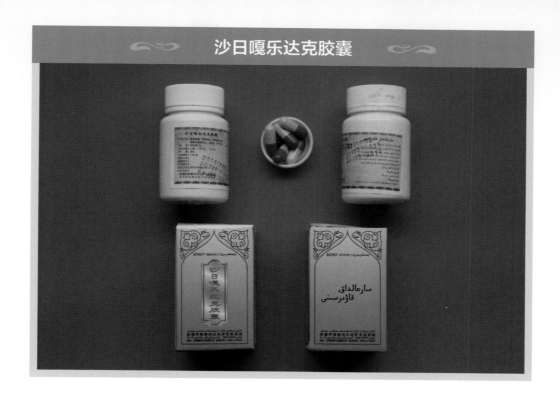

沙日嘎乐达克胶囊

【药品名称】沙日嘎乐达克胶囊 Sharigaledake Jiaonang

【批准文号】新药制字M20050115

【处方组成】阿尔泰金莲花、阿尔泰甘青叶、拳参等。

【性　　状】本品为胶囊剂，内容物为棕黄色粉末；气微，味微苦。

【功能主治】清热解毒，清咽利喉。用于咽喉肿痛，急慢性扁桃体炎，口腔炎，牙周炎等。

【规　　格】每粒装0.3g。

【用法用量】口服，一次2粒，一日3次。

【不良反应】尚不明确。

【禁　　忌】尚不明确。

【注意事项】尚不明确。

【贮　　藏】密封，防潮。

【包　　装】口服固体药用塑料瓶；50粒/瓶。

【有 效 期】12个月。

【生产单位】新疆阿勒泰地区哈萨克医医院

　　　　　　本制剂仅限本医疗机构使用

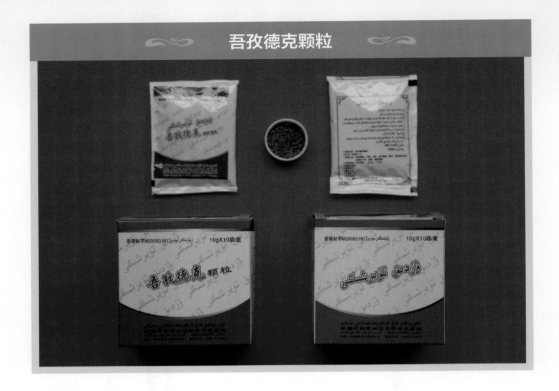

【药品名称】吾孜德克颗粒 Wuzideke Keli

【批准文号】新药制字M20050161

【处方组成】白屈菜、拳参等。

【性　　状】本品为棕褐色颗粒；味苦、辛。

【功能主治】清热解毒，止痢，止痛。用于菌痢，肠炎，慢性肠炎引起的消化不良、腹痛、腹胀。

【规　　格】每袋装10g。

【用法用量】开水冲服，一次10g，一日3次。

【不良反应】尚不明确。

【禁　　忌】尚不明确。

【注意事项】尚不明确。

【贮　　藏】密封，防潮。

【包　　装】OPP/AL/PE医用包装袋；10袋/盒。

【有 效 期】6个月。

【生产单位】阿勒泰地区哈萨克医医院

　　　　　　本制剂仅限本医疗机构使用

第二节

吴忠黄记天泽医院（吴忠黄宝栋回医医院）

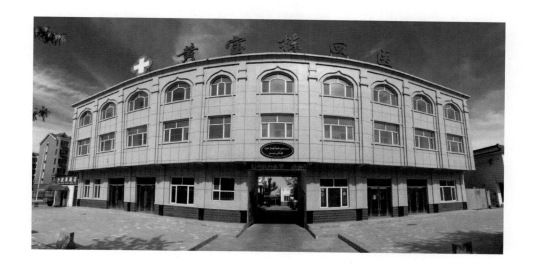

吴忠黄记天泽医院（原吴忠黄宝栋回医医院）创建于1998年8月，是中医、回医结合为特色的治疗肝胆病、糖尿病、肾病为主及其它常见病、多发病的民营综合医院。2008年被自治区科技厅确定为"宁夏回医药技术创新中心"，2009年被吴忠市社保局确定为"吴忠市城镇基本医疗保险定点医疗机构"，2010年自治区药监局为医院颁发了制剂许可证。

医院占地面积3400平方米，建筑面积1420平方米。医院设有门诊、住院部，门诊设有内科、中回医科、功能检查科室；有大中型医药检测、生产的主要设备41台（件）。设有病床30张。

医院已研制出"克糖丸1号""克糖丸2号"等药品。

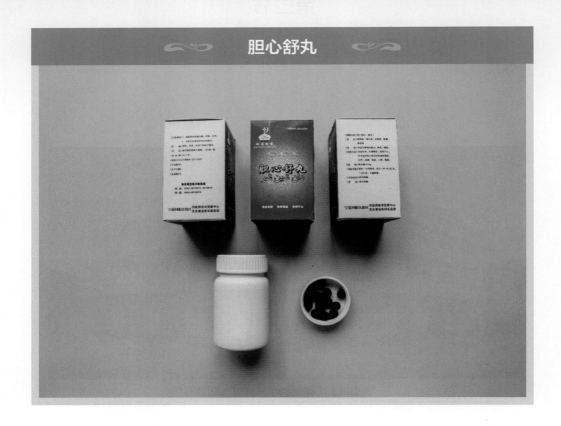

【药品名称】胆心舒丸 Danxinshu Wan

【批准文号】宁药制字Z20120001

【执行标准】宁夏回族自治区食品药品监督管理局医疗机构制剂质量标准

【处方组成】柴胡、茵陈、刺蒺藜、神曲、麦芽、焦山楂等。

【性　　状】本品为黑褐色蜜丸；味苦、微甜。

【功能主治】消炎利胆、和胃降逆、安神宁心。用于胆心综合征之呕恶、口苦、胁痛、背胀、胸
　　　　　　闷、心悸、寐差。

【规　　格】每丸重0.54g。

【用法用量】饭后一小时服用，成人一次15~20丸，一日2次，儿童酌减。

【不良反应】尚不明确。

【注意事项】服药期间忌食油腻、辛辣、生冷。不宜同时服用其他中药制剂。

【贮　　藏】密闭，防潮，存放在阴凉干燥处。

【生产单位】宁夏吴忠黄宝栋回医医院

　　　　　　本制剂仅限本医疗机构使用

第三节
宁夏张氏回医正骨医院

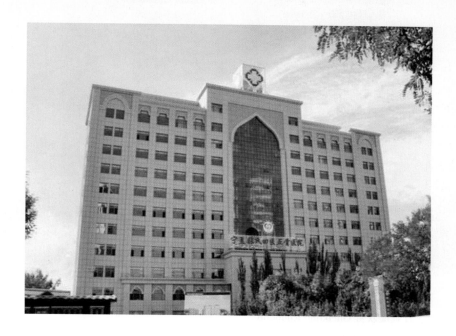

　　宁夏张氏回医正骨医院（张宝玉传统回医骨伤专科医院）是自治区卫生厅批准成立的一所二级民族医（回医）骨伤专科医院，是首批"全国优秀民营中医医院"。宁夏张氏回医正骨医院早在清朝同治年间就享誉西北，是西北乃至全国回医正骨主要流派之一。

　　宁夏张氏回医正骨医院创始人张宝玉院长为张氏回医正骨第三代传人，从事回医正骨医疗工作近50年，临床经验丰富，近半个世纪以来，始终致力于张氏回医正骨医术的传承与发展创新。目前是非物质文化遗产项目（张氏回医正骨）代表性传承人、"全国优秀民营中医医院院长""自治区级老中医医生学术经验继承工作指导老师"。是中国民族医药学会回族医学医生委员会委员，中国民族卫生协会回族卫生专业委员会副主任委员，宁夏中医药学会常务理事，宁夏回族医药研究所特聘医生。

　　宁夏张氏回医正骨医院视医疗质量为医院立足之本，坚持"一切以病人为中心"的服务宗旨，倡导不开刀、不手术治疗骨伤疾病的治疗理念，以较小的损伤为患者争取较大的疗效，充分发挥医生、专科、专病、专药的特点。其中，"张氏回医正骨疗法"治疗四肢骨折不手术、损伤小、恢复快，中药熏蒸、牵引、理疗等方法治疗颈椎病、腰椎间盘突出症、骨质增生症等诸多病症疗效显著。建院20多年来，医院的特色医疗为无数患者解除了病痛。

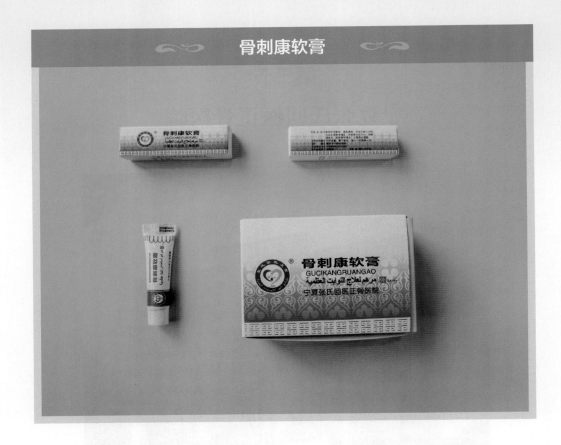

骨刺康软膏

【药品名称】骨刺康软膏 Gucikang Ruangao

【批准文号】宁药制字Z20140001

【执行标准】NXZJ-2014Z-0001

【处方组成】保密配方。

【性　　状】本品为黄棕色至棕色软膏；具特殊的油腻气。

【功能主治】具有软坚散结，温筋通络，活血化瘀之功效。主治各类骨质增生（包括骨性关节炎、颈椎综合征、四肢骨节增生）及骨伤后遗症。

【规　　格】5g/支，10支/盒。

【用法用量】外用适量，敷于患处，每2～3日更换一次。

【注意禁忌】1.避免接触眼睛和其他黏膜（如口、鼻等）。2.用药部位如有烧灼感、瘙痒、红肿等情况应停药，并将局部药物洗净，必要时向医师咨询。3.孕妇哺乳期妇女禁用。4.对本品过敏者禁用，过敏体质者慎用。5.本品性状发生改变时禁止使用。6.请将本品放在儿童不能接触的地方。7.儿童必须在成人监护下使用。8.如正在使用其他药品，使用本品前请咨询医师或药师。

【贮　　藏】密闭，防潮，存放在阴凉干燥处。

【配制单位】宁夏张氏回医正骨医院制剂室

本制剂仅限本医疗机构使用

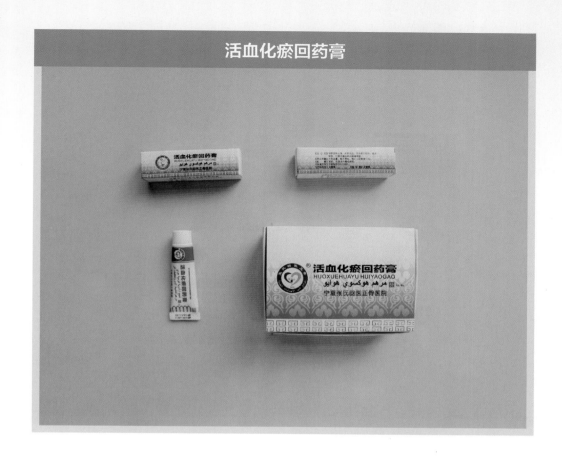

活血化瘀回药膏

【药品名称】活血化瘀回药膏 Huoxuehuayu Huiyao Gao

【批准文号】宁药制字Z20110001

【执行标准】NXZJ-2014Z-0001

【处方组成】保密配方。

【性　　状】本品为黄棕色至棕色软膏；具特殊的油腻气。

【功能主治】消瘀退肿止痛，舒筋活血。用于跌打损伤，骨折筋伤，红肿热痛及瘀血肿痛等症。

【规　　格】5g/支，10支/盒。

【用法用量】外用适量，敷于患处，每2～3日更换一次。

【注意禁忌】孕妇及皮肤过敏者慎用，皮肤破损者禁用。

【贮　　藏】置阴凉干燥处保存。

【配制单位】宁夏张氏回医正骨医院制剂室

　　　　　　本制剂仅限本医疗机构使用

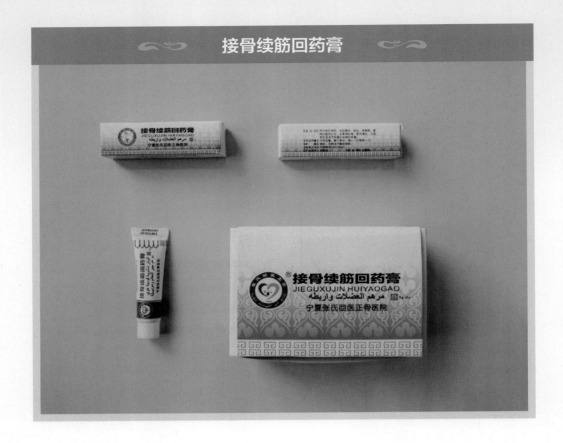

【药品名称】接骨续筋回药膏 Jieguxujin Huiyao Gao

【批准文号】宁药制字Z20140002

【执行标准】NXZJ-2014Z-0001

【处方组成】保密配方。

【性　　状】本品为黄棕色至棕色软膏；具特殊的油腻气。

【功能主治】凉血行气，活血化瘀，消瘀止痛，舒筋接骨。用于跌打损伤，各型骨折，脱位，颈椎病，腰椎间盘突出症，坐骨神经痛，骨质增生，风湿、类风湿关节肿痛及各部位疼痛。

【规　　格】5g/支，10支/盒。

【用法用量】外用适量，敷于患处，每2～3日更换一次。

【注意禁忌】孕妇及皮肤过敏者慎用，皮肤破损者禁用。

【贮　　藏】置阴凉干燥处保存。

【配制单位】宁夏张氏回医正骨医院制剂室

　　　　　　本制剂仅限本医疗机构使用

第十二章

白、纳西、水药医院制剂

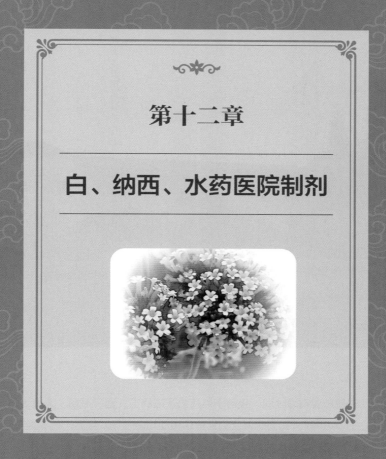

第一节

云南大理瑞鹤药业有限公司(白药)

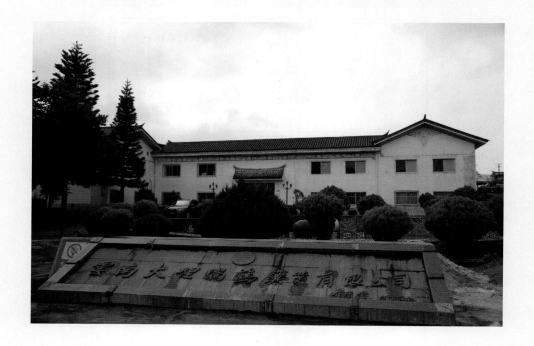

  云南大理瑞鹤药业有限公司，坐落于点苍山圣应峰下，面向洱海，环境优雅，林木葱绿。公司成立于1984年，初创时为云南大理珍稀动物养殖场，致力于黑熊人工驯养繁殖，其宗旨是"发展高新科技，保护野生动物，弘扬民族医药"。

  公司立足于开发本土、本民族的资源，着眼于解决边疆民族贫困地区人民群众用药的实际困难，开创了珍稀药用动物资源和传统医药制造相结合。公司研制、开发、生产的熊胆粉、珍熊胆丸、龙泽熊胆胶囊和熊胆救心丸四个国药准字药品，覆盖了肝胆疾病、眼科和心脑血管疾病三个领域。熊胆粉为国家一类新药；珍熊胆丸为全国独家品种；珍熊胆丸和熊胆救心丸列入云南省生物医药产品"十二五"47个名方名药二次开发品种；珍熊胆丸连续三届被认定为"云南名牌产品"，熊胆粉和龙泽熊胆胶囊连续两届被评为"云南名牌产品"；"熊胆茶"荣获国家发明专利。"瑞鹤"商标自2007年起连续四次被认定为"云南省著名商标"。2016年"瑞鹤堂"（注册商标：瑞鹤）被评为"云南老字号"。

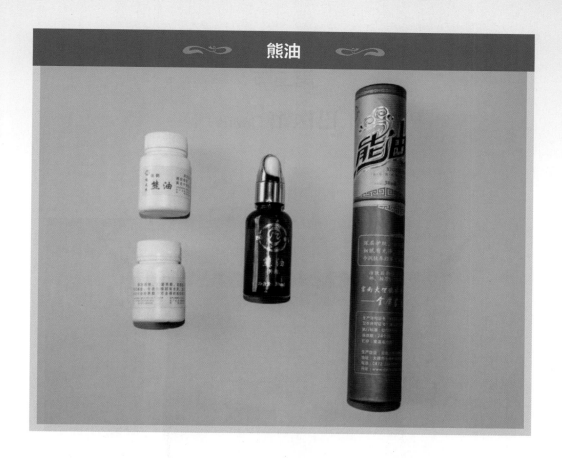

熊油

【药品名称】熊油 Xiongyou

【卫生许可证号】滇妆生卫字（2011）0011号

【执行标准】Q/DRH05-2013

【处方组成】熊油等。

【功能主治】深层润肤、抗皱养颜、祛斑、延缓皮肤衰老，令皮肤细腻有光泽、富有弹性；对烧伤、烫伤、冻疮、痔疮等有特效，愈后不留疤痕。

【用法用量】外用。

【贮　　藏】置于阴凉处，长期保存置于冰箱内。

【有 效 期】24个月。

【生产单位】云南大理瑞鹤药业有限公司

　　　　　　本制剂仅限本医疗机构使用

第二节

东巴医馆（纳西药）

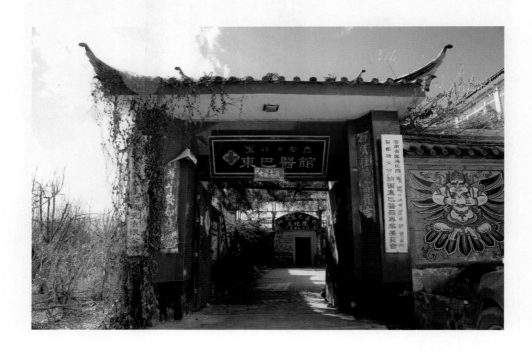

　　杨尚星，丽江纳西东巴医馆馆长，副研究员，云南省民族民间医药学会常务理事，丽江纳西东巴医药委员会主任委员，从事纳西东巴医药研究四十五年，研制开发出骨风宁胶囊、欣痨宁胶囊等近20种民族药制剂、保健食品，已获三项发明专利。通过长期临床总结研究，创制了杨氏诊疗法；该疗法以生物医药学为指导，创造性地融合了纳西东巴医药、中医、针灸推拿精要，对久治不愈的股骨头缺血性坏死、类风湿性关节炎、强直性脊柱炎、耐药结核病、系统性红斑狼疮、肺病、胃病、骨髓炎、神经软瘫等疑难顽症有独特疗效。

一、骨科

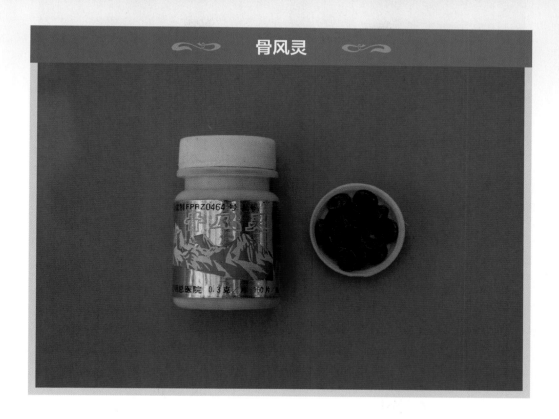

骨风灵

【药品名称】骨风灵 Gufeng Ling

【批准文号】成制字（1996）FPRZ0464号

【处方组成】黄芪、威灵仙等。

【功能主治】消骨炎，活血化瘀，通经活络。主治骨质增生，坐骨神经痛，风湿关节炎，痛风等。

【规　　格】0.3克/片，160片/瓶。

【用法用量】口服，每日3次，每次3～4片。

【注意事项】有肠胃溃疡，妊娠忌服，低血压患者慎服，避光，密封处贮存。

【生产单位】中国人民解放军昆明总医院

本制剂仅限本医疗机构使用

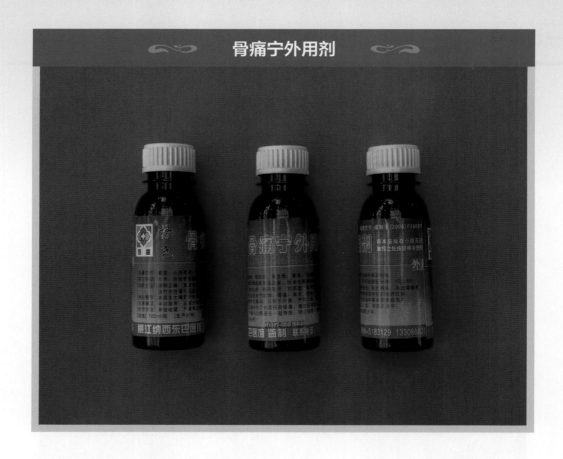

骨痛宁外用剂

【药品名称】骨痛宁外用剂 Gutongning Waiyongji

【批准文号】成制字（2006）F18007

【处方组成】重楼、火把花根、伸筋草、黑龙骨、草乌、云微灵等。

【功能主治】消肿止痛，活血化瘀，祛风除湿。对风湿、类风湿性关节炎，骨质增生，风湿腰腿疼，跌打损伤等引起的关节红肿、疼痛、麻木、淤血、水肿等病症有较好治疗作用。

【规　　格】100mL/瓶。

【用法用量】外用，用纱布或棉球蘸本品适量，擦涂在疼痛部位后，用手按摩数分钟，一日2～3次。

【注意事项】1.孕妇禁服，应避开伤口创面搽药按摩，慎防药液流入口、眼，用药后洗手。2.将本品放在小孩无法触摸之处，按说明书使用。

【贮　　藏】单独收藏，严禁与口服品在一起存放，防止误服。

【有 效 期】三年。

【特别警示】本品含大毒药材生草乌，仅限于外用，严禁口服，口服本品中毒者后果自负！

【生产单位】丽江纳西东巴医馆监制

　　　　　　本制剂仅限本医疗机构使用

二、肿瘤科

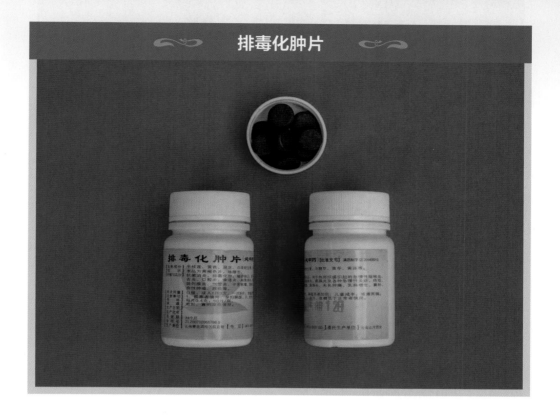

排毒化肿片

【药品名称】排毒化肿片 Paidu Huazhong Pian

【批准文号】滇药制字（Z）20140016

【处方组成】半枝莲、黄芪、灵芝、白花蛇舌草、马鞭草、黄芩、黄连等。

【性　　状】本品为黄褐色片；味微苦。

【功能主治】抗菌消炎，排毒化肿。祛舌炎，口腔炎，食道炎，前列腺炎，气管炎、子宫肌瘤，
　　　　　　胃肠炎，无名肿痛，乳腺增生囊肿，良性肿瘤，腺癌等。

【规　　格】每片0.4克，60片/瓶。

【用法用量】口服，成人1日3次，一次6片，肿瘤患者加倍，儿童减半，或遵医嘱。

【注意事项】1.胃寒者慎用，孕妇禁服。2.血压、血糖低于正常者慎用。

【贮　　藏】密封、置阴凉处保存。

【有 效 期】24个月。

【专利号】ZL200710065798.8

【生产单位】云南蒙自鸿程医院监制

【委托生产单位】云南云河药业

　　　　　　本制剂仅限本医疗机构使用

排毒化肿茶

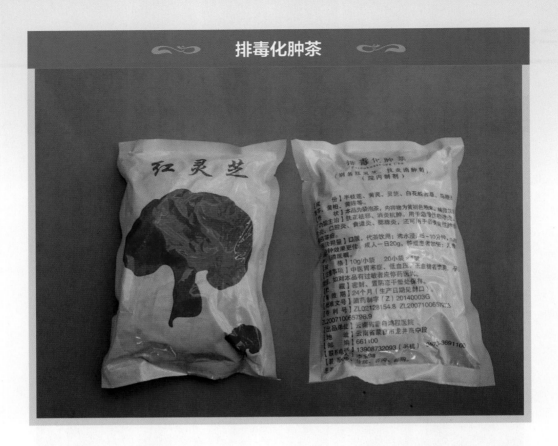

【药品名称】排毒化肿茶 Paidu Huazhong Cha

【批准文号】滇药制字（Z）20140003G

【处方组成】半枝莲、黄芪、灵芝、白花蛇舌草、马鞭草、黄柏、黄连等。

【性　　状】本品为袋泡茶，内容物为黄褐色粉末；味微甘甜。

【功能主治】扶正祛邪，消炎抗肿。用于急慢性咽喉炎、舌炎、口腔炎、食道炎、腮腺炎，还可用于各类良性肿瘤，癌症等症。

【规　　格】10g/小袋，20小袋/袋

【用法用量】口服，代茶饮用：沸水浸泡5～10分钟，或煮沸5分钟更佳。成人一日20g，肿瘤患者加倍；儿童减半，或遵医嘱。

【注意事项】中医胃寒症、低血压、低血糖者慎用，孕妇禁服。如对本品有过敏者应停药医询。

【贮　　藏】密封、置阴凉干燥处保存。

【有 效 期】24个月。

【专利号】ZL02128154.8　ZL200710065797.3　ZL200710065796.9

【生产单位】云南省蒙自鸿程医院

　　　　　　本制剂仅限本医疗机构使用

清火排毒茶

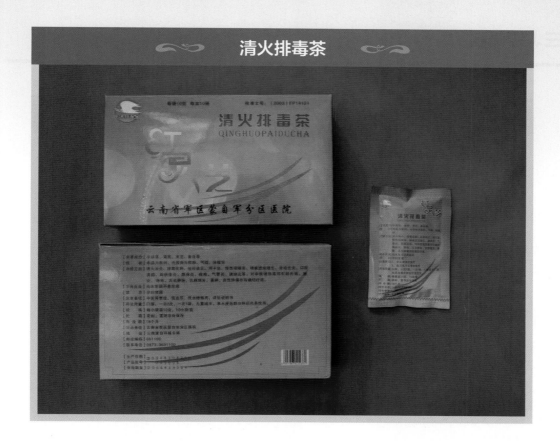

【药品名称】清火排毒茶 Qinghuo Paidu Cha

【批准文号】成药字（2003）FP14121

【处方组成】半枝莲、黄芪、灵芝、黄连等。

【性　　状】本品为散剂，内容物为粗粉；气微，味微甘。

【功能主治】清火消炎、排毒化肿，祛邪扶正。用于急、慢性咽喉炎，咽峡滤泡增生，音哑舌
　　　　　　炎，口腔溃疡，扁桃体炎，腮腺炎，痤疮，气管炎，胰腺炎等。对中医湿热毒邪引
　　　　　　起的胃、肠炎，痔疮，无名肿块，乳腺增生，囊肿，良性肿瘤亦有确切疗效。

【规　　格】每袋装10克，10袋/盒。

【用法用量】口服，一日2次，一次1袋，儿童减半，沸水浸泡数分钟后代茶饮用。

【不良反应】尚未发现不良反应。

【禁　　忌】孕妇禁服。

【注意事项】中医胃寒症、低血压、低血糖慎用，详见说明书。

【贮　　藏】密封、置阴凉处保存。

【有 效 期】18个月。

【专利号】02128154.8

【生产单位】云南省军区蒙自军分区医院
　　　　　　本制剂仅限本医疗机构使用

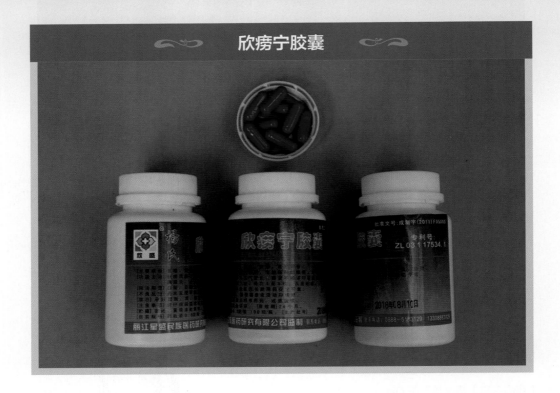

【药品名称】欣痨宁胶囊 Xinlaoning Jiaonang

【批准文号】成制字（2011）F05005

【执行标准】成都军区联勤部卫生部非标准制剂标准，标准编号CJFB-Z-2011-070

【处方组成】重楼、黄芪、麦冬、贝母、黑龙骨等。

【功能主治】抗痨清肺，益气养阴。主治各种结核病，对慢性支气管炎、肺炎、胸膜炎、小儿支气管炎、感冒咳嗽等呼吸道疾病亦有确切疗效。

【用法用量】口服；日服3次，每次4～5粒，儿童酌减。

【不良反应】尚未发现不良反应，长期用药安全可靠。

【禁　　忌】孕妇禁服，胃、肠患者溃疡活动期慎用。

【注意事项】请仔细阅读说明书用药，或遵医嘱。

【贮　　藏】密闭，置放阴凉处保存。

【包　　装】药瓶装。0.5g/粒，100粒/瓶。

【有 效 期】24个月。

【生产单位】云南省军区蒙自军分区医院

　　　　　　本制剂仅限本医疗机构使用

黔南州中医医院（黔南州民族医院）（水药）

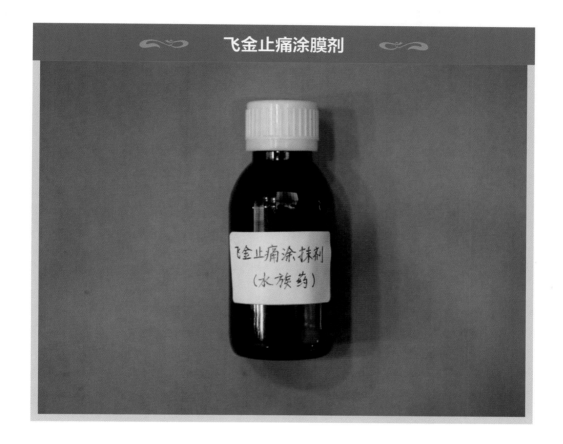

飞金止痛涂膜剂

【药品名称】飞金止痛涂膜剂 Feijin Zhitong Tumoji

【批准文号】黔药制字Z20150030

【执行标准】贵州省医疗机构制剂质量标准

【处方组成】飞龙掌血、金铁锁、黑骨藤、四块瓦、艾片。

【性　　状】本品为红棕色黏稠液体；气芳香。

【功能主治】温经散寒，消肿止痛。用于痹病寒湿阻络证，症见肢体关节冷痛、沉重或肿胀，局部畏寒，皮色不红，触之不热，遇寒痛增，得热痛减，舌胖、质淡暗，苔白腻，脉弦紧。风湿性关节炎、类风湿性关节炎、骨性关节炎见前述证候者。

【规　　格】30g/瓶。

【用法用量】外用。均匀涂于患处，待其成膜，10分钟后再涂抹一遍，此法操作3次，一日2～3次，一般用药二疗程或遵医嘱。7天为1个疗程，中间间隔1天。

【不良反应】尚不明确。

【禁　　忌】皮肤破损及对乙醇过敏者禁用。

【注意事项】孕妇、哺乳或正准备妊娠的妇女及心功能不全、慢性心力衰竭者慎用。使用过程中皮肤出现发痒及潮红时，应停用，停药后可自行恢复。

【贮　　藏】密封，置干燥阴凉处。

【包　　装】口服液体药用聚酯瓶。

【有 效 期】暂定2年。

【生产单位】贵州省黔南州中医医院制剂科

本制剂仅限黔南州中医医院院内使用

附录

苗等 14 个民族药
协定处方剂

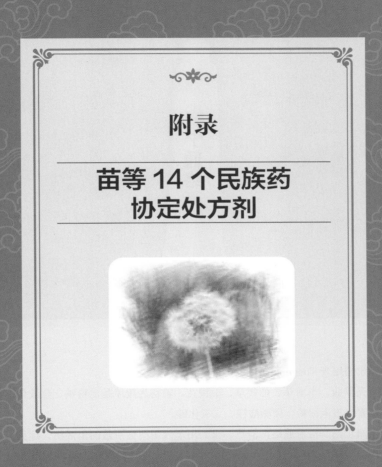

一、贵州百灵中医糖尿病医院（苗药）

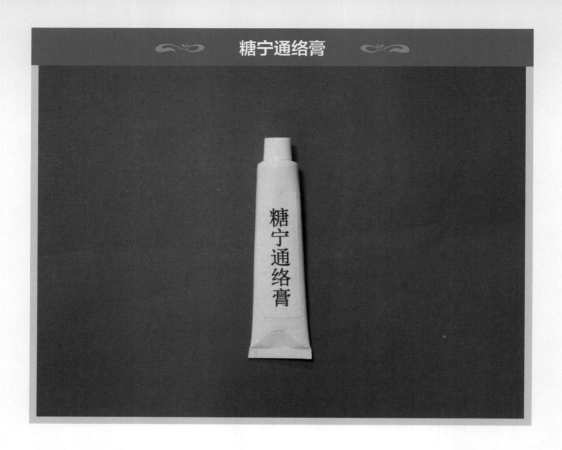

【药品名称】糖宁通络膏 Tangning Tongluo Gao

【处方组成】科天罗曲、车前草、仙鹤草、山银花。辅料为羧甲基淀粉钠、预胶化淀粉、微晶纤维素、玉米淀粉、硬脂酸镁、二氧化硅。

【功能主治】生津止渴，活血通络，清热泻火。用于气阴两虚所致的消渴病，症见口渴喜饮、多食、多尿、消瘦、气短、乏力、手足心热、视物模糊，2型糖尿病及糖尿病性视网膜病变见上述证候者。

【用法用量】外用。

【生产单位】贵州百灵企业集团制药股份有限公司

本制剂仅限本医疗机构使用

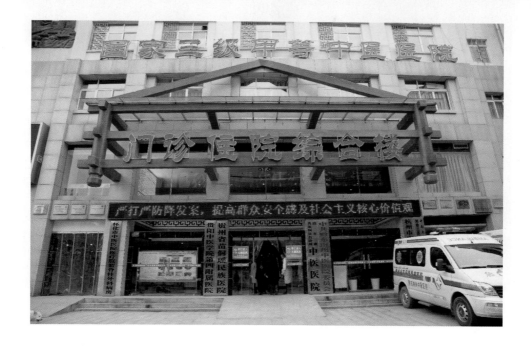

　　黔东南州中医医院是全州唯一的集中医、民族医及中西医结合医疗、教学、科研、保健为一体的现代化三级甲等中医医院，是州市医保和新农合定点医疗机构。医院编制床位400张，实际开放600余张。

　　在临床科室中，苗医肺科是国家中医药管理局"十一五"重点专科，针灸科是国家中医药管理局"十二五"重点建设专科，同时针灸科、苗医肛肠科、眩晕病专科和骨伤科是贵州省中医药管理局重点建设专科，各具中医或民族医特色。脾胃病学科是贵州省首批民族医学重点建设学科。

　　医院有"青龙膏""白虎膏"等苗药制剂。

大马伤活络油

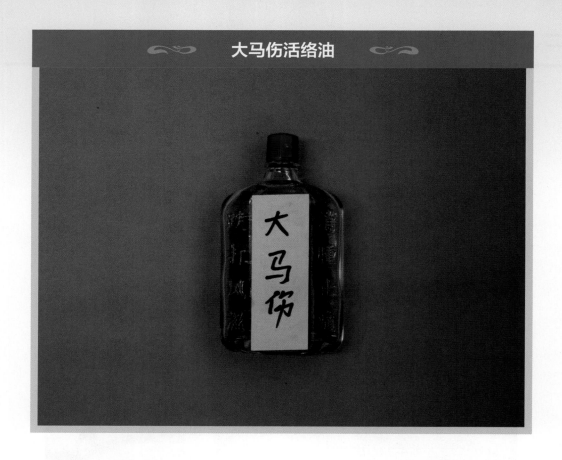

【药品名称】大马伤活络油 Damashang Huoluo You

【处方组成】络新妇、肉桂等。

【功能主治】活血化瘀，祛风除湿，消肿止痛。用于头晕头痛。

【规　　格】20mL每瓶。

【用法用量】外用。每次适量，每周一次。4周为一疗程。

【贮　　藏】常温干燥处。

【生产单位】贵州省黔东南州中医医院

　　　　　　本制剂仅限本医疗机构使用

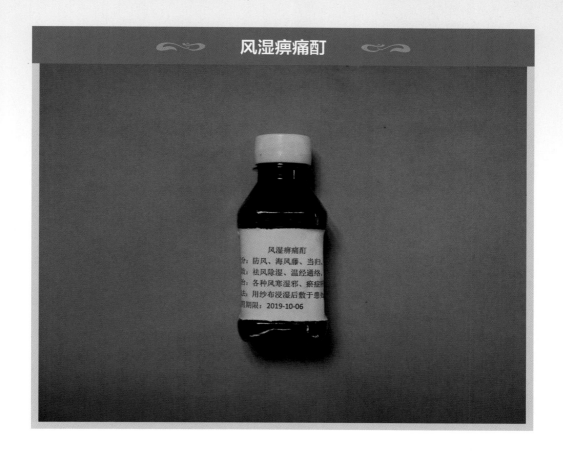

【药品名称】风湿痹痛酊 Fengshi Bitong Ding

【处方组成】防风、海风藤、当归、桂枝、制草乌等。

【功能主治】祛风除湿，温经通络，清血止痛。主治各种风寒湿邪，瘀症所致的颈间腰腿疼痛。

【用法用量】用纱布浸湿后敷于患处。

【生产单位】贵州省黔东南州中医医院

　　　　　　本制剂仅限本医疗机构使用

玉峰青玉散

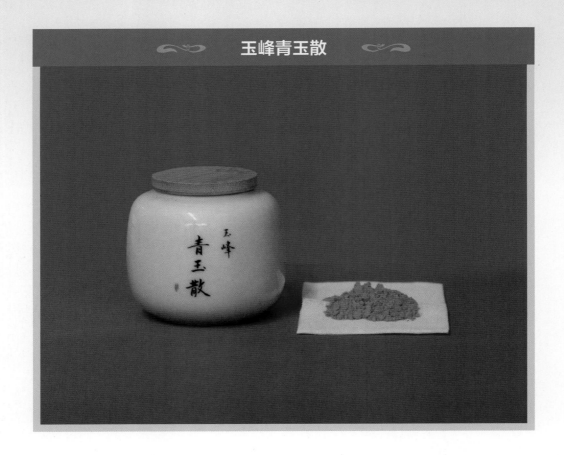

【药品名称】玉峰青玉散 Yufeng Qingyu San

【处方组成】连翘、金银花、冰片、天葵、野菊花、丹参、赤芍等。

【功能主治】治疗痤疮。

【用法用量】外用。

【生产单位】贵州省黔东南州中医医院

本制剂仅限本医疗机构使用

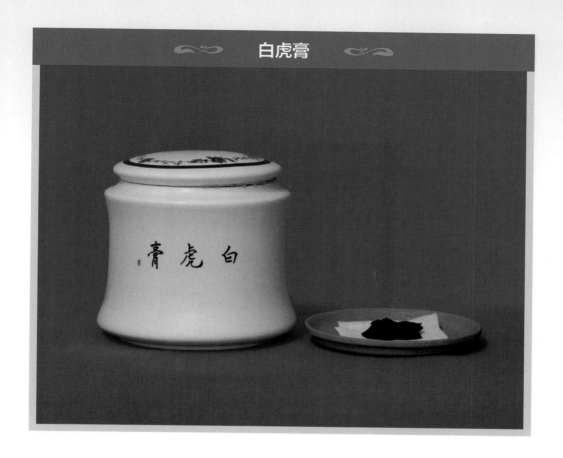

白虎膏

【药品名称】白虎膏 Baihu Gao

【处方组成】蒲公英、天葵、元胡、乌药、蛇倒退（苗药）、冰片、忍冬藤等。

【功能主治】清热凉血，活血消肿，祛瘀止痛。主治热性（瘀热互结，红肿热痛）痛症。如颈肩腰腿痛急性期，颈椎病，肩周炎，急性腰扭伤，急性踝扭伤，急性伤筋，腰椎间盘突出症急性发作，关节红肿，痛风，带状疱疹，痤疮等。

【用法用量】取适量药膏涂抹于患处，后予红外线TDP神灯照射半小时（温和能耐受为度），以达药物深透，后祛除药物，并清洗患处，一日二次。或取适量药膏涂抹于患处，以绷带包扎，1～2小时后祛除药物并清洗，一日一次。

【注意事项】孕妇，小儿，昏迷、意识不清、感觉减退、过敏体质者禁用。局部有伤口者禁用。敷后皮肤过敏者禁用。此膏切勿口服。

【生产单位】贵州省黔东南州中医医院

本制剂仅限本医疗机构使用

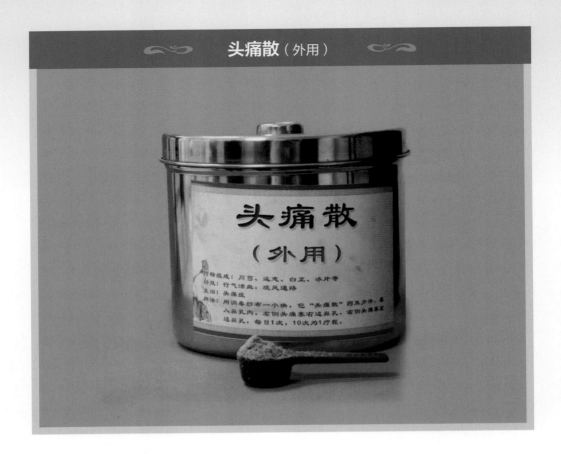

【药品名称】头痛散（外用）Toutong San

【处方组成】川芎、远志、白芷、冰片等。

【功能主治】行气活血，疏风通络。用于头痛症。

【用法用量】外用。用消毒纱布一小块，包药末少许，塞入鼻孔内，左侧头痛塞右边鼻孔，右侧头痛塞左边鼻孔，每日1次，10次为1疗程。

【生产单位】贵州省黔东南州中医医院

本制剂仅限本医疗机构使用

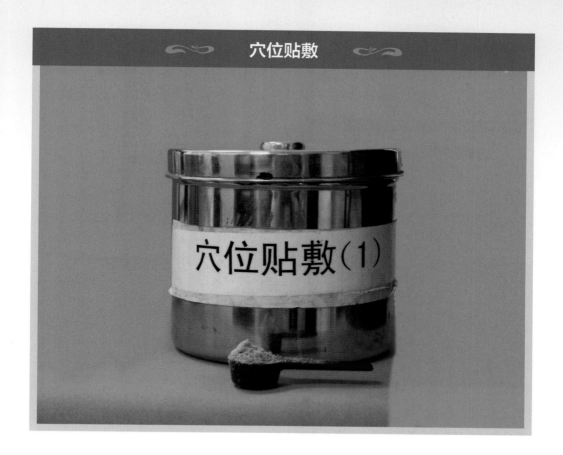

【药品名称】穴位贴敷 Xuewei Tiefu

【处方组成】元胡、甘松、桃仁、丹参、鸡血藤。

【功能主治】活血止痛。用于心脑血管疾病等。

【用法用量】贴于患处。

【生产单位】贵州省黔东南州中医医院

　　　　　　本制剂仅限本医疗机构使用

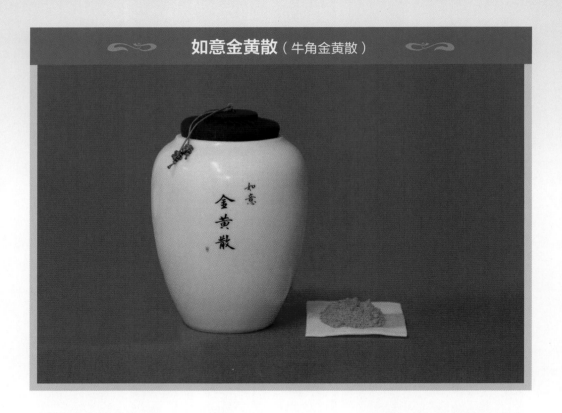

如意金黄散（牛角金黄散）

【药品名称】如意金黄散（牛角金黄散）Ruyi Jinhuang San

【处方组成】姜黄、大黄、黄柏、苍术、厚朴、陈皮、甘草、生天南星、白芷、天花粉。

【性　　状】本方为黄色至金黄色粉末；气微香，味苦、微甘。

【功能主治】清热解毒，消肿止痛。用于热毒瘀滞肌肤所致疮疖肿痛，症见肌肤红、肿、热、痛；亦可用于热性之关节肿痛，尤擅痛风；也用于跌打损伤。

【用法用量】外用。红肿，烦热，疼痛，用清茶调敷；漫肿无头，用醋或葱酒调敷；亦可用植物油或蜂蜜调敷。一日2次。

【不良反应】尚不明确。

【禁　　忌】尚不明确。

【注意事项】1.本品为外用药，不可内服。2.用毕洗手，切勿接触眼睛、口腔等黏膜处。皮肤破溃处禁用。3.忌辛辣刺激性食物。4.儿童、孕妇、哺乳期妇女、年老体弱者禁用，或在医师指导下使用。5.疮疖较重或局部变软化脓或已破溃者应在医院就诊后运用。6.全身高热者应去医院就诊。7.本品不宜长期或大面积使用，用药后局部出现皮疹等过敏表现者应停用。8.用药3天症状无缓解，应去医院就诊。9.对本品过敏者禁用，过敏体质者慎用。10.本品性状发生改变时禁止使用。11.儿童必须在成人监护下使用。12.请将本品放在儿童不能接触的地方。13.如正在使用其他药品，使用本品前请咨询医师或药师。如与其他药物同时使用可能会发生药物相互作用，详情请咨询医师或药师。14.本方为黔东南州中医医院院内协定处方，限本院使用，不予外卖及市场流通。

【生产单位】贵州省黔东南州中医医院

本制剂仅限本医疗机构使用

身轻止痛散

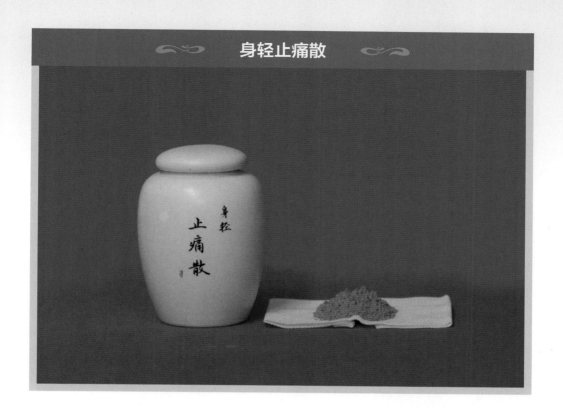

【药品名称】身轻止痛散 Shenqing Zhitong San

【处方组成】延胡索、丹参、玉精、赤芍等。

【功能主治】止痛。治疗腰椎病，颈椎病。

【用法用量】外用。

【生产单位】贵州省黔东南州中医医院

　　　　　　本制剂仅限本医疗机构使用

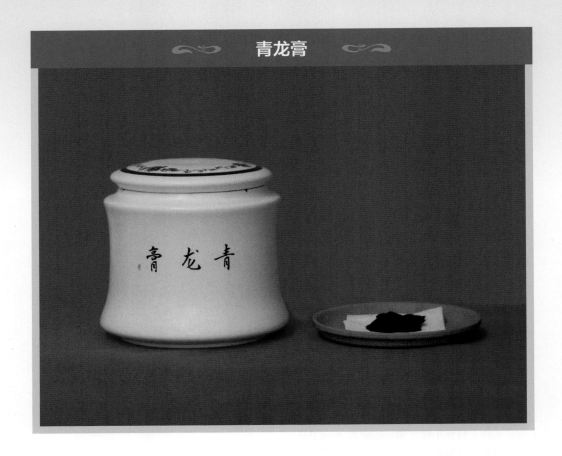

青龙膏

【药品名称】青龙膏 Qinglong Gao

【处方组成】伸筋草、透骨草、制川乌、制草乌、接骨木（苗药）等。

【功能主治】温经散寒，活血化瘀，通络止痛。主治寒性（风寒痹阻、阳气不足）痛症。如颈肩腰腿痛，颈椎病，肩周炎，慢性腰肌肉劳损，踝扭伤，腰椎间盘突出症，肢体偏瘫痉挛，肢体畏寒，局部怕冷、麻木、感觉异样等。

【用法用量】取适量药膏涂抹于患处，后予红外线TDP神灯照射半小时（温和能耐受为度），以达药物深透，后祛除药物，并清洗患处，一日二次。或取适量药膏涂抹于患处，以绷带包扎，1～2小时后祛除药物并清洗，一日一次。

【注意事项】孕妇，小儿，昏迷、意识不清、感觉减退、过敏体质者禁用。局部有伤口者禁用。敷后皮肤过敏者禁用。此膏切勿口服。

【生产单位】贵州省黔东南州中医医院

本制剂仅限本医疗机构使用

金黄散

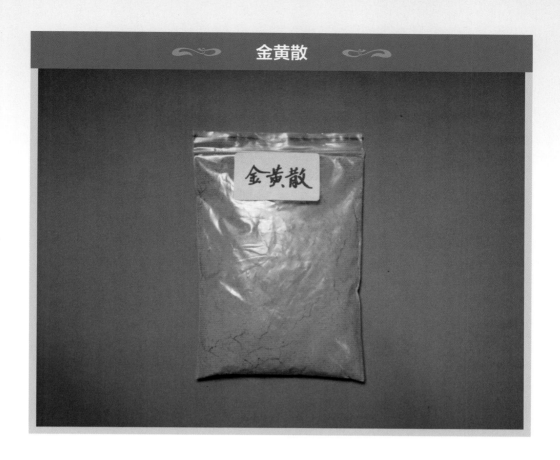

【药品名称】金黄散 Jinhuang San

【处方组成】大黄、黄柏、姜黄、白芷、南星、陈皮、苍术、厚朴、甘草等。

【功能主治】清热除湿，散瘀化痰，止痛消肿。主治一切阳证，包括急性痛风性关节炎，多种
痛、疔，急性风湿性关节炎及皮肤软组织的红肿热痛等症。

【用法用量】调醋、调蜂蜜、调麻油等外用。

【禁　　忌】皮肤破损、皮肤湿疹或对本药过敏者禁用。

【生产单位】贵州省黔东南州中医医院

本制剂仅限本医疗机构使用

栀龙膏

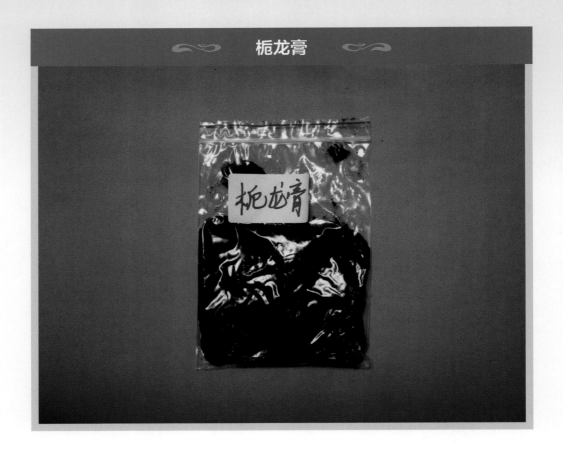

【药品名称】栀龙膏 Zhilong Gao

【处方组成】泽兰、地龙、生栀子、生大黄、白芷、儿茶、冰片、血竭等。

【功能主治】活血化瘀，消肿止痛。主治多种软组织损伤，骨折，脱位复位后无皮肤破损者。

【用法用量】打粉调凡士林外敷。

【禁　　忌】皮肤破损、皮肤湿疹或对本药过敏者禁用。

【生产单位】贵州省黔东南州中医医院

本制剂仅限本医疗机构使用

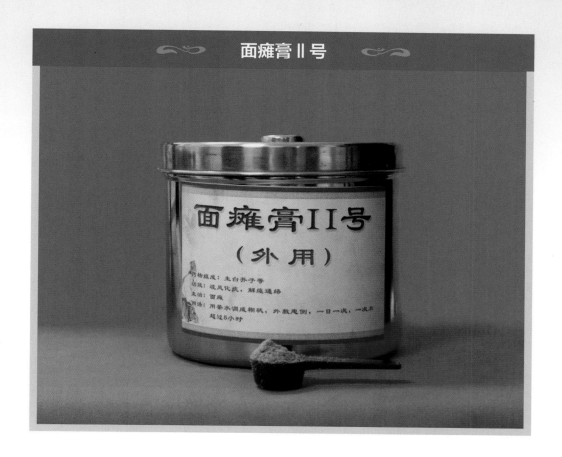

【药品名称】面瘫膏Ⅱ号 Miantangao Erhao

【处方组成】生白芥子等。

【功能主治】疏风化痰,解痉通络。用于面瘫。

【用法用量】外用。用茶水调成糊状,外敷患处,一日一次,一次不超过8小时。

【生产单位】贵州省黔东南州中医医院

　　　　　　本制剂仅限本医疗机构使用

活络油（蚩尤跌打活络油）

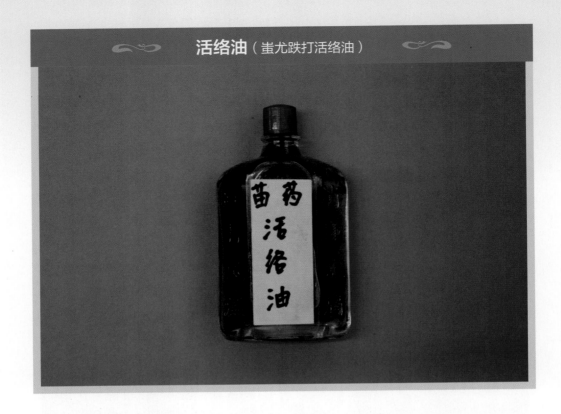

【药品名称】活络油（蚩尤跌打活络油）Huoluo You

【处方组成】水杨酸甲酯、樟脑、薄荷脑、桉叶油、松节油、黑骨藤（苗药）、金铁锁（苗药）等。

【功能主治】跌打肿痛，腰酸背痛，筋络抽缩，头晕眼花，发烧感冒，胸腹肚痛，舒筋活络，统治痛症。

【用法用量】蚩尤跌打活络油按以下"点到即止"方法运用。

    1.找痛点：用拇指在患处找出最痛的痛点。

    2.涂药：在痛点滴上2～3滴蚩尤跌打活络油。

    3.按压：借用体重压力，将患痛按压于拳角上数分钟。可用暖毛巾或暖水袋先敷患处，舒缓绷紧的软组织，再加上点到即止保健法，更能收到止痛的效果，每日使用蚩尤跌打活络油2至3次，直到痊愈。

【注意事项】1.本品为外用药，禁止内服。2.忌食生冷、油腻食物。3.切勿接触眼睛、口腔等黏膜处。皮肤破溃或感染处禁用。4.经期及哺乳期妇女慎用。儿童、年老体弱者应在医师指导下使用。妊娠期妇女禁用。5.本品不宜长期或大面积使用，用药后皮肤过敏者应停止使用，症状严重者应去寻求医生就诊。6.用药3天症状无缓解，应请示医师，或另行就诊。7.对本品过敏者禁用，过敏体质者慎用。8.本品性状发生改变时禁止使用。9.儿童必须在成人监护下使用。10.请将本品放在儿童不能接触的地方。11.如正在使用其他药品，使用本品前请咨询医师或药师。12.本品为院内制剂，只限医院内部使用，不予外卖及市场流通。

【生产单位】贵州省黔东南州中医医院

本制剂仅限本医疗机构使用

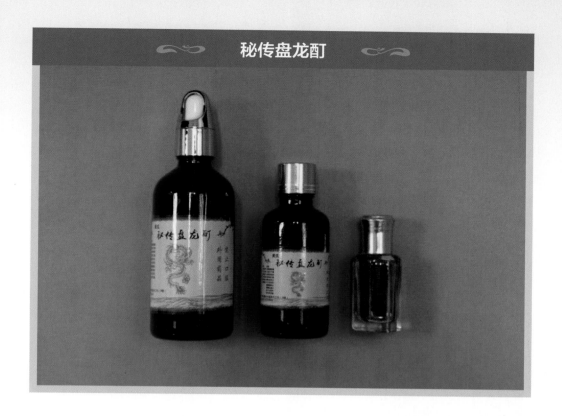

秘传盘龙酊

【药品名称】秘传盘龙酊 Michuan Panlong Ding

【处方组成】鸡血藤、木瓜、牛膝、川乌等。

【功能主治】活血化瘀，行气止痛，祛风除湿，消炎止痛，舒筋活络，温筋通络。用于颈肩腰腿痛，风湿关节痛，肩周颈椎病，骨质增生痛，腰椎间盘突出，半月板损伤，骨膜腱鞘炎，滑膜肌腱炎，跌打扭损伤，劳伤劳损痛。

【用法用量】外用。

【生产单位】贵州省黔东南州中医医院

本制剂仅限本医疗机构使用

消肿止痛散

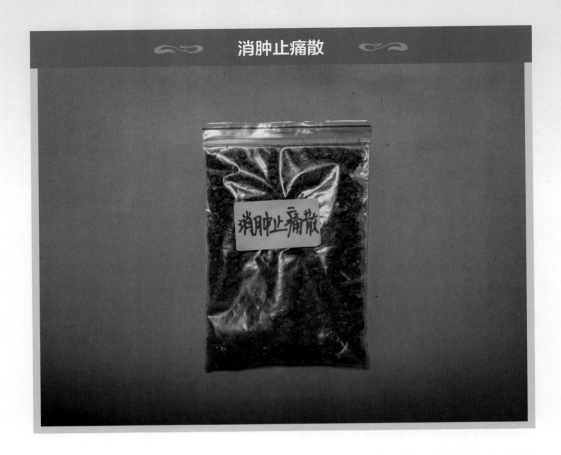

【药品名称】消肿止痛散 Xiaozhong Zhitong San

【处方组成】当归、红花、乳香、没药、生栀子等。

【功能主治】活血化瘀，消肿止痛。主治多种急慢性软组织损伤，骨折，脱位复位后组织肿胀者。

【用法用量】打粉，用适量面粉、鸡蛋清、白酒调和外敷。

【禁　　忌】皮肤破损皮肤湿疹，对本药过敏者禁用。

【生产单位】贵州省黔东南州中医医院

　　　　　　本制剂仅限本医疗机构使用

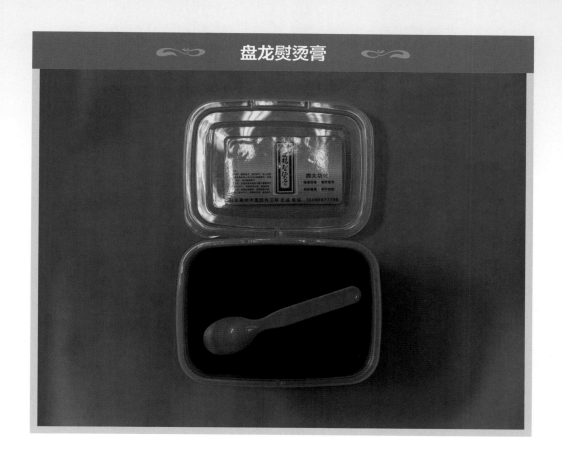

【药品名称】盘龙熨烫膏Panlong yuntang Gao

【处方组成】鸡血藤、木瓜、牛膝、川乌。

【功能主治】疏通经络，健脾强肾，消肿镇痛，调节阴阳。用于颈肩腰腿痛，风湿关节痛，肩周颈椎病，骨质增生痛，腰椎间盘突出，半月板损伤，骨膜腱鞘炎，滑膜肌腱炎，跌打扭损伤，劳伤劳损痛。

【用法用量】外用，贴于患处。

【生产单位】贵州省黔东南州中医医院

本制剂仅限本医疗机构使用

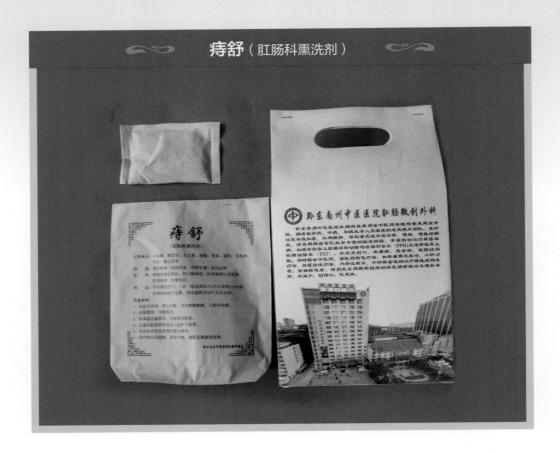

【药品名称】痔舒（肛肠科熏洗剂） Zhishu

【处方组成】小血藤、刺老包、生大黄、地榆、苍术、黄柏、皂角刺、当归、蒲公英等。

【功能主治】清热解毒，凉血活血，消肿止痛，祛风止痒。主治痔疮肿痛及术后，肛门瘙痒症，肛周湿疹以及肛裂、肛周脓肿、肛瘘术后。

【用法用量】外用熏洗肛门，一次一袋，直接放入2升水煮沸15分钟，利用药液热气先熏，待水温降至40℃左右坐浴。

【注意事项】1.本品为外用，禁止内服。切勿接触眼睛、口腔等黏膜。2.经期禁用、孕期慎用。3.对本品过敏禁用，过敏体质慎用。4.儿童在医师指导及成人监护下使用。5.本品性状发生改变时禁止使用。6.治疗期间忌烟酒、忌食辛辣、油腻及刺激性食物。

【生产单位】贵州省黔东南州中医医院

本制剂仅限本医疗机构使用

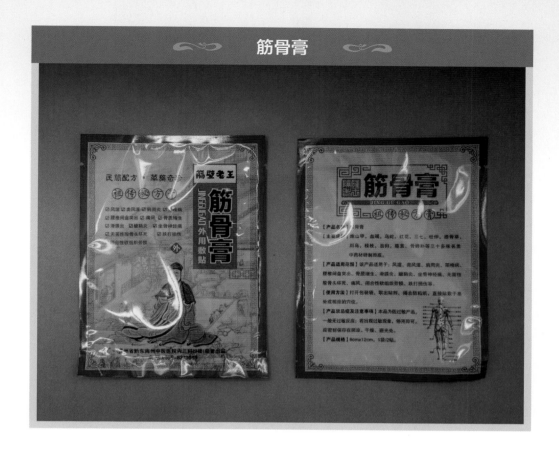

【药品名称】筋骨膏Jingu Gao

【处方组成】炮山甲、血竭、乌蛇、红花、三七、杜仲、透骨草、川乌、桂枝、当归、鹿茸、骨碎补等三十多味。

【功能主治】用于风湿，类风湿，肩周炎，颈椎病，腰椎间盘突出，骨质增生，滑膜炎，腱鞘炎，坐骨神经痛，无菌性股骨头坏死，痛风，闭合性软组织劳损，跌打损伤等。

【规　　格】8cm×12cm，1袋/2贴。

【用法用量】打开包装袋，取出贴剂，揭去防粘纸，直接贴敷于患处或相应的穴位。

【注意事项】本品为低过敏产品，一般无过敏反应；若出现过敏现象，停用即可。应密封保存在阴凉、干燥、避光处。

【生产单位】贵州省黔东南州中医医院

　　　　　　本制剂仅限本医疗机构使用

御用七白膏

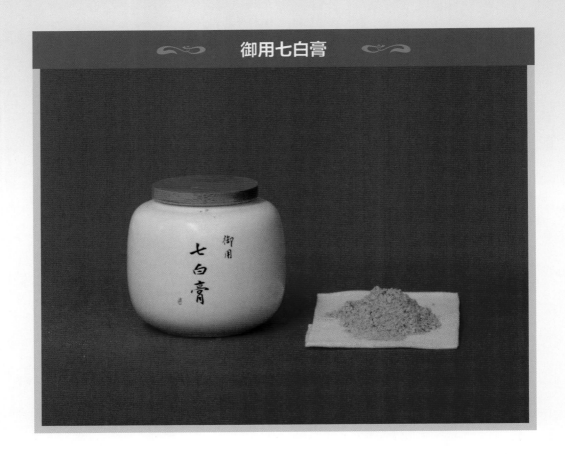

【药品名称】御用七白膏 Yuyong Qibai Gao

【处方组成】白芷、白兹、白术、白芨、细辛、白附子、白茯苓。

【功能主治】美白，祛斑，祛痘。对于多种皮肤暗黄，色斑晒斑，痘痘粉刺黑头，疤痕伤口以及排除化妆品残留铅汞元素等有天然的修复美白作用。

【用法用量】取适量外用。

【生产单位】贵州省黔东南州中医医院
本制剂仅限本医疗机构使用

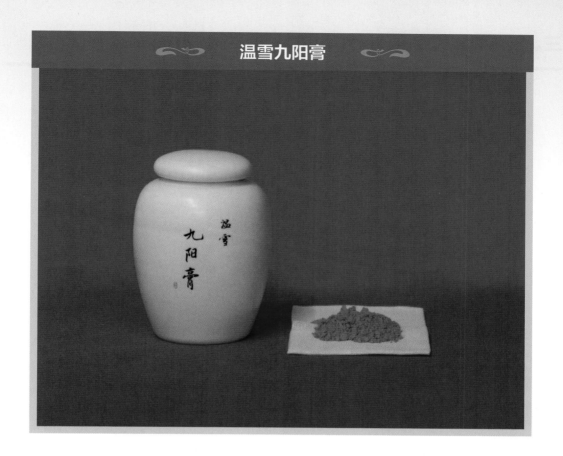

温雪九阳膏

【药品名称】温雪九阳膏 Wenxue Jiuyang Gao

【处方组成】川乌、草乌、接骨木等。

【功能主治】治疗寒症，湿症。

【用法用量】外用。

【生产单位】贵州省黔东南州中医医院

　　　　　　本制剂仅限本医疗机构使用

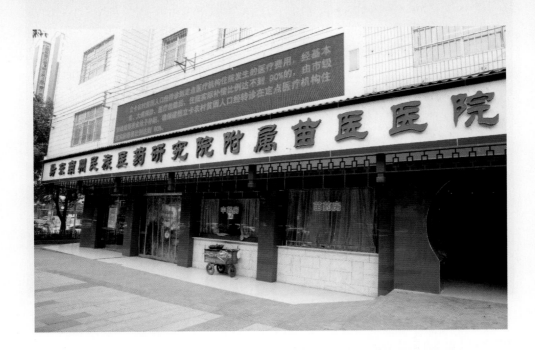

　　黔东南州民族医药研究院附属苗医医院是第二批国家中医药管理局重点民族医医院建设单位，是目前国内唯一的公立、公益的苗医二甲医院。医院设有针灸科（省级重点专科）、骨伤科、脾胃病科、风湿病科（省级重点专科）、老年病科、治未病科、民医堂等，开设病床120张。坚持"以病人为中心，发挥苗医药特色，全心全意为人民健康服务"的宗旨，发挥苗族侗族医药的治疗优势及苗侗医药与中西医结合的治疗优势，为伤病员服务，为提高苗医侗药的临床水平、科学水平、为适应人们增长的民族医药需求服务。

　　医院的"侗药过路黄擦剂""苗药九节茶沐浴液"是国家级非物质文化遗产苗医药侗医药项目生产性保护制剂，"苗族外用消炎药"是获国家发明专利的苗药制剂。

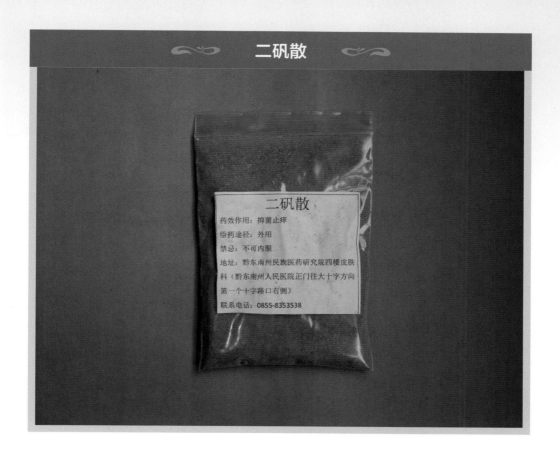

【药品名称】二矾散 Erfan San

【处方组成】枯矾、白鲜皮等。

【功能主治】适用于手足癣。

【用法用量】外用。

【生产单位】黔东南州民族医药研究院附属苗医医院

　　　　　　本制剂仅限本医疗机构使用

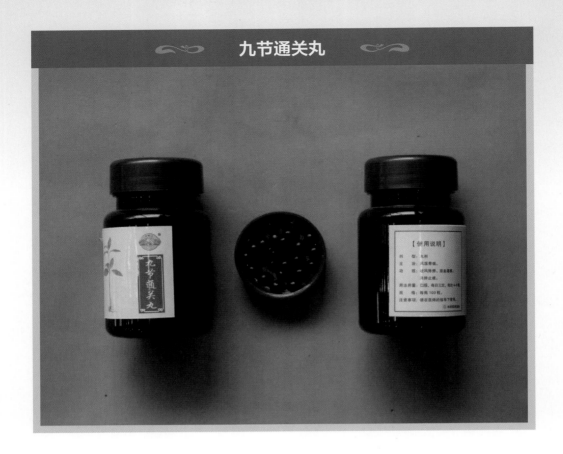

【药品名称】九节通关丸 Jiujie Tongguan Wan

【处方组成】鹰爪风等。

【功能主治】祛风除痹，活血通络，消肿止痛。主治风湿骨痛。

【规　　格】每瓶240粒。

【用法用量】口服。每日3次，每次4~6粒。

【注意事项】请在医师的指导下使用。

【生产单位】黔东南州民族医药研究院附属苗医医院

　　　　　　本制剂仅限本医疗机构使用

九节通关散（外用）

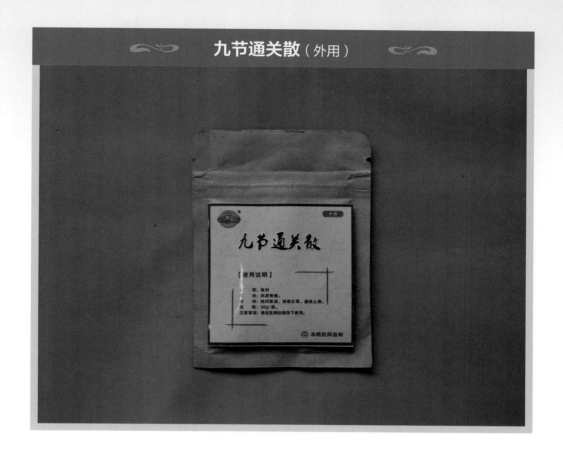

【药品名称】九节通关散（外用） Jiujie Tongguan San

【处方组成】鹰爪风等。

【功能主治】祛风除湿，强筋壮骨，通络止痛。主治风湿骨痛。

【规　　格】30g/袋。

【用法用量】外用。

【注意事项】请在医师的指导下使用。

【生产单位】黔东南州民族医药研究院附属苗医医院

　　　　　　本制剂仅限本医疗机构使用

三黄剂

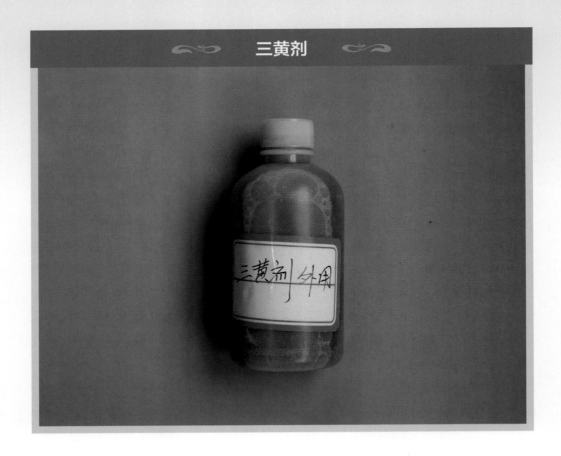

【药品名称】三黄剂 Sanhuang Ji

【处方组成】黄柏、苦参等。

【功能主治】主治瘙痒,皮炎,湿疹(渗出皮疹)。

【用法用量】外用。

【生产单位】黔东南州民族医药研究院附属苗医医院

　　　　　　本制剂仅限本医疗机构使用

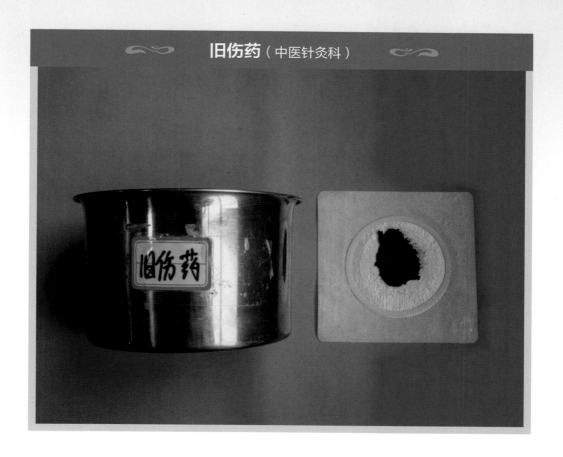

旧伤药（中医针灸科）

【药品名称】旧伤药 Jiushang Yao

【处方组成】续断、土鳖虫等。

【功能主治】活血化瘀，消红肿、麻木、酸胀等。

【用法用量】外用。

【生产单位】黔东南州民族医药研究院附属苗医医院

　　　　　　本制剂仅限本医疗机构使用

旧伤药（皮肤科）

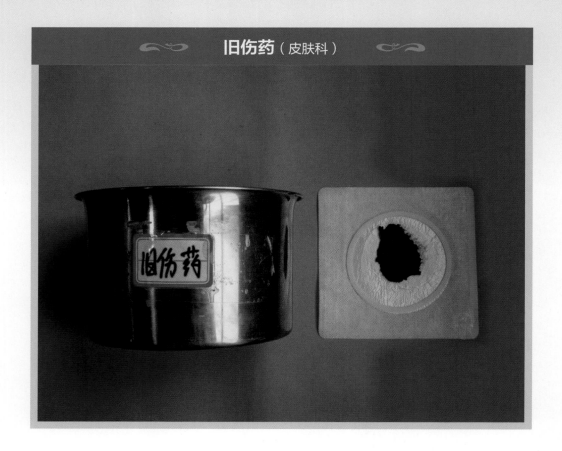

【药品名称】旧伤药 Jiushang Yao

【处方组成】泽兰、续断等。

【功能主治】接骨续筋骨等。

【用法用量】外用。

【生产单位】黔东南州民族医药研究院附属苗医医院

　　　　　　本制剂仅限本医疗机构使用

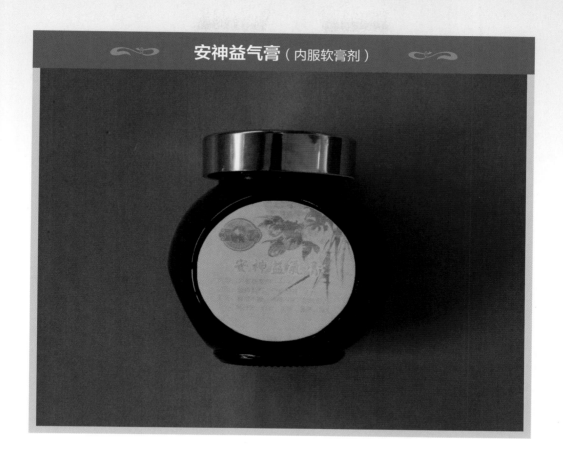

安神益气膏（内服软膏剂）

【药品名称】安神益气膏（内服软膏剂） Anshen Yiqi Gao

【处方组成】五味子等。

【功能主治】健脾益气，宁心安神。主治食欲不振，精神不振，四肢乏力易疲劳，心烦，失眠，
多梦，健忘。

【用法用量】口服。一日3次，一次10克。

【禁　　忌】请在医师指导下使用。

【生产单位】黔东南州民族医药研究院附属苗医医院
本制剂仅限本医疗机构使用

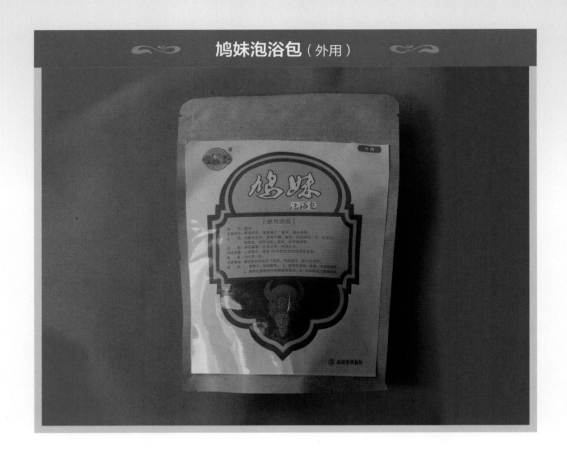

【药品名称】鸠妹泡浴包（外用）Jiumei Paoyu Bao

【处方组成】紫背浮萍、紫花地丁、紫草、蒲公英等。

【功能主治】清热解毒，杀虫止痒，利湿止带。主治过敏性皮炎，皮肤干燥、瘙痒，妇科炎症如阴道炎、盆腔炎、白带过多、异味、外阴瘙痒等。

【规　　格】180克/包。

【用法用量】上药煎开，再煮30分钟后泡浴或熏蒸全身。

【禁　　忌】1.婴幼儿、孕妇禁用。2.皮肤有创面、溃疡、出血者禁用。3.有出血倾向性疾病患者禁用。4.对本药品过敏者禁用。

【注意事项】请在医师的指导下使用，气虚自汗、盗汗者慎用。

【生产单位】黔东南州民族医药研究院附属苗医医院

本制剂仅限本医疗机构使用

青黛膏

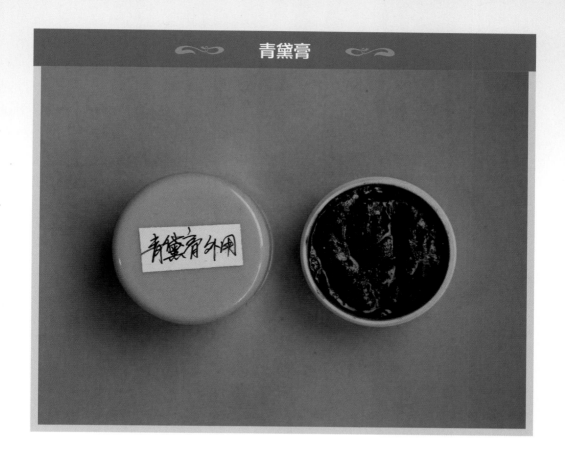

【药品名称】青黛膏 Qingdai Gao

【处方组成】青黛、石膏等。

【功能主治】银屑病、热性皮疹等。

【用法用量】外用。

【生产单位】黔东南州民族医药研究院附属苗医医院

　　　　　　本制剂仅限本医疗机构使用

苗王伤科万应膏（外用）

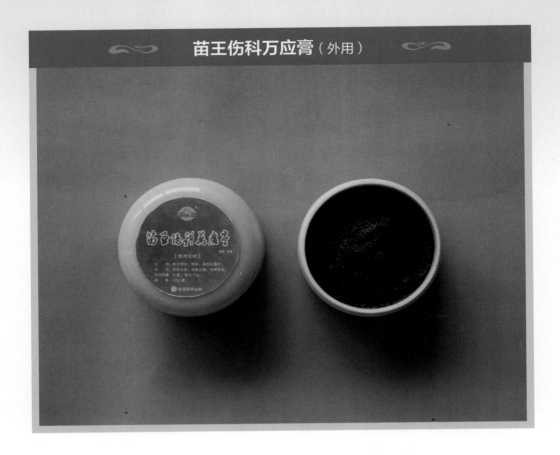

【药品名称】苗王伤科万应膏（外用） Miaowang Shangke Wanying Gao

【处方组成】大血藤等。

【功能主治】活血化瘀，消肿止痛，接骨续筋。用于跌打损伤，骨折，急性乳腺炎。

【规　　格】每盒50g。

【用法用量】外敷，每次10g。

【生产单位】黔东南州民族医药研究院附属苗医医院

　　　　　　本制剂仅限本医疗机构使用

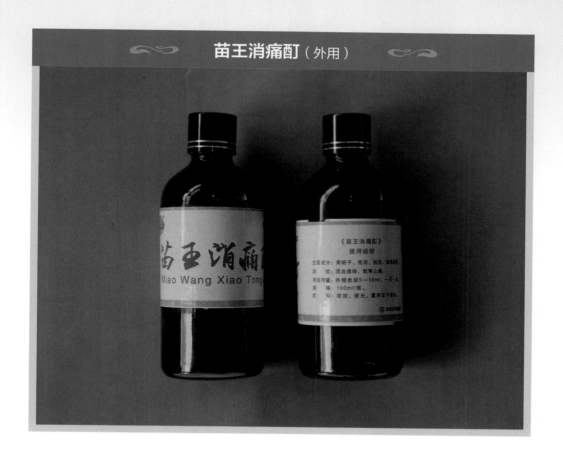

【药品名称】苗王消痛酊（外用） Miaowang Xiaotong Ding

【处方组成】黄栀子、羌活、独活、路路通等。

【功能主治】活血通络，散寒止痛。

【规　　格】100mL/瓶。

【用法用量】外擦患部5～10mL，一日一次。

【贮　　藏】密封、避光、置阴凉干燥处。

【生产单位】黔东南州民族医药研究院附属苗医医院

　　　　　　本制剂仅限本医疗机构使用

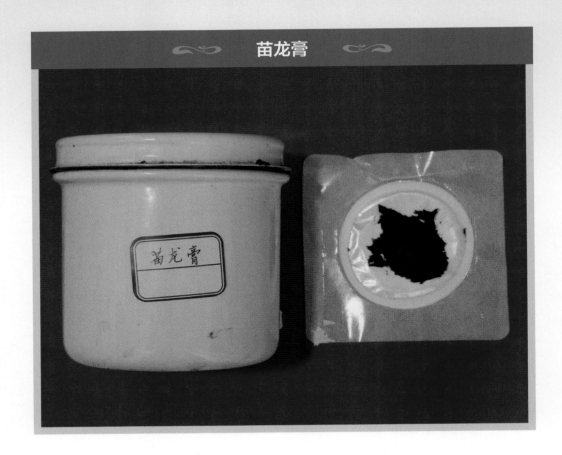

【药品名称】苗龙膏 Miaolong Gao

【处方组成】栀子、半夏等。

【功能主治】疼痛后期，酸胀、御寒；老伤或后期骨关节治疗等。

【用法用量】外用。

【生产单位】黔东南州民族医药研究院附属苗医医院

　　　　　　本制剂仅限本医疗机构使用

苗老仙女（内用酒剂）

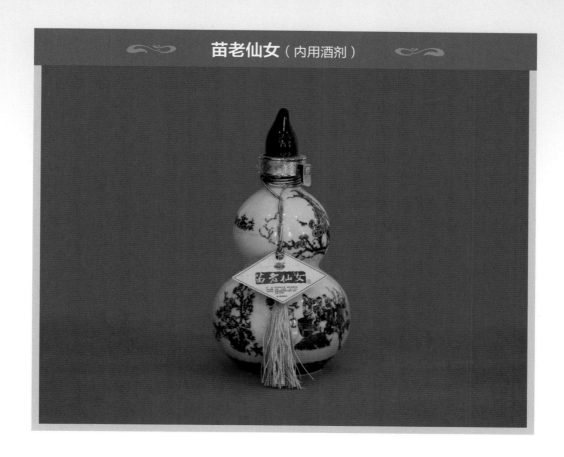

【药品名称】苗老仙女（内用酒剂） Miaolaoxiannü

【处方组成】菟丝子等。

【功能主治】滋阴补肾，健体美颜。

【规　　格】500mL/瓶

【用法用量】口服。一日两次，一次5～10mL。

【注意事项】请在医师的指导下使用，孕妇、高血压禁服。

【生产单位】黔东南州民族医药研究院附属苗医医院

　　　　　　本制剂仅限本医疗机构使用

苗老仙王（内用酒剂）

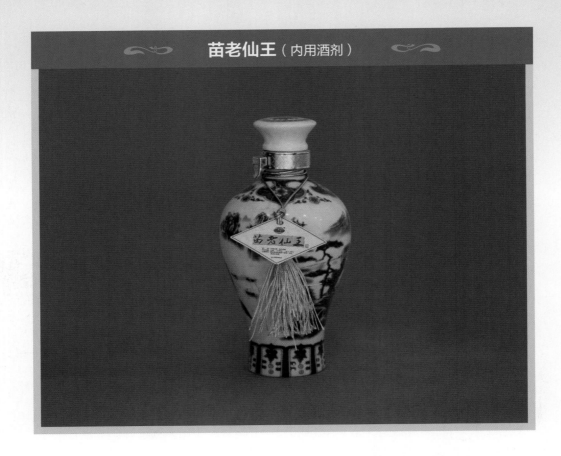

【药品名称】苗老仙王（内用酒剂） Miaolaoxianwang

【处方组成】淫羊藿等。

【功能主治】补肾壮阳，延年益寿。

【规　　格】500mL/瓶

【用法用量】口服，一日两次，一次5～10mL。

【注意事项】请在医师的指导下使用，孕妇、高血压禁服。

【生产单位】黔东南州民族医药研究院附属苗医医院

　　　　　　本制剂仅限本医疗机构使用

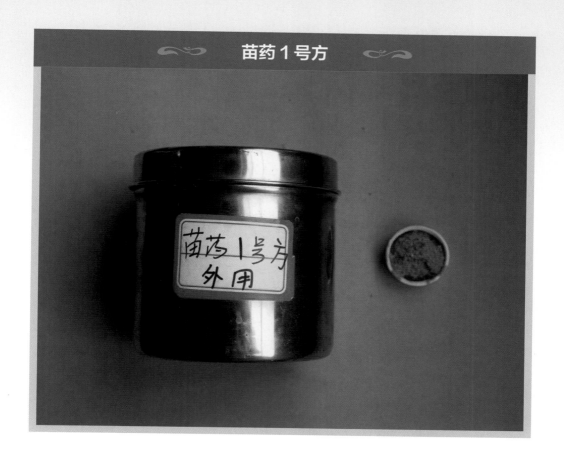

苗药1号方

【药品名称】苗药1号方 Miaoyao Yihaofang

【处方组成】血竭、泽兰、当归等。

【功能主治】急性期跌打损伤等。

【用法用量】外用。

【生产单位】黔东南州民族医药研究院附属苗医医院

　　　　　　本制剂仅限本医疗机构使用

苗药 2 号方

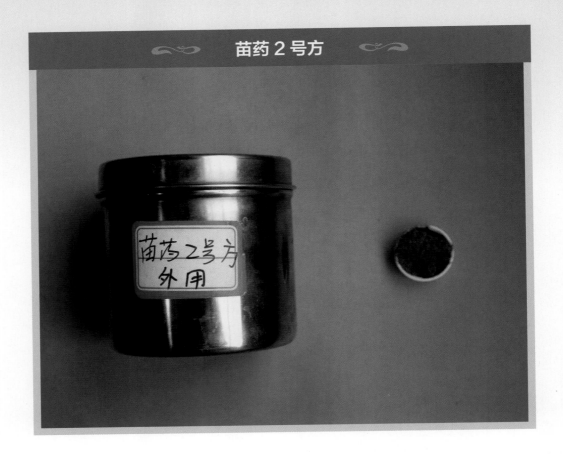

【药品名称】苗药2号方 Miaoyao Erhaofang

【处方组成】黄柏、苍术等。

【功能主治】消肿止痛等。

【用法用量】外用。

【生产单位】黔东南州民族医药研究院附属苗医医院

　　　　　　本制剂仅限本医疗机构使用

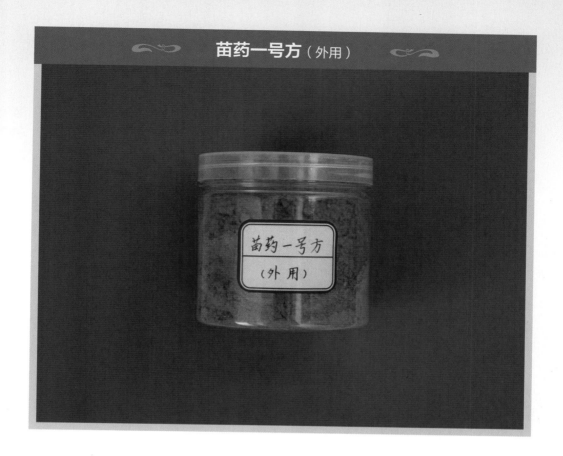

苗药一号方（外用）

【药品名称】苗药一号方（外用） **Miaoyao Yihaofang**

【处方组成】生大黄、生石膏等。

【功能主治】治疗初期疼痛，肩周炎疼痛早期，清热，凉血，消肿等。

【用法用量】外用。

【生产单位】黔东南州民族医药研究院附属苗医医院

本制剂仅限本医疗机构使用

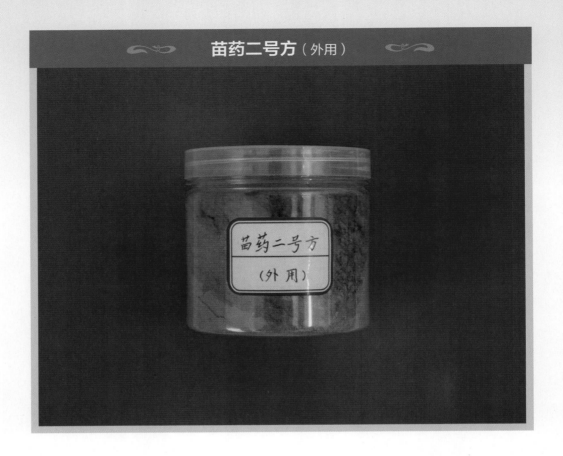

【药品名称】苗药二号方（外用） Miaoyao Erhaofang

【处方组成】黄柏、栀子、天花粉、姜黄、陈皮等。

【功能主治】疼痛中期（肿胀），延续苗药一号方使用，消肿止痛，行气等。

【用法用量】外用。

【生产单位】黔东南州民族医药研究院附属苗医医院

　　　　　　本制剂仅限本医疗机构使用

苗药九节茶沐浴液

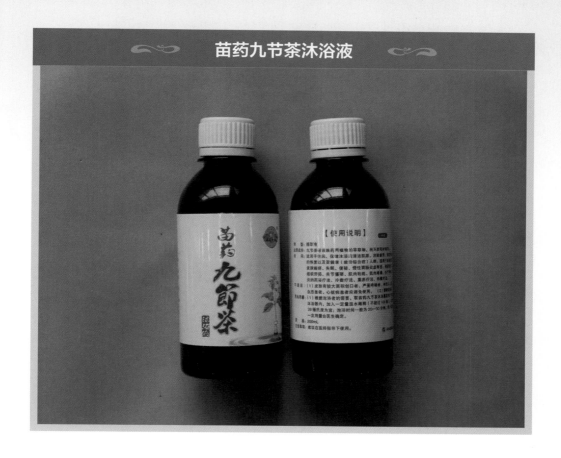

【药品名称】苗药九节茶沐浴液 Miaoyao Jiujiecha Muyuye

【处方组成】九节茶等苗族药用植物的萃取物。

【功能主治】适用于休闲、保健沐浴的清洁肌肤、消除疲劳、促进病愈后的恢复以及亚健康（疲劳综合征）人群；适用于普通感冒、皮肤瘙痒、失眠、便秘、慢性胃肠炎虚寒型、骨质增生、软组织劳损、关节僵硬、肌肉粘连、肌肉疼痛、关节肿痛、皮炎的药浴疗法、冷敷疗法、熏蒸疗法、热敷疗法。

【规　　格】每瓶200mL

【用法用量】根据泡浴者的需要，取本品于清洁的沐浴器内，加入一定量温水稀释（不超过100倍），水温以39℃为宜；泡浴时间一般为20～30分钟。用于熏蒸时，一次用量由医生确定。

【禁　　忌】1.皮肤有较大面积创口者，严重哮喘者，中度以上高、低血压患者，心脏病患者应避免使用。2.酒醉时禁用。

【注意事项】建议在医师指导下使用。

【生产单位】黔东南州民族医药研究院附属苗医医院

　　　　　　本制剂仅限本医疗机构使用

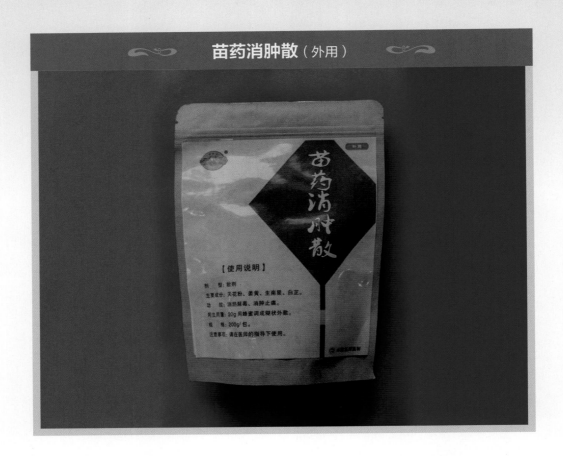

苗药消肿散（外用）

【药品名称】苗药消肿散（外用） Miaoyao Xiaozhong San

【处方组成】天花粉、姜黄、生南星、白芷。

【功能主治】消热解毒，消肿止痛。

【规　　格】200g/包。

【用法用量】20g用蜂蜜调成糊状外敷。

【注意事项】请在医师的指导下使用。

【生产单位】黔东南州民族医药研究院附属苗医医院

　　　　　　本制剂仅限本医疗机构使用

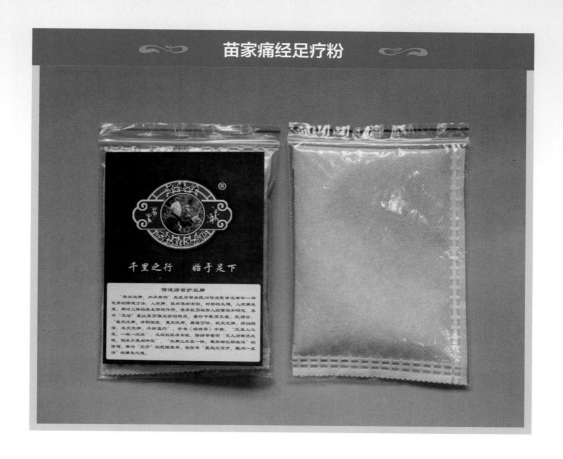

【药品名称】苗家痛经足疗粉 Miaojia Tongjing Zuliao Fen

【处方组成】茜草等。

【功能主治】女性痛经。

【用法用量】在足浴盆中加入本品一袋，用3～5升的滚水浸泡10分钟后，双脚放入盆中再浸泡15～30分钟，每天一次，睡前30分钟用最佳。

【生产单位】黔东南州民族医药研究院附属苗医医院

本制剂仅限本医疗机构使用

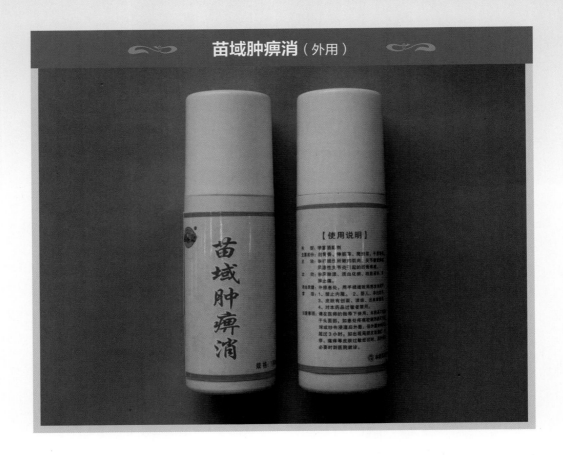

苗域肿痹消（外用）

【药品名称】 苗域肿痹消（外用）Miaoyu Zhongbi Xiao

【处方组成】 透骨香、伸筋草、爬岩浆、千层塔等。

【功能主治】 祛风除湿，活血化瘀，疏筋通络，消肿止痛。主治跌打损伤所致的肌肉、关节瘀青肿痛，风湿性关节炎引起的筋骨疼痛。

【用法用量】 外擦患处，用手揉搓致局部发热即可。

【禁　　忌】 1.禁止内服。2.婴儿、孕妇禁用。3.皮肤有创面、溃疡、出血者禁用。4.对本药品过敏者禁用。

【注意事项】 请在医师的指导下使用，本药品不适用于头面部，如患处疼痛较剧烈的可用棉球或纱布浸湿后外敷，但外敷时间不宜超过3小时。如出现局部皮肤潮红、起疹、瘙痒等皮肤过敏症状时，及时停药，必要时到医院就诊。

【生产单位】 黔东南州民族医药研究院附属苗医医院
本制剂仅限本医疗机构使用

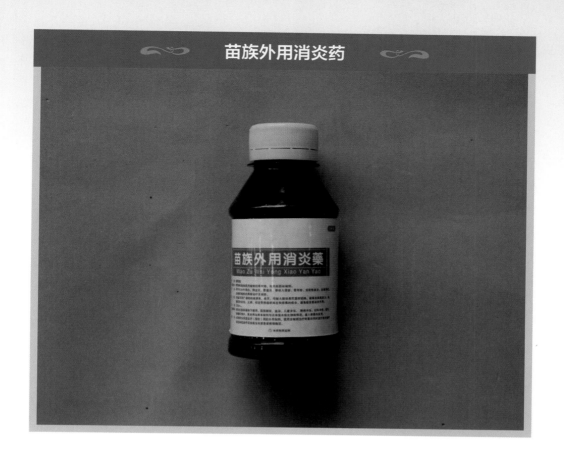

苗族外用消炎药

【药品名称】苗族外用消炎药 Miaozu Waiyong Xiaoyan Yao

【处方组成】野菊等苗族药用植物的萃取物。

【功能主治】具有广谱的抗病原体，杀灭、抑制大肠埃希民菌耐药株，提高皮肤抵抗力、迅速控制炎症，止痒、促进受损组织再生和疮面的愈合、避免继发感染的作用。用于妇女外阴炎，阴道炎，尿道炎，婴幼儿湿疹、尿布疹、虫咬性皮炎，尖锐湿疣，生殖器疱疹的局部治疗及预防。

【规　　格】100mL/瓶

【用法用量】局部擦拭、坐浴、儿童沐浴、膀胱冲洗、妇科冲洗、浸泡。除擦拭用外，其余用法将本制剂与洁净温水按比例稀释后，盛入容器内应用，下泌尿道、膀胱以及阴道的冲洗须遵医嘱。

【注意事项】本制剂为局部治疗（预防）用制剂，使用本制剂治疗时是否同时进行相关治疗或全身性治疗应由医生依据患者病情确定。

【生产单位】黔东南州民族医药研究院附属苗医医院

本制剂仅限本医疗机构使用

苗寨佬足健康

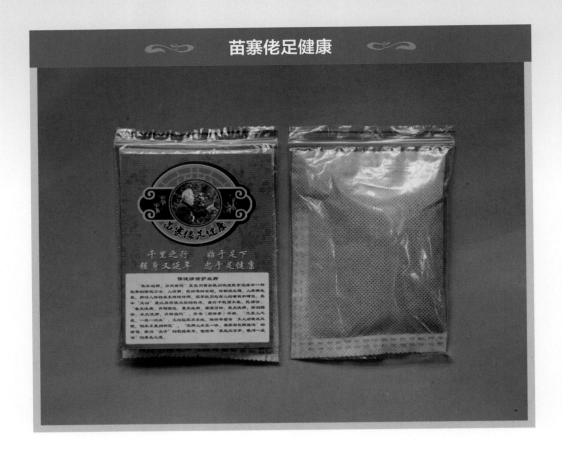

【药品名称】苗寨佬足健康 Miaozhailao Zujiankang

【处方组成】樟树叶等。

【功能主治】缓解疲劳。用于腰腿酸软等。

【用法用量】在足浴盆中加入本品一袋，用3～5升的滚水浸泡10分钟后，双脚放入盆中再浸泡15～30分钟，每天一次，睡前30分钟用最佳。

【生产单位】黔东南州民族医药研究院附属苗医医院

本制剂仅限本医疗机构使用

茄期瓦（内服酒剂）

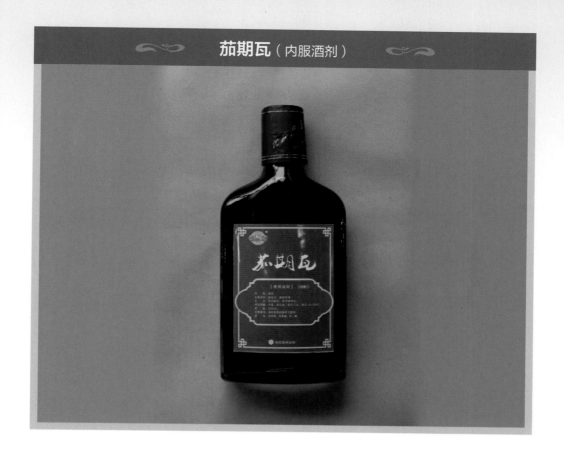

【药品名称】茄期瓦（内服酒剂） Qieqiwa

【处方组成】茄瓜辽、茄称草等。

【功能主治】用于前列腺炎，前列腺增生。

【规　　格】每瓶250mL。

【用法用量】内服。饭后服，每日3次，每次10～15mL。

【禁　　忌】忌房事，忌食酸、辛、辣。

【注意事项】请在医师的指导下使用。

【生产单位】黔东南州民族医药研究院附属苗医医院

　　　　　　本制剂仅限本医疗机构使用

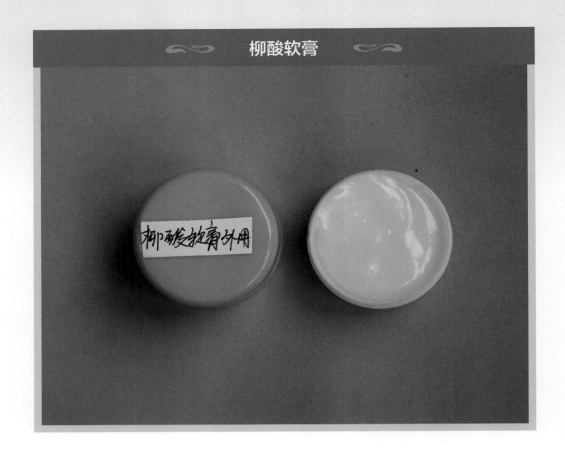

柳酸软膏

【药品名称】柳酸软膏 Liusuan Ruangao

【处方组成】水杨酸等。

【功能主治】用于手足癣，皮炎，瘙痒等。

【用法用量】外用。

【生产单位】黔东南州民族医药研究院附属苗医医院

本制剂仅限本医疗机构使用

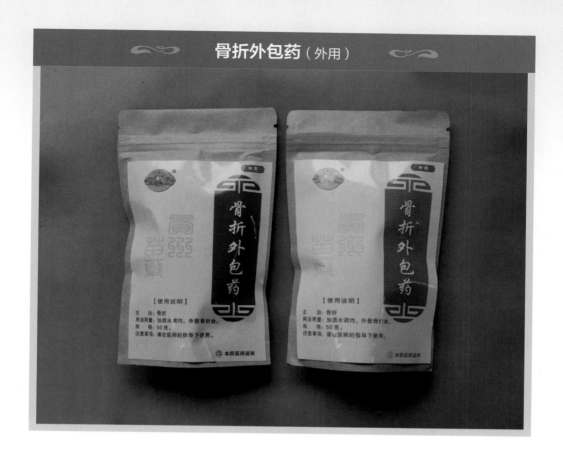

【药品名称】骨折外包药（外用） Guzhewaibao Yao

【处方组成】见血飞、鹰爪风等。

【功能主治】骨折。

【规　　格】每袋50克。

【用法用量】加酒水调均，外敷骨折处。

【注意事项】请在医师的指导下使用。

【生产单位】黔东南州民族医药研究院附属苗医医院

　　　　　　本制剂仅限本医疗机构使用

祛风活络酒

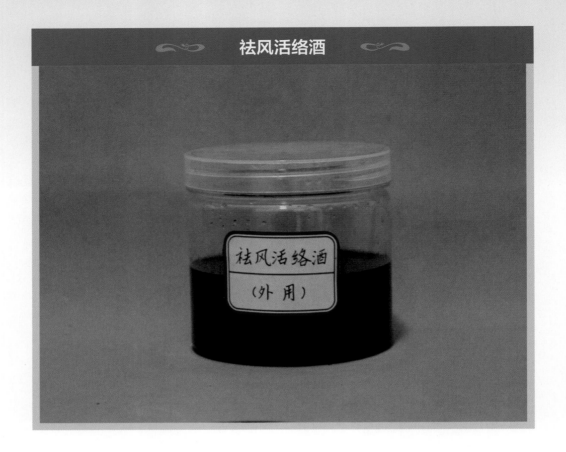

【药品名称】祛风活络酒 Qufeng Huoluo Jiu

【处方组成】乌头、草乌、生半夏、生栀子、生南星等。

【功能主治】通经止痛，祛风活血等。

【用法用量】外用，可与苗药一号方、苗药二号方合用。

【生产单位】黔东南州民族医药研究院附属苗医医院

本制剂仅限本医疗机构使用

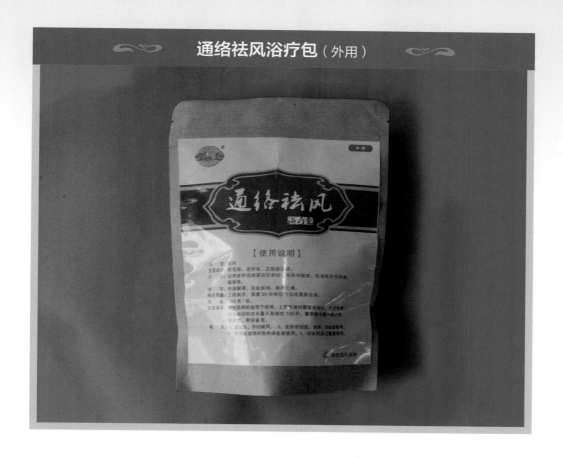

【药品名称】通络祛风浴疗包（外用）Tongluo Qufeng Yuliaobao

【处方组成】银花藤、透骨香、艾路路通等。

【功能主治】利湿解毒，活血经络，疏筋止痛。主治过度疲劳或感冒后引发的全身肌肉酸痛，风
湿性关节肿痛、僵硬等。

【规　　格】180克/包。

【用法用量】上药煎开，再煮30分钟后泡浴或熏蒸全身。

【禁　　忌】1.婴幼儿、孕妇禁用。2.皮肤有创面、溃疡、出血者禁用。3.有出血倾向性疾病患者
禁用。4.对本药品过敏者禁用。

【注意事项】请在医师的指导下使用，上药煎煮时需要多加水，多次煎煮，加入泡浴的总水量不
宜超过100升。熏蒸时水量不宜过多，需浓煎，煎好备用。

【生产单位】黔东南州民族医药研究院附属苗医医院
本制剂仅限本医疗机构使用

理筋酒（外用）

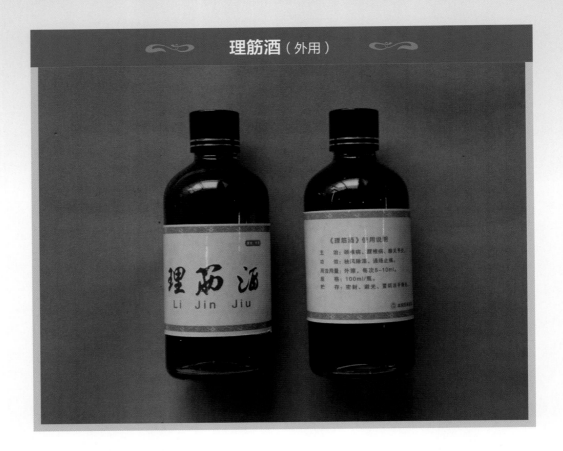

【药品名称】理筋酒（外用） Lijin Jiu

【处方组成】伸筋草等。

【功能主治】祛风除湿，通络止痛。主治颈椎病，腰椎病，膝关节炎。

【规　　格】100mL/瓶。

【用法用量】外擦，每次5～10mL。

【贮　　藏】密封、避光、置阴凉干燥处。

【生产单位】黔东南州民族医药研究院附属苗医医院

　　　　　　本制剂仅限本医疗机构使用

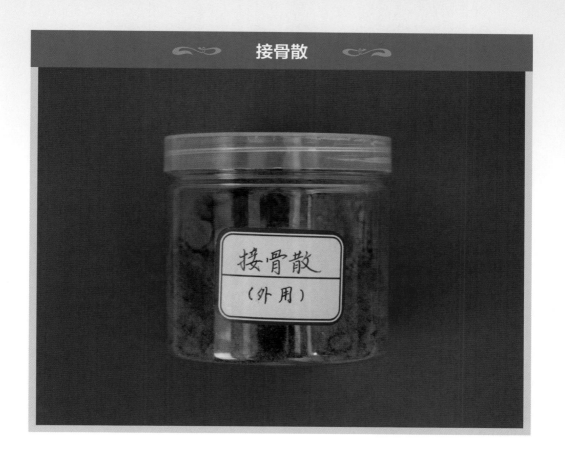

【药品名称】接骨散Jiegu San

【处方组成】四块瓦等。

【功能主治】接骨。针对桡骨骨折、耻骨骨折等。

【用法用量】外用。

【生产单位】黔东南州民族医药研究院附属苗医医院

本制剂仅限本医疗机构使用

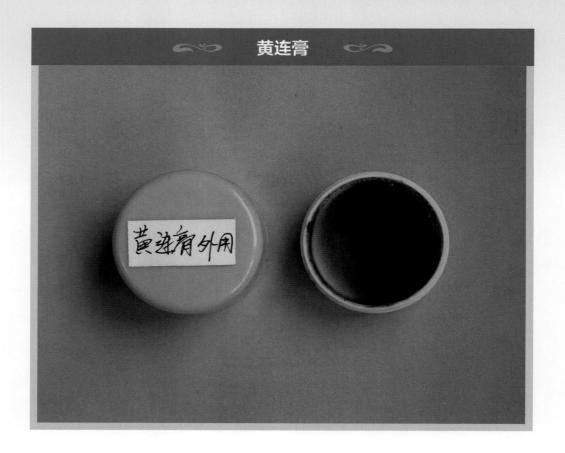

【药品名称】黄连膏 Huanglian Gao

【处方组成】黄连、黄柏等。

【功能主治】皮炎、湿疹等。

【用法用量】外用。

【生产单位】黔东南州民族医药研究院附属苗医医院

　　　　　　本制剂仅限本医疗机构使用

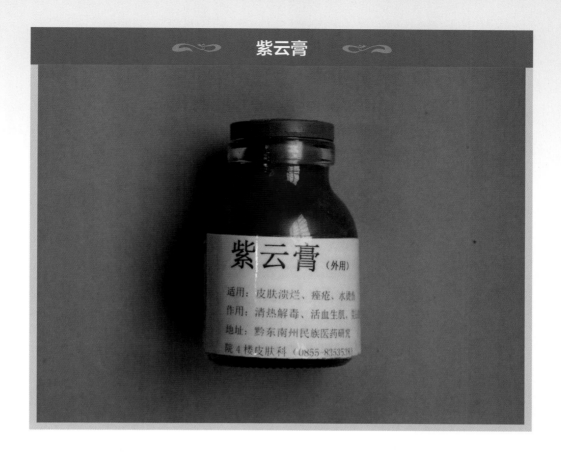

【药品名称】紫云膏 Ziyun Gao

【处方组成】当归、紫草等。

【功能主治】尿布皮炎，口唇干裂，面部皮疹，痤疮等。

【用法用量】外用。

【生产单位】黔东南州民族医药研究院附属苗医医院

　　　　　　本制剂仅限本医疗机构使用

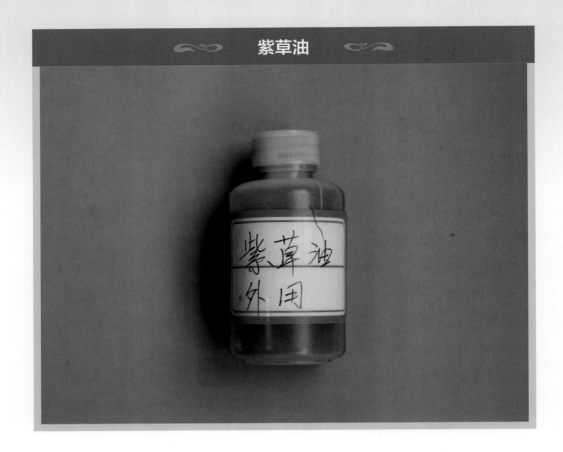

【药品名称】紫草油 Zicao You

【处方组成】紫草、甘草等。

【功能主治】美白、润肤等。

【用法用量】外用。

【生产单位】黔东南州民族医药研究院附属苗医医院

　　　　　　本制剂仅限本医疗机构使用

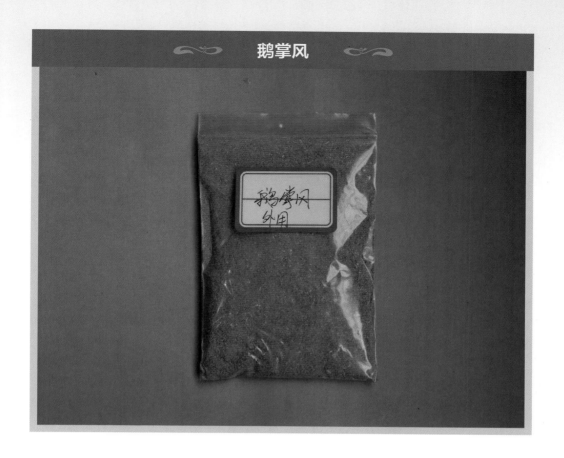

鹅掌风

【药品名称】鹅掌风 Ezhangfeng

【处方组成】苦参、明矾等。

【功能主治】掌趾角化症、皮肤真菌感染等。

【用法用量】外用。

【生产单位】黔东南州民族医药研究院附属苗医医院

　　　　　　本制剂仅限本医疗机构使用

筋骨舒（内服酒剂）

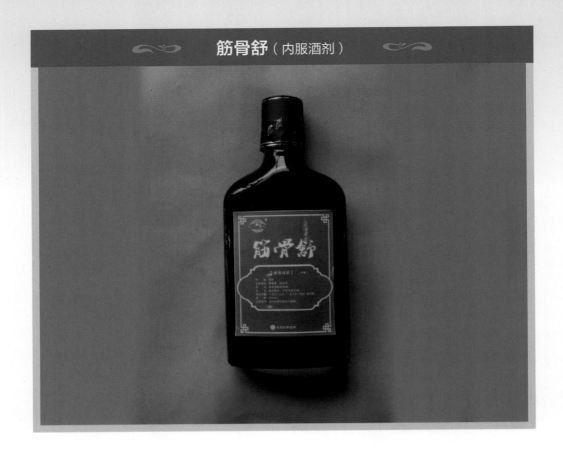

【药品名称】筋骨舒（内服酒剂） Jingushu

【处方组成】嘎嘎廖、凯幼等。

【功能主治】祛风除湿，舒筋活血，止痛。主治各种颈腰腿疼痛。

【规　　格】每瓶装250mL。

【用法用量】一日2~3次，一次10~15mL，饭后服。

【注意事项】请在医师的指导下使用。

【生产单位】黔东南州民族医药研究院附属苗医医院

　　　　　　本制剂仅限本医疗机构使用

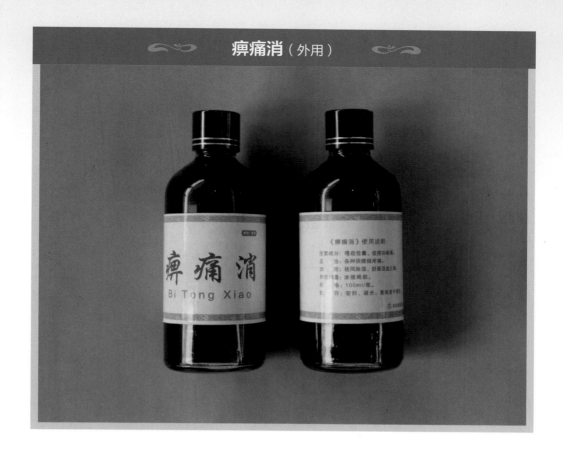

痹痛消（外用）

【药品名称】痹痛消（外用） Bitongxiao

【处方组成】嘎苞佳囊、佳捞归秋等。

【功能主治】祛风除湿，舒筋活血，止痛。主治各种颈腰腿疼痛。

【规　　格】100mL/瓶。

【用法用量】涂擦局部。

【贮　　藏】密封、避光、置阴凉干燥处。

【生产单位】黔东南州民族医药研究院附属苗医医院

　　　　　　本制剂仅限本医疗机构使用

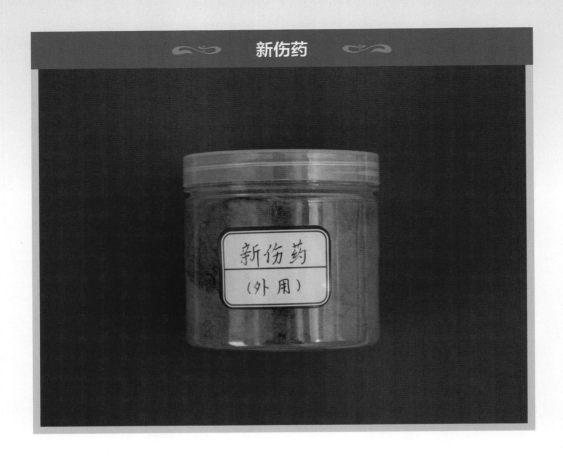

【药品名称】新伤药 Xinshang Yao

【处方组成】桃仁、天南星、栀子等。

【功能主治】活血化瘀。用于早期风湿骨痛、缓解剧烈疼痛等。

【用法用量】外用。

【生产单位】黔东南州民族医药研究院附属苗医医院

本制剂仅限本医疗机构使用

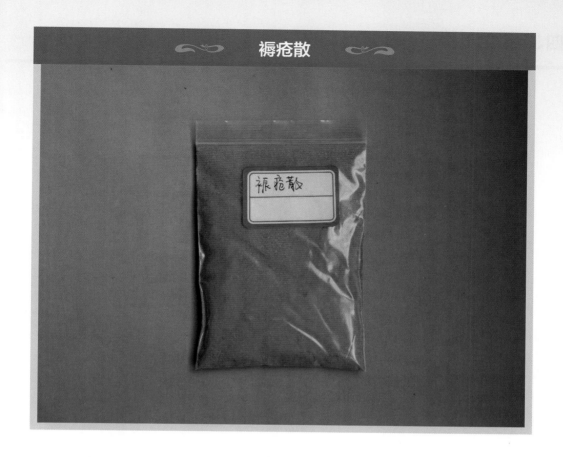

褥疮散

【药品名称】褥疮散 Ruchuang San

【处方组成】枯矾、儿茶等。

【功能主治】主治褥疮，化瘀生肌。

【用法用量】外用。

【生产单位】黔东南州民族医药研究院附属苗医医院

　　　　　　本制剂仅限本医疗机构使用

四、西江苗医堂（鸡颈苗医堂）

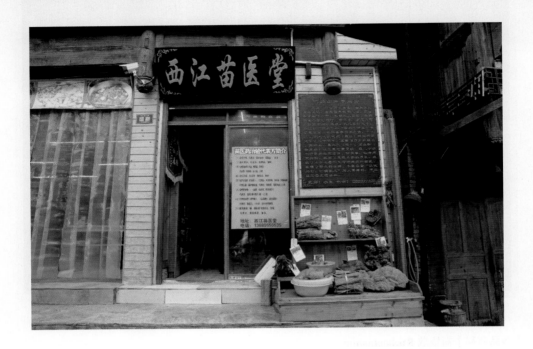

　　苗族文化源远流长，苗族祖先长期生活、居住在高山峡谷，在与大自然，与疾病斗争的同时，以草、根、皮入药，使生命得以延续，代代繁衍至今。所以说"苗族"与"苗药"共生。

　　李东是土生土长的苗家传承后裔，1982年正式在鸡颈（西江）挂牌行医，至今已三十多年。主要治疗肝胆结石、肾结石、高血压（脂）、高血糖（糖尿病）以及其他常见病。经三十多年行医的临床验证，苗家单、偏方疗效独特，收到了意想不到的效果，挽救了不少患者的生命，解除了患者疾病的困扰，赢得了群众的口碑。2016年，李东被评为非物质文化遗产项目《苗医药·骨伤蛇伤疗法》县级代表性传承人。

　　医堂有"苗灵散""苗药鼻炎散"等制剂。

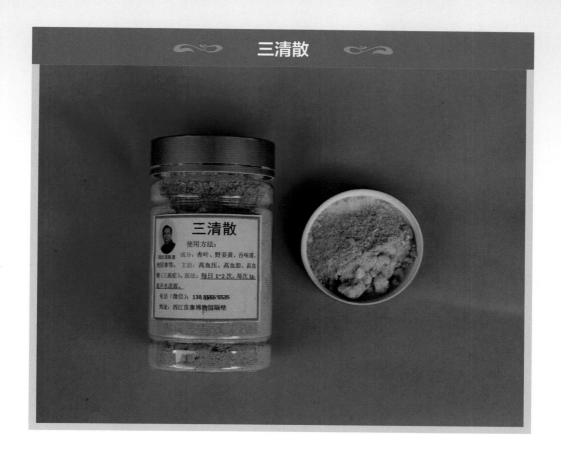

【药品名称】三清散 Sanqing San

【处方组成】杏叶、野姜黄、百味莲、地胆珠等。

【功能主治】高血压，高血脂，高血糖（三高症）。

【用法用量】每日1～2次，每次1g，温开水送服。

【生产单位】西江苗医堂

　　　　　　本制剂仅限本医疗机构使用

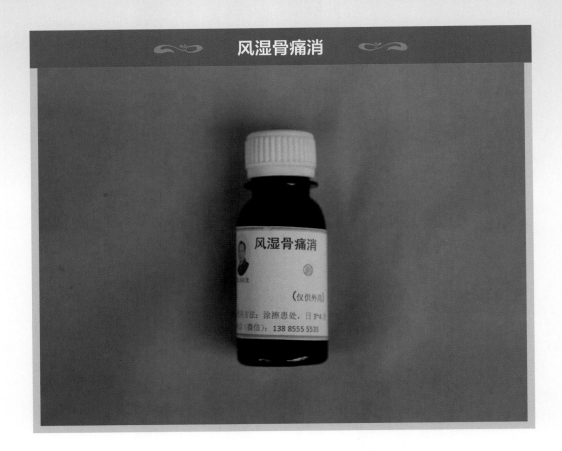

风湿骨痛消

【药品名称】风湿骨痛消Fengshi Gutong Xiao

【处方组成】铁筷子等。

【功能主治】风湿骨痛。

【用法用量】涂擦患处，每日3～4次。

【生产单位】西江苗医堂

　　　　　　本制剂仅限本医疗机构使用

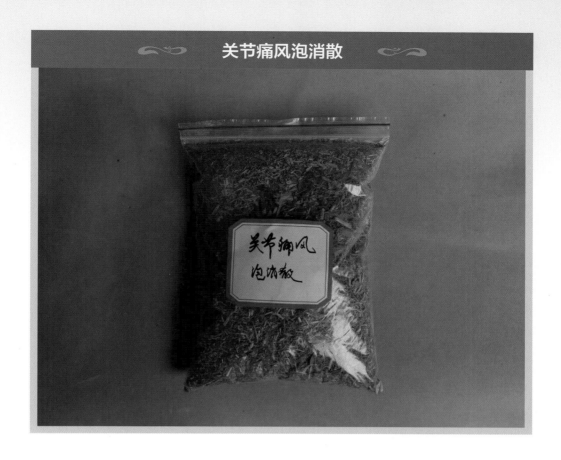

关节痛风泡消散

【药品名称】关节痛风泡消散 Guanjie Tongfeng Paoxiao San

【处方组成】红藤等。

【功能主治】关节痛风。

【用法用量】外用，用棉球擦。

【生产单位】西江苗医堂

　　　　　　本制剂仅限本医疗机构使用

【药品名称】关节腰痛一贴消 Guanjie Yaotong Yitiexiao

【处方组成】土大麻等。

【功能主治】治关节腰痛。

【用法用量】外用，贴于患处。

【生产单位】西江苗医堂

本制剂仅限本医疗机构使用

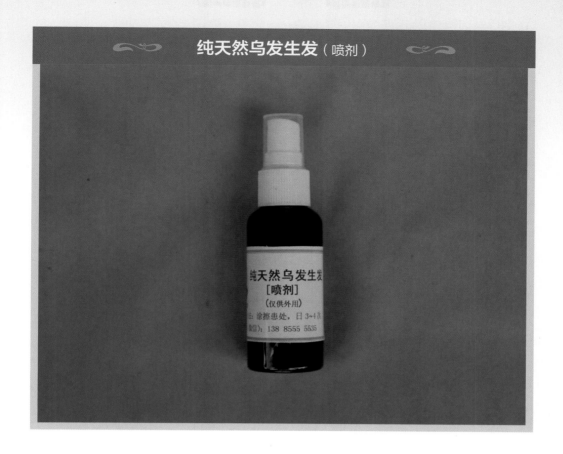

纯天然乌发生发（喷剂）

【药品名称】纯天然乌发生发（喷剂） Chuntianran Wufashengfa

【处方组成】黑米饭柴等。

【功能主治】脱发。

【用法用量】涂擦患处，每日3～4次。

【生产单位】西江苗医堂

　　　　　　本制剂仅限本医疗机构使用

苗灵汤（咽炎散秘验）

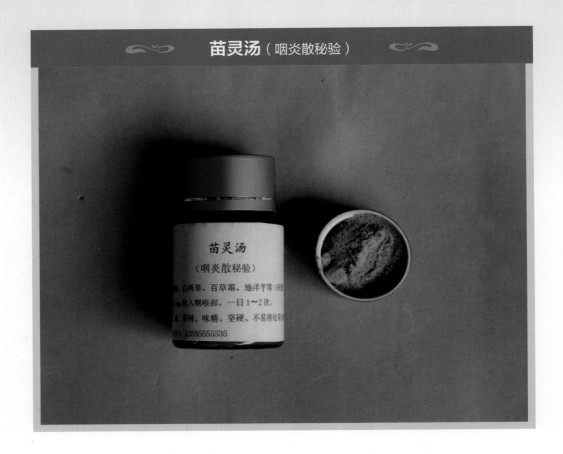

【药品名称】苗灵汤（咽炎散秘验） Miaoling Tang

【处方组成】根藤香、白两草、百草霜、地洋芋等（研磨）。

【功能主治】咽炎。

【用法用量】取0.5mg吹入咽喉部，一日1~2次。

【禁　　忌】烟、酒、辛辣、味精、坚硬不易消化等食物。

【生产单位】西江苗医堂

　　　　　　本制剂仅限本医疗机构使用

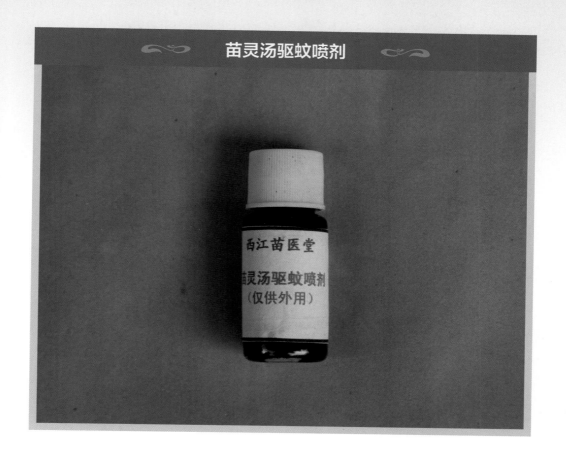

苗灵汤驱蚊喷剂

【药品名称】苗灵汤驱蚊喷剂 Miaolingtang Quwen Penji

【处方组成】山柰、薄荷等。

【功能主治】驱蚊。

【用法用量】外用，喷于患处。

【生产单位】西江苗医堂

　　　　　　本制剂仅限本医疗机构使用

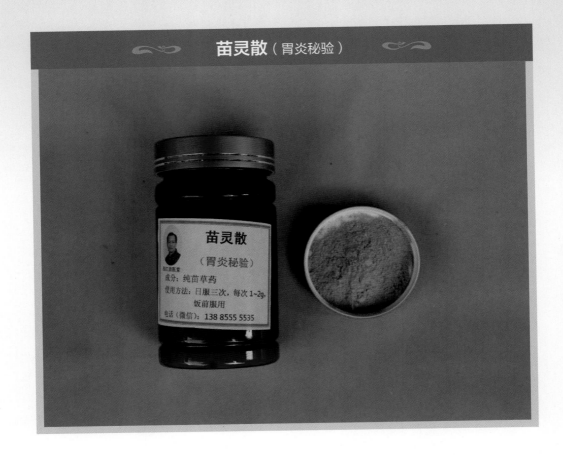

苗灵散（胃炎秘验）

【药品名称】苗灵散（胃炎秘验）Miaoling San

【处方组成】龙胆草等。

【功能主治】治疗胃炎。

【用法用量】日服3次，每次1～2g，饭前服用。

【生产单位】西江苗医堂

　　　　　　本制剂仅限本医疗机构使用

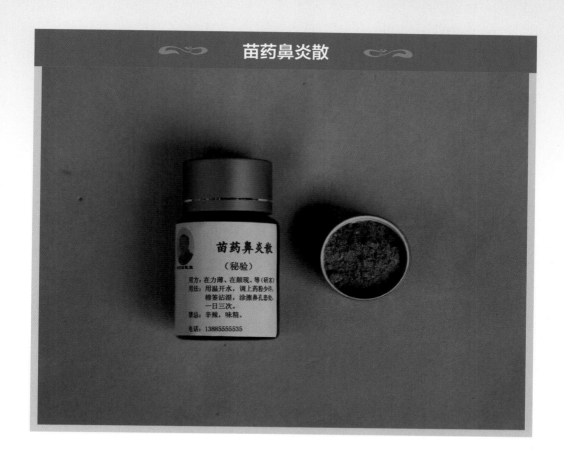

【药品名称】苗药鼻炎散 Miaoyao Biyan San

【处方组成】在力薄、在颠现等（研末）。

【功能主治】鼻炎。

【用法用量】用温开水，调上药粉少许，棉签沾湿，涂擦鼻孔患处，一日3次。

【禁　　忌】辛辣，味精。

【生产单位】西江苗医堂

本制剂仅限本医疗机构使用

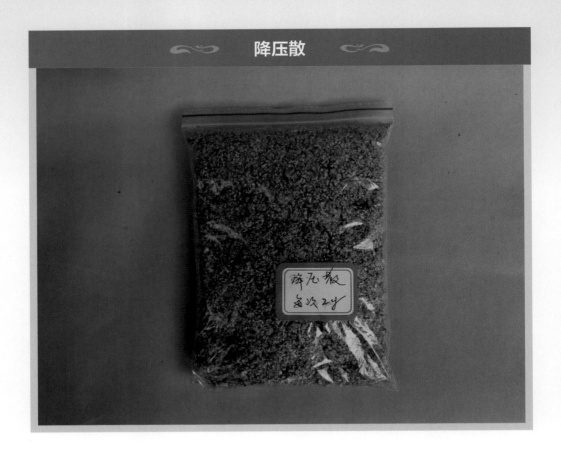

【药品名称】降压散 Jiangya San

【处方组成】野菊花等。

【功能主治】降压。

【用法用量】每次2克，每日3～5次。

【生产单位】西江苗医堂

本制剂仅限本医疗机构使用

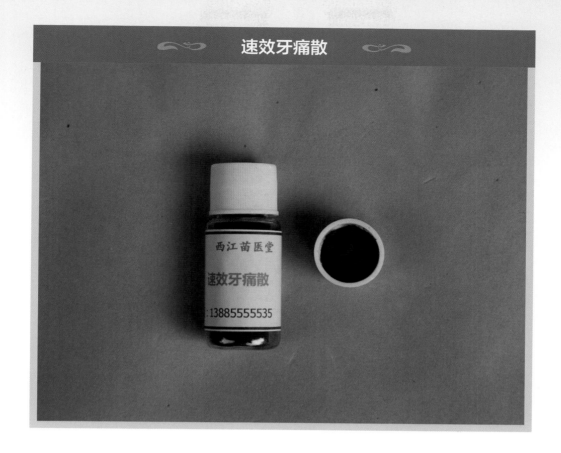

速效牙痛散

【药品名称】速效牙痛散 Suxiao Yatong San

【处方组成】千年耗子屎、一窝蛆等。

【功能主治】牙痛。

【用法用量】用棉球吸浸药水直接塞于牙痛处，咬住5～10分钟左右吐出，如果还未止住痛，另
补塞一个药棉球。直到止痛为止。

【生产单位】西江苗医堂

本制剂仅限本医疗机构使用

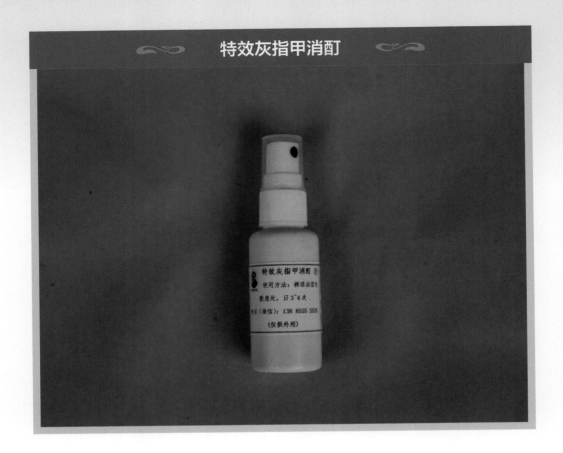

【药品名称】特效灰指甲消酊 Texiao Huizhijia Xiaoding

【处方组成】千里光等。

【功能主治】灰指甲。

【用法用量】棉球沾湿包敷患处，每日3～4次。

【生产单位】西江苗医堂

　　　　　　本制剂仅限本医疗机构使用

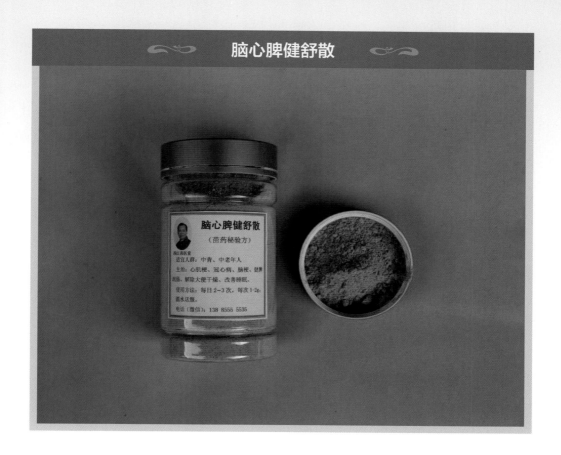

【药品名称】脑心脾健舒散 Naoxinpi Jianshu San

【处方组成】竹节人参等。

【功能主治】心肌梗，冠心病，脑梗，健脾润肠，解除大便干燥，改善睡眠。

【用法用量】每日2～3次，每次1～2克，温水送服。

【生产单位】西江苗医堂

      本制剂仅限本医疗机构使用

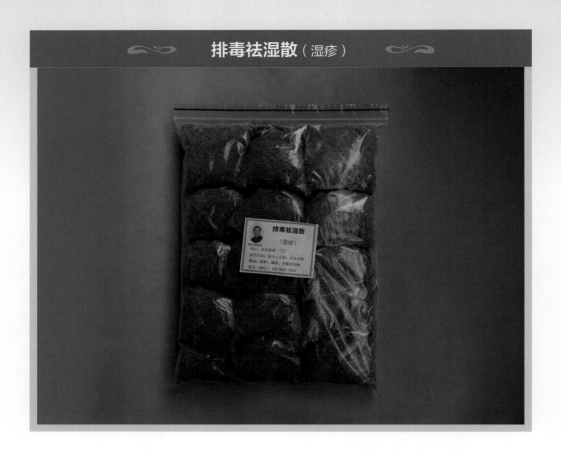

排毒祛湿散（湿疹）

【药品名称】排毒祛湿散（湿疹） Paidu Qushi San

【处方组成】千里光、土连翘等。

【功能主治】排毒祛湿。治湿疹。

【用法用量】每日1小包，开水冲服。

【禁　　忌】海鲜、烟酒、辛辣等食物。

【生产单位】西江苗医堂

　　　　　　本制剂仅限本医疗机构使用

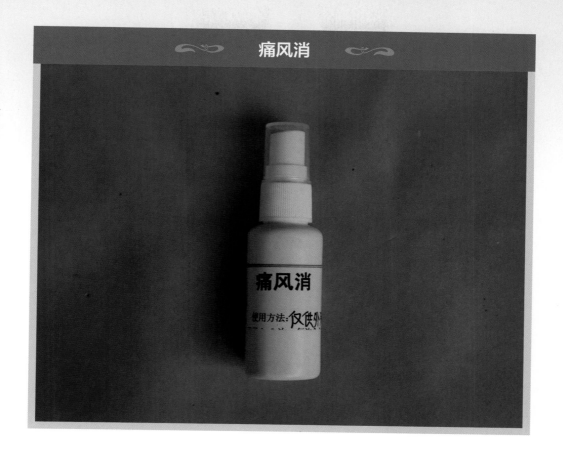

痛风消

【药品名称】痛风消 Tongfengxiao

【处方组成】云雾藤。

【功能主治】痛风。

【用法用量】外用。

【生产单位】西江苗医堂

　　　　　　本制剂仅限本医疗机构使用

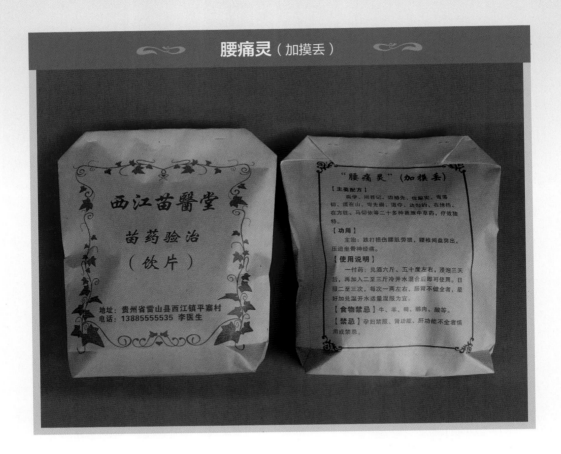

【药品名称】腰痛灵（加摸丢）Yaotongling

【处方组成】扁学、刚苕记、边撼先、佳颠宪、弯落仙、道在山、弯先阁、道夺、边勾约、在地挡、在方往、马仰依等。

【功能主治】跌打损伤腰肌劳损，腰椎间盘突出，压迫坐骨神经痛。

【用法用量】一副药兑酒六斤、五十度左右，浸泡三天后，再加入二至三斤冷开水混合后即可使用。日服2～3次，每次一两左右，肠胃不健全者，最好加兑温开水适量混服为宜。

【禁　　忌】牛、羊、鸭、鹅肉、酸等。孕妇禁服，肾功能、肝功能不全者慎用或禁忌。

【生产单位】西江苗医堂

本制剂仅限本医疗机构使用

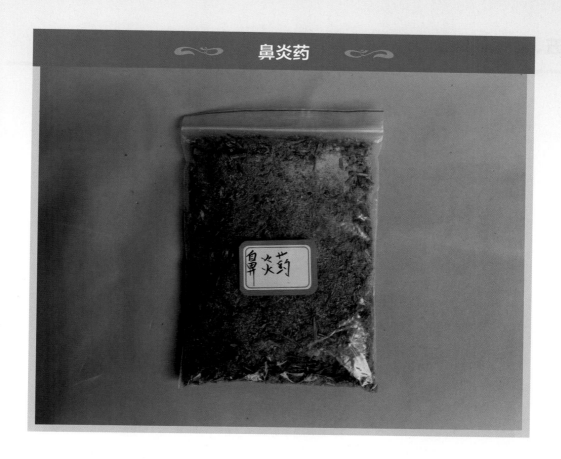

鼻炎药

【药品名称】鼻炎药Biyanyao

【处方组成】在力薄、在颠现等（研末）。

【功能主治】鼻炎。

【用法用量】用温开水，调上药粉少许，棉签沾湿，涂擦鼻孔患处，一日3次。

【禁　　忌】辛辣，味精。

【生产单位】西江苗医堂

　　　　　　本制剂仅限本医疗机构使用

五、顺康苗医堂

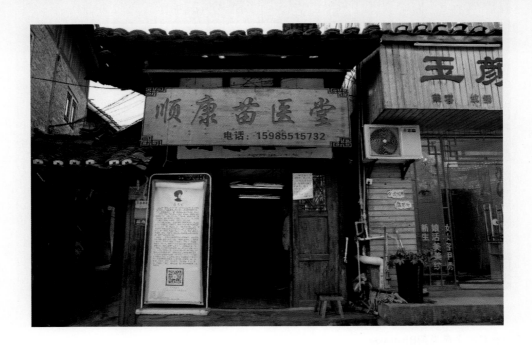

　　蒋元生——贵州省级非物质文化遗产传承人，族谱记载九代世袭，西江苗族人劳动生产的领袖活路头，从蒋里耸→蒋杉里→蒋西杉→蒋往西→蒋送往→蒋里送→蒋翁里→蒋生翁→蒋元生；活路头传承从古至今带领当地苗族群众春耕秋收，负责选择播种宜忌日子，深蕴苗族医术，常年为地方百姓义务医治各种疑难杂症；过去由于没有苗族文字，医术世代口传心授，现第九代传人蒋元生延成世袭并勤学探访苗族民间高人，获得国家正式颁发的民族医师证书以及其他荣誉证书多项；行医三十余年，治愈省内外患者数以万计，曾受到各大媒体的关注报道和前国家领导人胡锦涛同志的接见；特别擅长各种颈、肩、腰、腿痛，关节痛，胃病，肠炎腹泻，胆肾结石，肝炎，鼻炎，咽喉炎，气管炎，跌打损伤，蛇伤等患者用药，可达奇效。

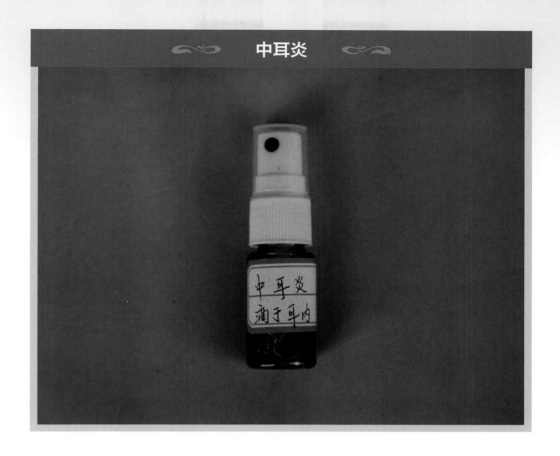

中耳炎

【药品名称】中耳炎 Zhongeryan

【处方组成】芭蕉汁等。

【功能主治】治中耳炎。

【用法用量】用吸管吸入，滴于耳内。

【生产单位】顺康苗医堂

本制剂仅限本医疗机构使用

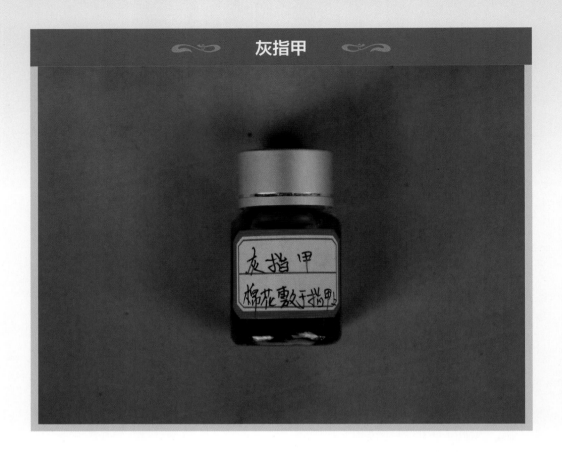

【药品名称】灰指甲 Huizhijia

【处方组成】指甲花等。

【功能主治】治疗灰指甲。

【用法用量】用棉花敷于指甲上。

【生产单位】顺康苗医堂

　　　　　　本制剂仅限本医疗机构使用

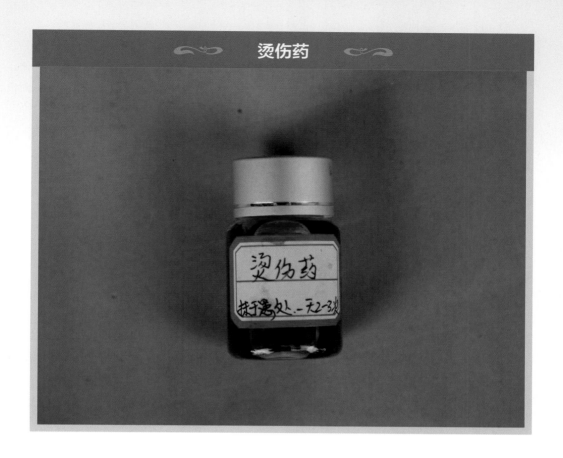

【药品名称】烫伤药 Tangshangyao

【处方组成】小蔷薇根等。

【功能主治】烫伤，烧伤。

【用法用量】抹于患处，一天2～3次。

【生产单位】顺康苗医堂

本制剂仅限本医疗机构使用

脚气外用喷剂

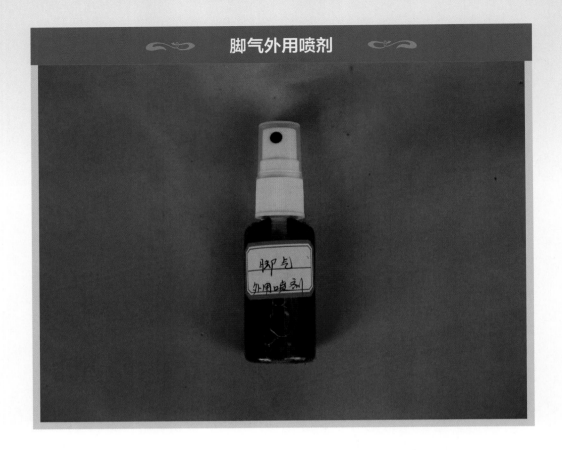

【药品名称】脚气外用喷剂 Jiaoqiwaiyong Penji

【处方组成】化稿树皮等。

【功能主治】治脚气。

【用法用量】洗脚过后，擦干，喷于患处。

【生产单位】顺康苗医堂

　　　　　　本制剂仅限本医疗机构使用

脱发生发喷剂

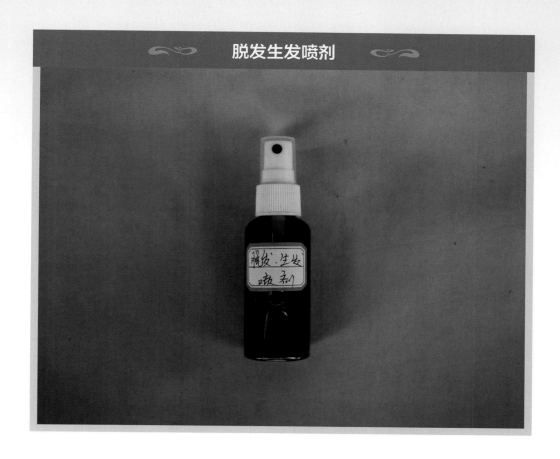

【药品名称】脱发生发喷剂 Tuofashengfa Penji

【处方组成】桑白皮等。

【功能主治】治脱发。

【用法用量】洗头后，喷于头发根处，并用手指轻揉片刻，使其充分吸收。

【生产单位】顺康苗医堂

　　　　　　本制剂仅限本医疗机构使用

颈肩腰腿疼外用喷剂

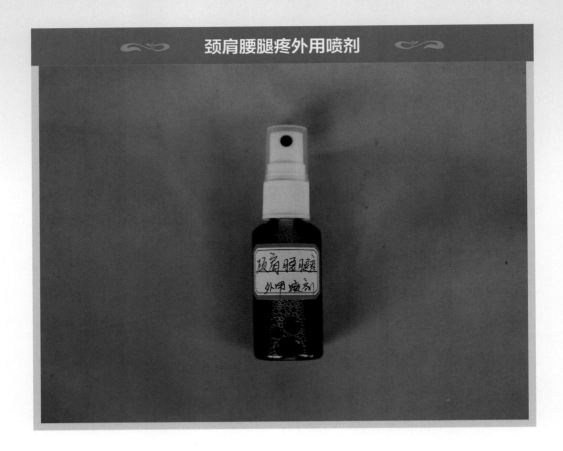

【药品名称】颈肩腰腿疼外用喷剂 Jingjianyaotuiteng Waiyong Penji

【处方组成】血水草等。

【功能主治】主治颈肩腰腿疼。

【用法用量】喷于患处，轻揉5～10分钟。

【生产单位】顺康苗医堂

　　　　　　本制剂仅限本医疗机构使用

湿疹外用喷剂

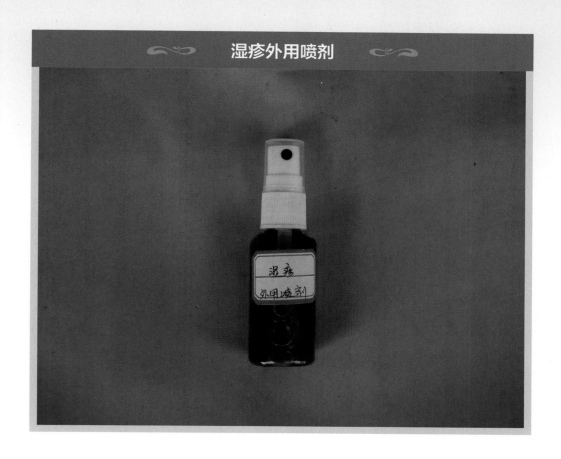

【药品名称】湿疹外用喷剂 Shizhen Waiyong Penji

【处方组成】苦参等。

【功能主治】治湿疹。

【用法用量】喷于患处。

【生产单位】顺康苗医堂

　　　　　　本制剂仅限本医疗机构使用

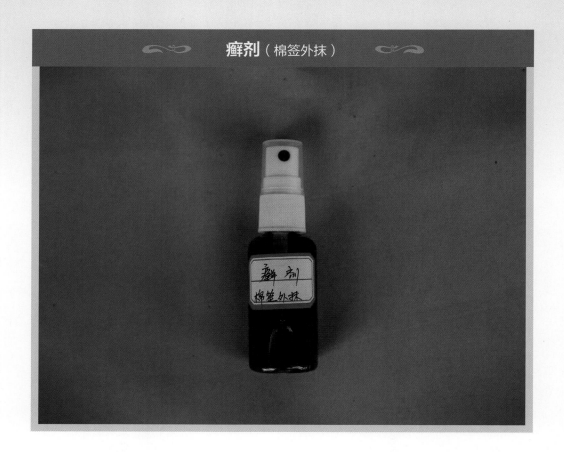

【药品名称】癣剂（棉签外抹）　Xuanji

【处方组成】雷公藤等。

【功能主治】治疗各种癣。

【用法用量】用棉签蘸，涂于患处。

【生产单位】顺康苗医堂

　　　　　　本制剂仅限本医疗机构使用

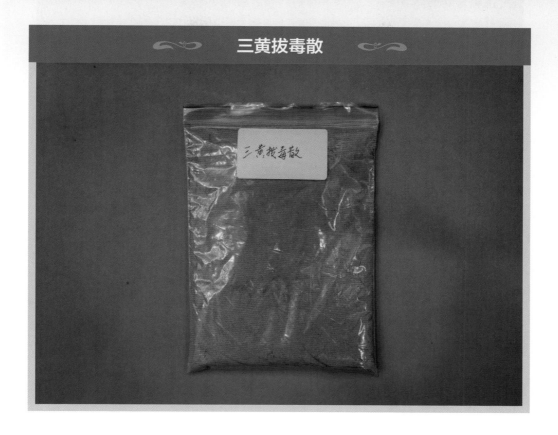

三黄拔毒散

【药品名称】三黄拔毒散 Sanhuang Badu San

【处方组成】土大黄、岩黄连等。

【功能主治】清热解毒。主治带状疱疹，皮肤红肿。

【用法用量】取适量外敷。

【生产单位】贵州省黔南州中医医院

本制剂仅限本医疗机构使用

玉容美白散

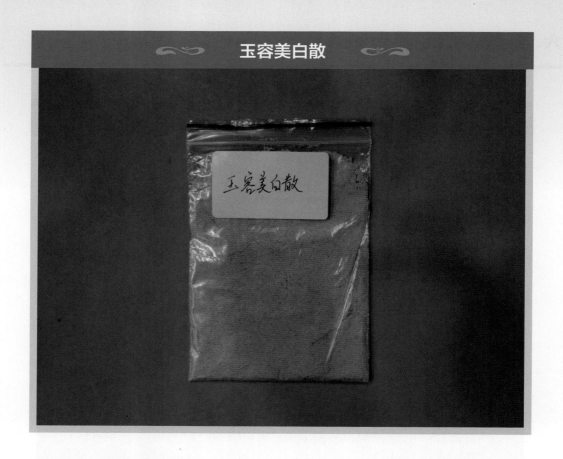

【药品名称】玉容美白散 Yurong Meibai San

【处方组成】白芨、白薇、白术等。

【功能主治】美容美颜。主治各种色素沉淀，黄褐斑，雀斑。

【用法用量】用牛奶调敷。

【生产单位】贵州省黔南州中医医院

　　　　　　本制剂仅限本医疗机构使用

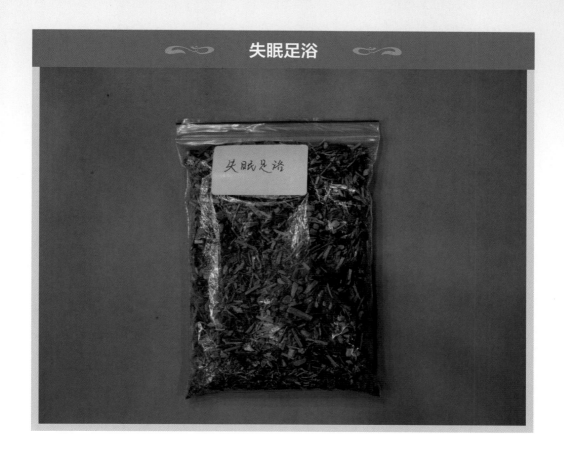

失眠足浴

【药品名称】失眠足浴 Shimian Zuyu

【处方组成】远志、夜交藤等。

【功能主治】宁心安神，助眠。

【用法用量】足浴。

【生产单位】贵州省黔南州中医医院

　　　　　　本制剂仅限本医疗机构使用

红花生发酊

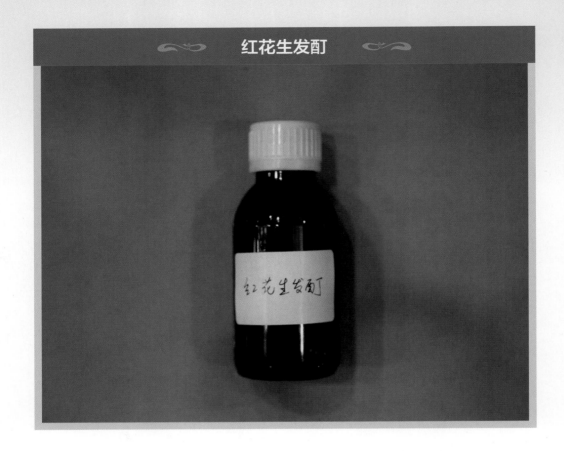

【药品名称】红花生发酊 Honghua Shengfa Ding

【处方组成】红花、侧柏叶等。

【功能主治】补血生发。主治斑秃，普秃。

【用法用量】外用。

【生产单位】贵州省黔南州中医医院

　　　　　　本制剂仅限本医疗机构使用

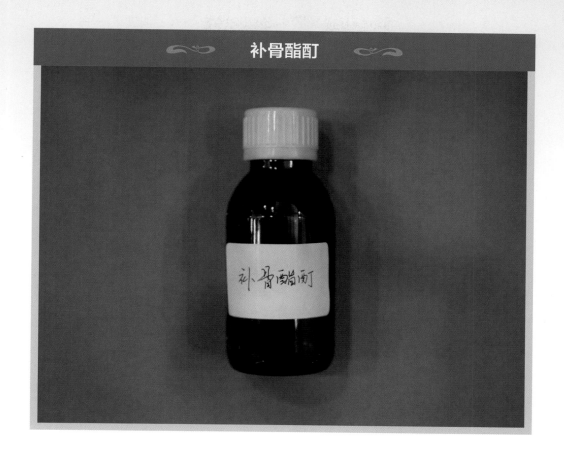

补骨酯酊

【药品名称】补骨酯酊 Buguzhi Ding

【处方组成】补骨脂、红花等。

【功能主治】补肾增黑。主治白癜风。

【用法用量】外用。

【生产单位】贵州省黔南州中医医院

　　　　　　本制剂仅限本医疗机构使用

苗药二号方

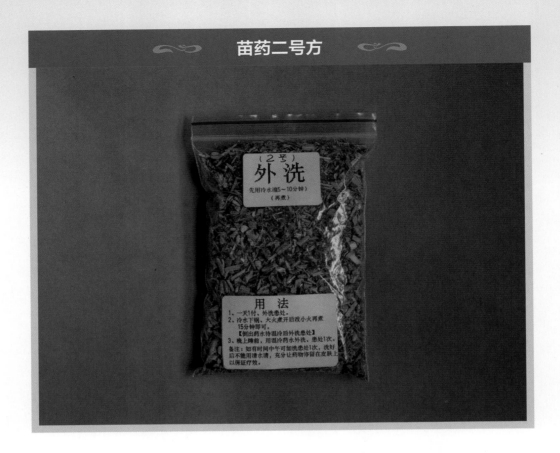

【药品名称】苗药二号方 Miaoyao Erhaofang

【处方组成】满月臭、大血藤、千里光等。

【功能主治】清热解毒，消疹，止痒。主治湿热毒疹，湿疹荨麻疹，过敏性皮炎等。

【用法用量】1.一天1付，外洗患处。2.冷水下锅，大火煮开后改小火再煮15分钟即可（倒出药水待温冷后外洗患处）。3.晚上睡前，用温冷药水洗患处1次，洗好后不能用清水清洗，充分让药物停留在皮肤上，以保证疗效。

【禁　　忌】1.禁饮酒。2.禁食辛辣以及海产品。

【注意事项】只可外洗，不可口服。对使用中药有过敏史者慎用。

【生产单位】贵州省黔南州中医医院

本制剂仅限本医疗机构使用

苗药三号方

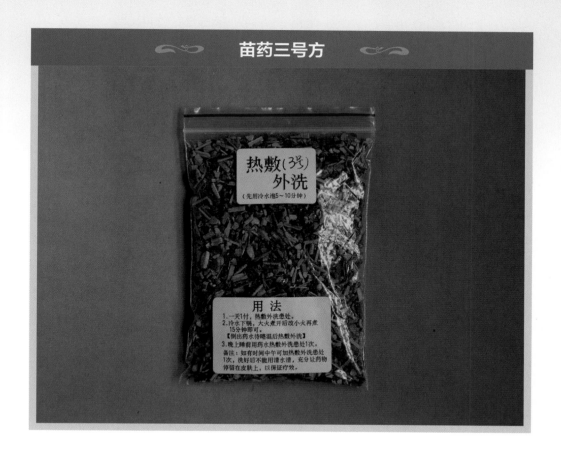

【药品名称】苗药三号方 Miaoyao Sanhaofang

【处方组成】十大功劳、泽兰等。

【功能主治】活血通脉，止痛。主治带状疱疹，带状疱疹后遗症，痹症，各类骨质增生引起的疼痛等症。

【用法用量】1.一天1付，热敷外洗患处。2.冷水下锅，大火煮开后改小火再煮15分钟即可（倒出药水待略温后热敷外洗）。3.晚上睡前用药水热敷外洗患处1次。

备注：如有时间中午可加洗患处1次，洗好后不能用清水清洗，充分让药物停留在皮肤上，以保证疗效。

【禁　　忌】1.禁饮酒。2.禁食腥辣和海产品。3.孕妇禁用。

【注意事项】只可外洗，不可口服。既往对使用中药有过敏史者慎用。

【生产单位】贵州省黔南州中医医院

本制剂仅限本医疗机构使用

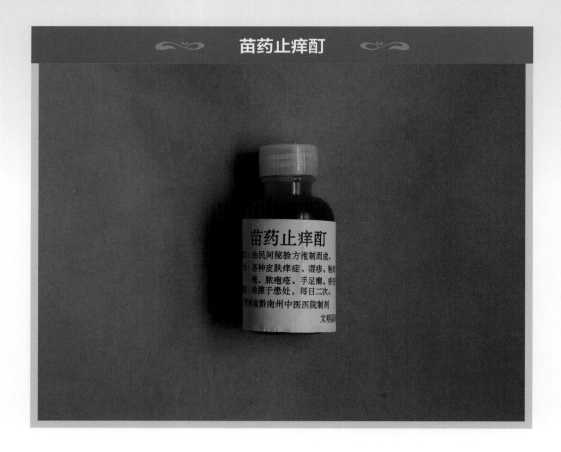

【药品名称】苗药止痒酊 Miaoyao Zhiyang Ding

【处方组成】大黄、冰片、满月臭等。

【功能主治】用于各种皮肤痒症，湿疹，粉刺，疔疮，脓疱疮，手足癣，疥疮等。

【用法用量】涂擦于患处，每日2次。

【生产单位】贵州省黔南州中医医院文明昌研制

本制剂仅限本医疗机构使用

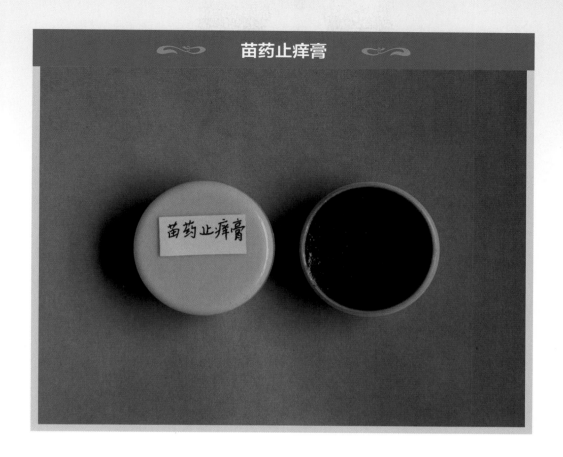

苗药止痒膏

【药品名称】苗药止痒膏Miaoyao Zhiyang Gao

【处方组成】血三七、鬼针草等。

【功能主治】用于湿疹，皮炎等。

【用法用量】外用。一日2次。

【生产单位】贵州省黔南州中医医院文明昌研制

本制剂仅限本医疗机构使用

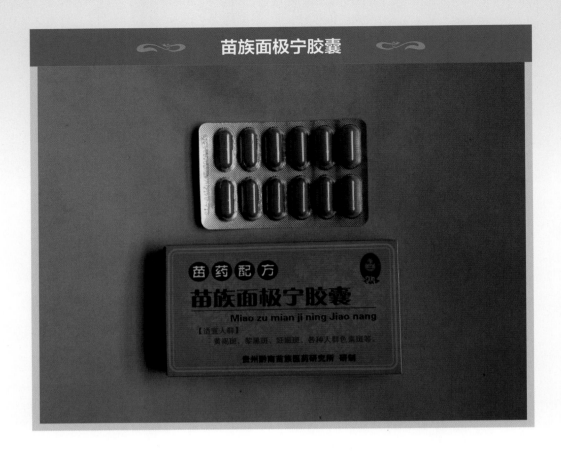

苗族面极宁胶囊

【药品名称】苗族面极宁胶囊Miaoyao Mianjining Jiaonang

【批准文号】黔卫食准字（2004）第059号

【执行标准】Q/MY01-2006

【处方组成】大黄、栀子、十大功劳等。

【功能主治】用于黄褐斑，黎黑斑，妊娠斑，各种人群色素斑等。

【规　　格】0.4g×24粒。

【用法用量】口服。每次2丸，每日3次。

【贮　　藏】在阴凉干燥处存放。

【生产单位】贵州省黔南州中医医院文明昌研制

　　　　　　本制剂仅限本医疗机构使用

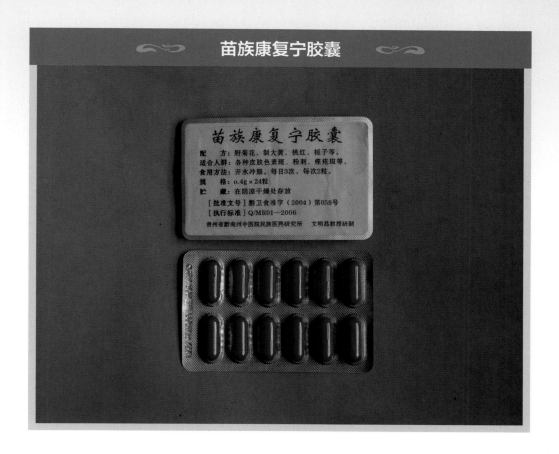

【药品名称】苗族康复宁胶囊Miaoyao Kangfuning Jiaonang

【批准文号】黔卫食准字（2004）第058号

【执行标准】Q/MR01-2006

【处方组成】野菊花、制大黄、桃红、栀子、满月臭、虎杖等。

【功能主治】用于各种皮肤色素斑，粉刺，痤疮斑等。

【规　　格】0.4g×24粒。

【用法用量】开水冲服，每日3次，每次2粒。

【贮　　藏】在阴凉干燥处存放。

【生产单位】贵州省黔南州中医医院文明昌研制

　　　　　　本制剂仅限本医疗机构使用

金虎洗液

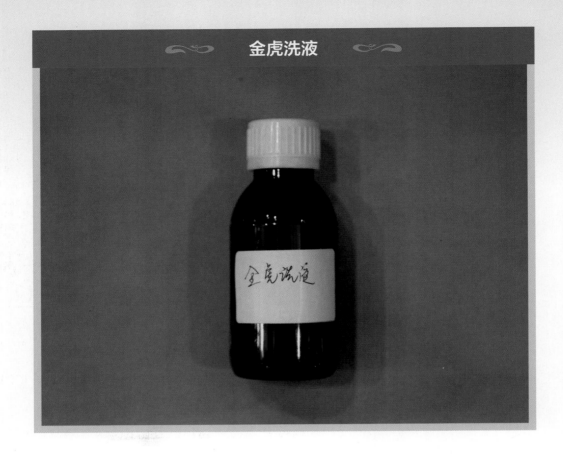

【药品名称】金虎洗液 Jinhu Xiye

【处方组成】金银花、虎杖（酸筒杆）等。

【功能主治】利湿止痒，祛风清热。主治各种皮肤瘙痒。

【用法用量】取适量外用。

【生产单位】贵州省黔南州中医医院

　　　　　　本制剂仅限本医疗机构使用

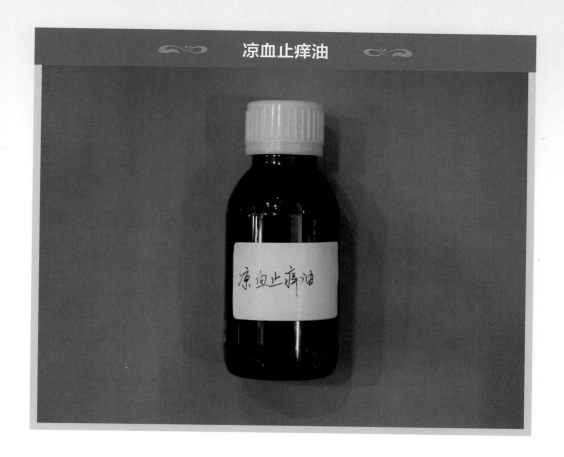

凉血止痒油

【药品名称】凉血止痒油 Liangxue Zhiyang You

【处方组成】紫草、仙鹤草、土大黄等。

【功能主治】凉血，清热，止痒。主治红斑，紫癜，肿胀疼痛。

【用法用量】外用。

【生产单位】贵州省黔南州中医医院

　　　　　　本制剂仅限本医疗机构使用

蛇退散

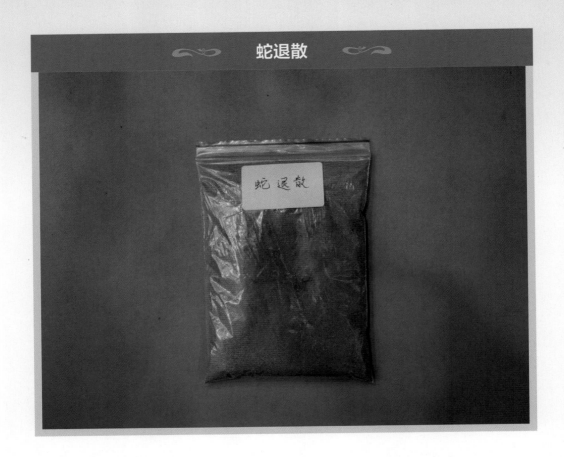

【药品名称】蛇退散 Shetui San

【处方组成】蛇倒退、蛇蜕等。

【功能主治】清热解毒，止痛，主治带状疱疹。

【用法用量】取适量外用。

【生产单位】贵州省黔南州中医医院

本制剂仅限本医疗机构使用

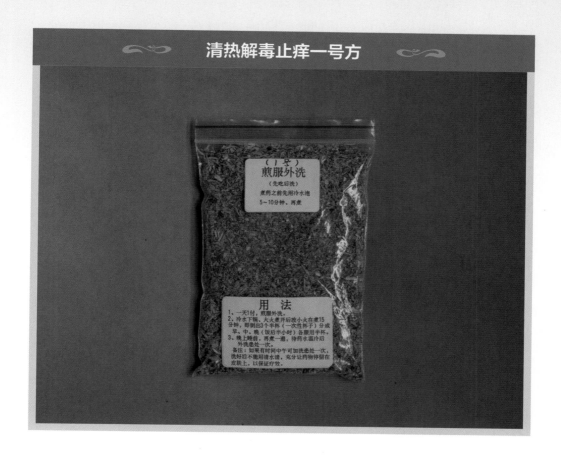

清热解毒止痒一号方

【药品名称】清热解毒止痒一号方 Qingre Jiedu Zhiyang Yihaofang

【处方组成】见血飞、大血藤、满月臭、大风藤等。

【功能主治】清热解毒，消疹，止痒。主治湿热毒疹，湿疹，荨麻疹，过敏性皮炎，粉刺，痤疮等。

【用法用量】1.一天1付，煎服外洗。2.冷水下锅，大火煮开后改小火再煮15分钟，即倒出3个半杯（一次性杯子）分成早、中、晚（饭后半小时）各服用半杯。3.晚上睡前，再煮一遍，待药水温冷后外洗患处一次。

　　　　　　备注：如果有时间中午可加热敷外洗患处1次，洗好后不能用清水清洗，充分让药物停留在皮肤上，以保证疗效。

【禁　　忌】1.禁饮酒。2.禁食辛辣和海产品。3.孕妇禁用。

【注意事项】既往对使用中药有过敏史者慎用，儿童用量酌减。

【生产单位】贵州省黔南州中医医院

　　　　　　本制剂仅限本医疗机构使用

癫倒散

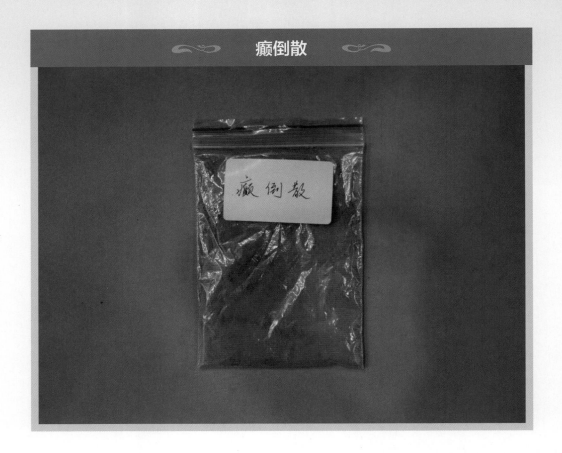

【药品名称】癫倒散 Diandao San

【处方组成】姜黄、土大黄、硫磺等。

【功能主治】清热解毒、凉血消斑。

【用法用量】冷开水调敷。

【生产单位】贵州省黔南州中医医院

本制剂仅限本医疗机构使用

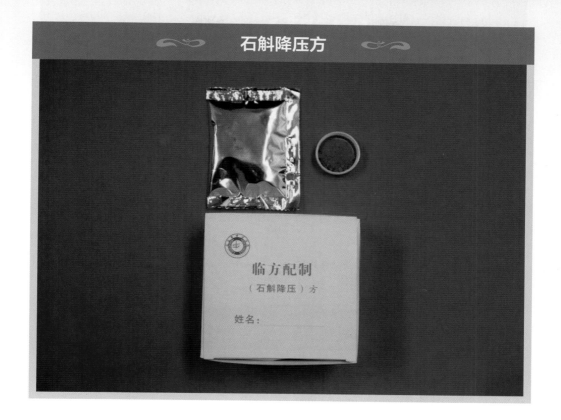

【**药品名称**】石斛降压方Shihu Jiangyafang

【**处方组成**】野菊花（湖北）、石斛等。

【**功能主治**】平肝潜阳，滋阴清热。主治高血压。

【**规　　格**】12袋/盒。

【**用法用量**】一次1袋，一日3次，或遵医嘱。

【**贮　　藏**】置阴凉处。

【**生产单位**】宜昌市中医医院

　　　　　　　本制剂仅限本医疗机构使用

养心通脉方

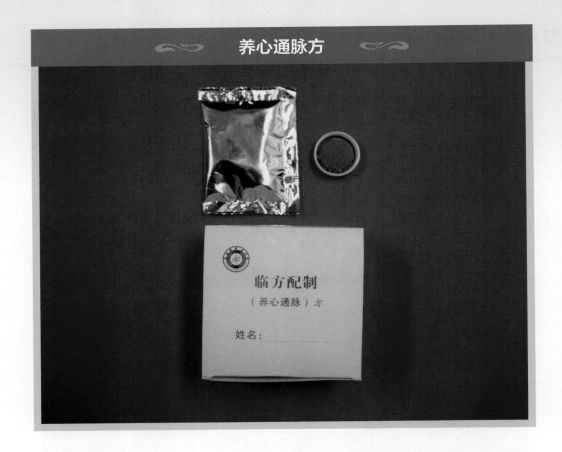

【药品名称】养心通脉方Yangxin Tongmaifang

【处方组成】麦冬、野菊花（湖北）等。

【功能主治】活血化瘀，益气养阴。治气虚。

【规　　格】12袋/盒。

【用法用量】一次1袋，一日3次，或遵医嘱。

【贮　　藏】置阴凉处。

【生产单位】宜昌市中医医院

　　　　　　本制剂仅限本医疗机构使用

荆朴洗剂

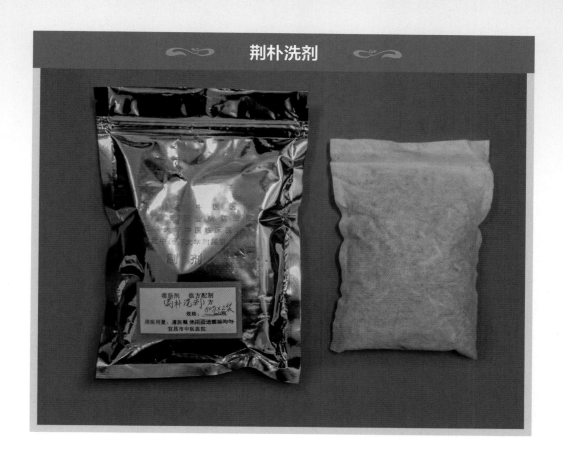

【药品名称】荆朴洗剂 Jingpu Xiji

【处方组成】透骨草、紫油厚朴、荆芥等。

【功能主治】清热解毒。治痔疮。

【用法用量】外用。

【生产单位】宜昌市中医医院

　　　　　　本制剂仅限本医疗机构使用

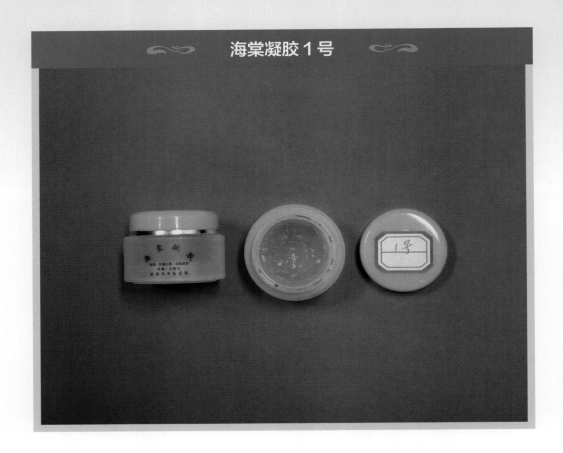

海棠凝胶1号

【药品名称】海棠凝胶1号 Haitang Ningjiao Yihao

【处方组成】湖北海棠等。

【功能主治】抗菌止痒，润肤美白。

【用法用量】外擦一日数次。

【生产单位】宜昌市中医医院

　　　　　　本制剂仅限本医疗机构使用

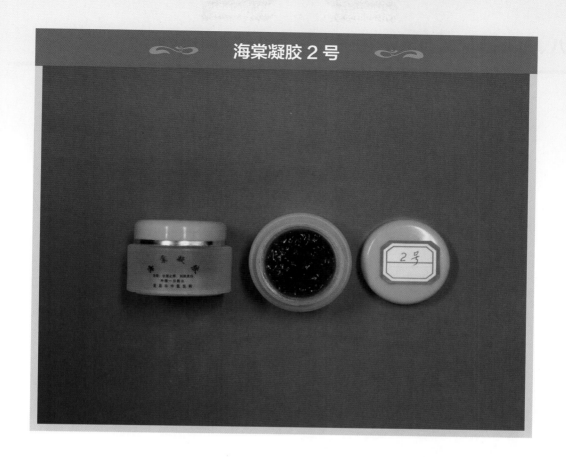

海棠凝胶 2 号

【药品名称】海棠凝胶2号 Haitang Ningjiao Erhao

【处方组成】湖北海棠、白芨等。

【功能主治】抗菌止痒，润肤美白，滋润干裂，收敛止血。

【用法用量】外擦一日数次。

【生产单位】宜昌市中医医院

　　　　　　本制剂仅限本医疗机构使用

八、长阳土家族自治县中医院（长阳土家族自治县民族医院）

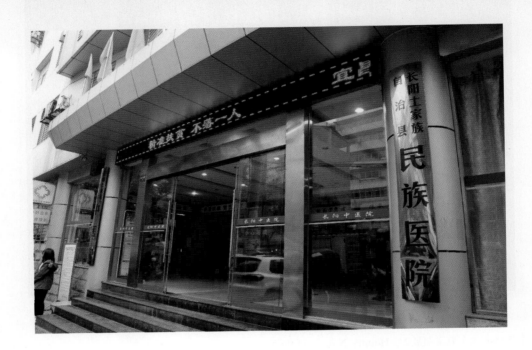

　　长阳土家族自治县中医院（长阳土家族自治县民族医院）始建于1982年，是一所集医疗、预防、教学、科研、康复为一体的二级甲等中医院，是全县中医、中药工作的指导中心。医院现有编制床位300张，固定资产近5000万，设备总值200万。医院现有在职职工273人，其中正高级职称1人，副高级职称26人，中级职称74人，拥有宜昌中医名师1人，"宜昌好医生"1人。位于龙舟坪镇发展大道1号的新院区正在建设中，总建筑面积约为41789平方米，预计床位数达到400多张。

　　医院的针灸推拿科、中医妇科、中医护理为省级中医重点专科。

　　医院有土家族协定方剂"妇科消炎散"等，对于治疗盆腔炎有很好的疗效。

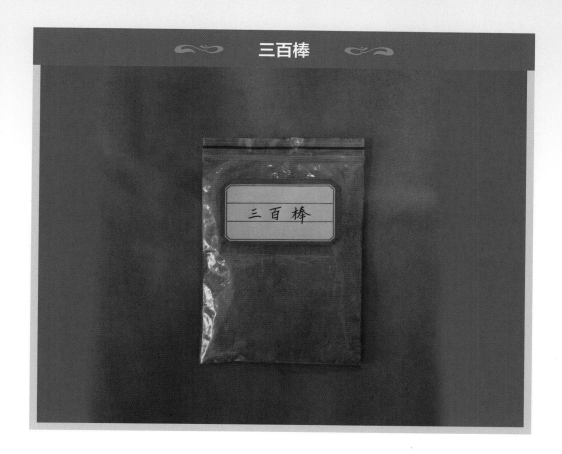

【药品名称】三百棒 Sanbaibang

【处方组成】三百棒。

【功能主治】止痛。

【用法用量】用温开水调，外用。

【生产单位】长阳土家族自治县中医院（民族医院）

　　　　　　本制剂仅限本医疗机构使用

外科消肿散

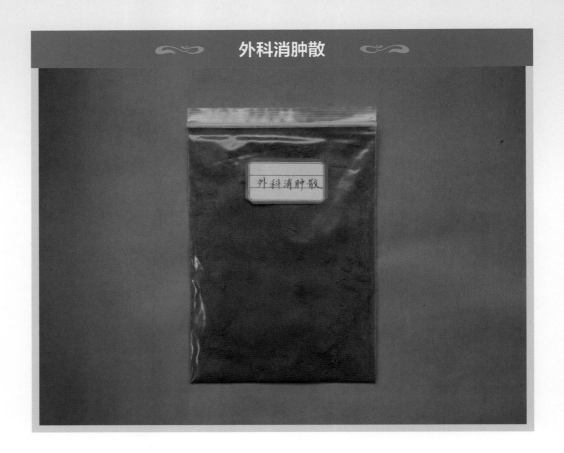

【药品名称】外科消肿散 Waike Xiaozhong San

【处方组成】香加皮、羌活等。

【功能主治】消肿止痛，活血化瘀等。

【用法用量】用温开水调匀成糊状，外敷于患处。

【生产单位】长阳土家族自治县中医院（民族医院）

　　　　　　本制剂仅限本医疗机构使用

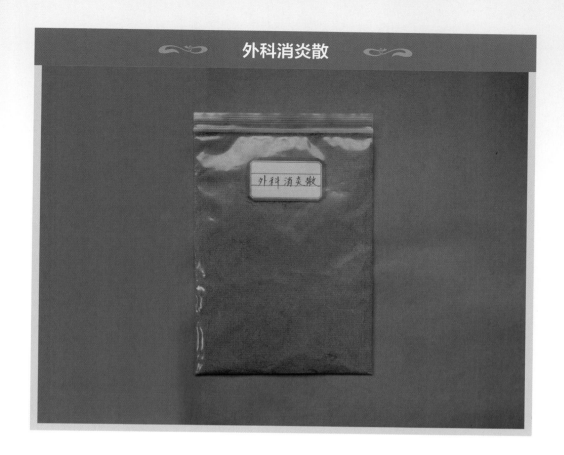

外科消炎散

【药品名称】外科消炎散Waike Xiaoyan San

【处方组成】伸筋草、透骨草等。

【功能主治】舒筋活络，消炎止痛。

【用法用量】用温水调匀成糊状，外敷于患处。

【生产单位】长阳土家族自治县中医院（民族医院）

　　　　　　本制剂仅限本医疗机构使用

妇科消炎散

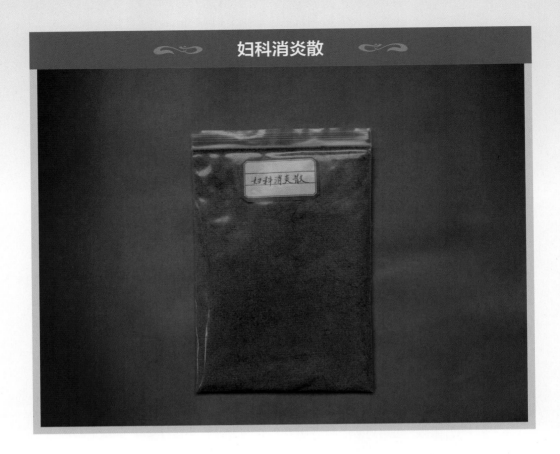

【药品名称】妇科消炎散 Fuke Xiaoyan San

【处方组成】透骨草等。

【功能主治】治疗盆腔炎等。

【用法用量】外敷。

【生产单位】长阳土家族自治县中医院（民族医院）

本制剂仅限本医疗机构使用

红藤灌肠剂

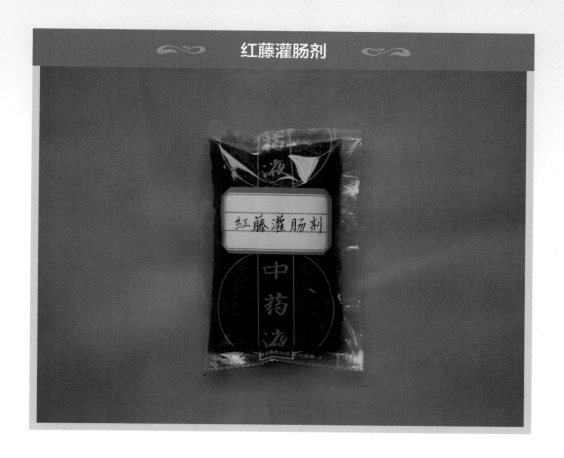

【药品名称】红藤灌肠剂Hongteng Guanchang Ji

【处方组成】皂角刺、红藤、败酱草等。

【功能主治】清热解毒，利水消肿。

【用法用量】直肠滴入，150mL/次，10～20天为一疗程。

【生产单位】长阳土家族自治县中医院（民族医院）

  本制剂仅限本医疗机构使用

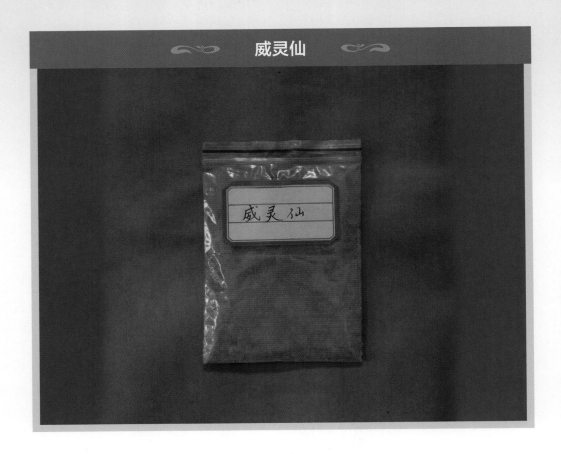

【药品名称】威灵仙 Weilingxian

【处方组成】威灵仙。

【功能主治】祛风湿，止痛，消骨刺。

【用法用量】用温开水调，外敷于患处。

【生产单位】长阳土家族自治县中医院（民族医院）

本制剂仅限本医疗机构使用

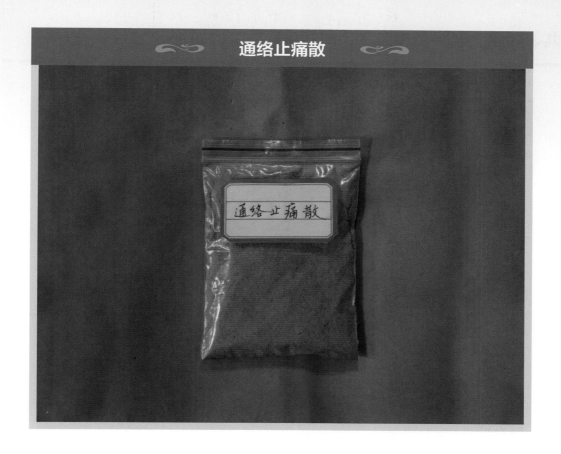

【药品名称】通络止痛散 Tongluo Zhitong San

【处方组成】透骨草、海桐皮、乳香等。

【功能主治】舒筋活血。

【用法用量】用温开水调，敷关节处。

【生产单位】长阳土家族自治县中医院（民族医院）

　　　　　　本制剂仅限本医疗机构使用

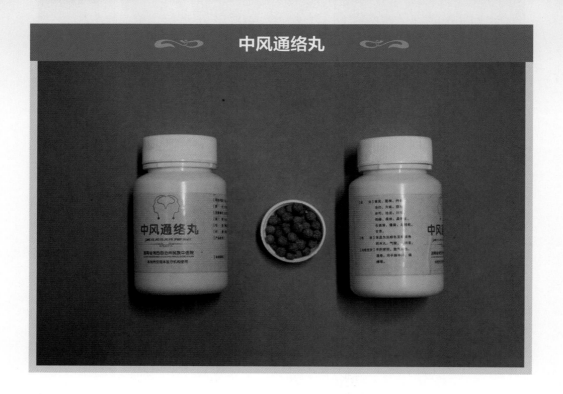

【药品名称】中风通络丸 Zhongfeng Tongluo Wan

【处方组成】黄芪、当归、丹参、赤芍、川芎、天麻、地龙、乌梢蛇、僵蚕、钩藤、葛根、桑枝、石菖蒲、桑寄生、茯苓、甘草等16味。

【性　　状】本品为灰棕色至棕褐色水丸；气香，味微苦。

【功能主治】益气活血，化瘀通络，平肝息风。用于脑梗死恢复期气虚血瘀，风阳上扰证，症见半身不遂、口舌歪斜、语言不清、偏身麻木、头晕目眩等。

【规　　格】每瓶装54g。

【用法用量】口服，一日2次，每次9g。

【不良反应】尚不明确。

【禁　　忌】尚不明确。

【注意事项】尚不明确。

【贮　　藏】密封。

【包　　装】口服固体药用高密度聚乙烯瓶。

【有 效 期】24个月。

【生产单位】湘西土家族苗族自治州民族中医院

　　　　　　本制剂仅限本医疗机构使用

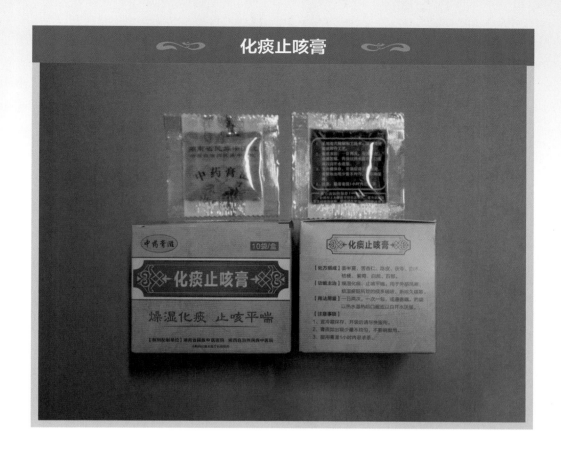

【药品名称】化痰止咳膏 Huatan Zhike Gao

【处方组成】姜半夏、苦杏仁、陈皮、茯苓、白术、桔梗、紫菀、白前、百部。

【功能主治】燥湿化痰，止咳平喘。用于外感风寒、痰湿瘀阻所致的痰多喘咳、新咳久咳等。

【规　　格】12g×10袋/盒。

【用法用量】一日两次，一次一包，或遵医嘱。药袋以热水温热后口服或以白开水送服。

【禁　　忌】尚不明确。

【注意事项】1.宜冷藏保存，开袋后请尽快服用。2.膏质如出现少量不均匀，不影响服用。3.服用
　　　　　　　膏滋1小时内忌浓茶。

【贮　　藏】阴凉、密闭处保存。

【包　　装】聚乙烯塑料袋。

【生产单位】湘西土家族苗族自治州民族中医院
　　　　　　　本制剂仅限本医疗机构使用

正阳膏

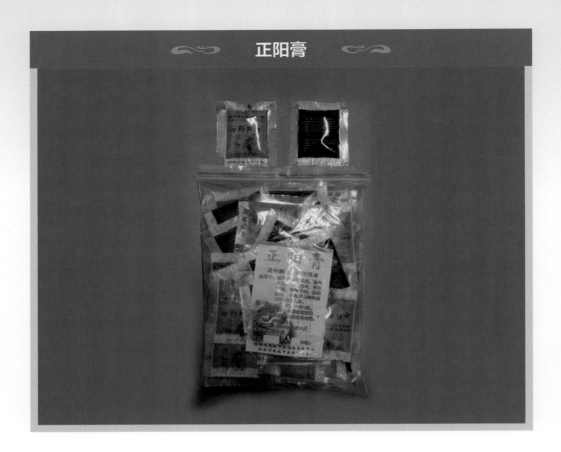

【药品名称】正阳膏 Zhengyang Gao

【处方组成】红参、干姜等。

【功能主治】温补脾阳，助阳强身。用于脾肾阳虚，阳气不足，畏寒怕冷，手足不温，精神不振，腰膝酸软，小便频数等阳虚的亚健康人群。

【规　　格】40袋/盒。

【用法用量】一日2次，一次1袋，温开水冲服或遵医嘱。

【贮　　藏】存放于阴凉处或冷藏。

【有 效 期】12个月。

【生产单位】湘西土家族苗族自治州民族中医院

本制剂仅限本医疗机构使用

妇科外洗液（参苓洗液）（外用）

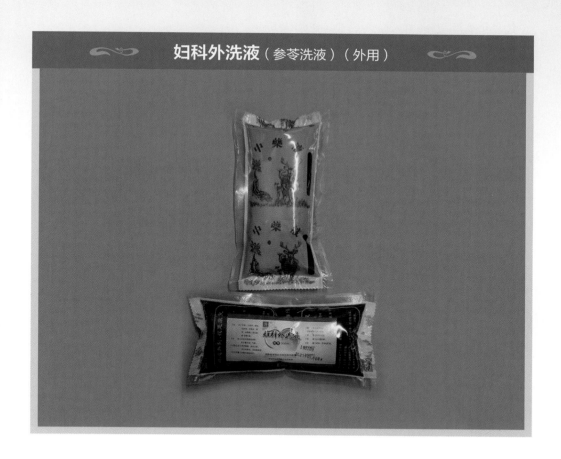

【药品名称】妇科外洗液（参苓洗液）（外用）Fuke Waixi Ye

【处方组成】苦参、土茯苓、黄柏、黄芩、地肤子、白鲜皮、鱼腥草、薄荷、蒲公英、蝉蜕。

【性　　状】本品为棕色至黑褐色液体，允许有少量轻摇即散的沉淀；气微。

【功能主治】清热燥湿，祛风止痒。用于湿热下注所致的阴部瘙痒，或灼热痛，带下量多，色黄；霉菌性、滴虫性阴道炎及外阴炎见以上证候者。

【规　　格】200mL/瓶。

【用法用量】外用，用前摇匀。每次以本品适量兑10倍量温开水稀释后冲洗或坐浴。一日1～2次。病情严重者可直接用药液擦洗患处。

【不良反应】尚不明确。

【禁　　忌】尚不明确。

【注意事项】1.本品为外用制剂，禁止内服。2.孕妇及高敏体质等慎用。

【贮　　藏】密封。

【包　　装】口服液体药用聚酯瓶。

【有 效 期】24个月。

【生产单位】湘西土家族苗族自治州民族中医院

本制剂仅限本医疗机构使用

扶正膏

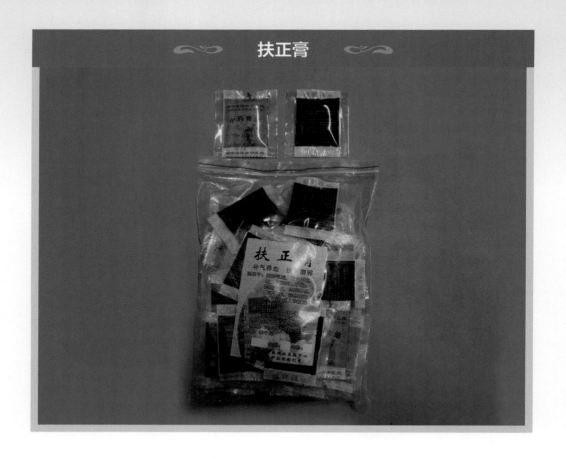

【药品名称】扶正膏 Fuzheng Gao

【处方组成】刺五加、金樱子等。

【功能主治】补气养血，扶正御邪。用于脾肺气虚，元气不足，表卫不固，纳食不化，血虚气
短，体虚易感，精神萎靡，容易疲劳及术后、病后恢复的人群。

【用法用量】一日2次，一次1袋。温开水冲服或遵医嘱。

【贮　　藏】存放于阴凉处或冷藏。

【有 效 期】12个月。

【生产单位】湘西土家族苗族自治州民族中医院
本制剂仅限本医疗机构使用

抗敏止痒液（千银止痒液）

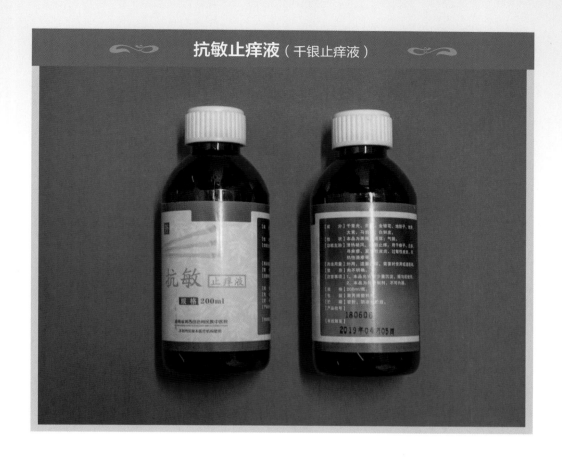

【药品名称】抗敏止痒液（千银止痒液） Kangmin Zhiyang Ye

【处方组成】千里光、苦参、金银花、地肤子、地黄、大黄、马齿苋、白鲜皮。

【性　　状】本品为黑褐色液体；气微。

【功能主治】清热解毒，燥湿止弃。用于湿热蕴结所致皮肤红斑、丘疹、水疱、渗出、瘙痒等，以及急性、亚急性湿疹有上述症状者。

【规　　格】每瓶装200mL。

【用法用量】外用，直接涂擦患处，需要时使用，或遵医嘱。

【不良反应】尚不明确。

【禁　　忌】尚不明确。

【注意事项】1.本品允许有少量沉淀，摇匀后使用；2.本品为外用制剂，不可内服。

【贮　　藏】密封。

【有 效 期】24个月。

【生产单位】湘西土家族苗族自治州民族中医院

　　　　　　本制剂仅限本医疗机构使用

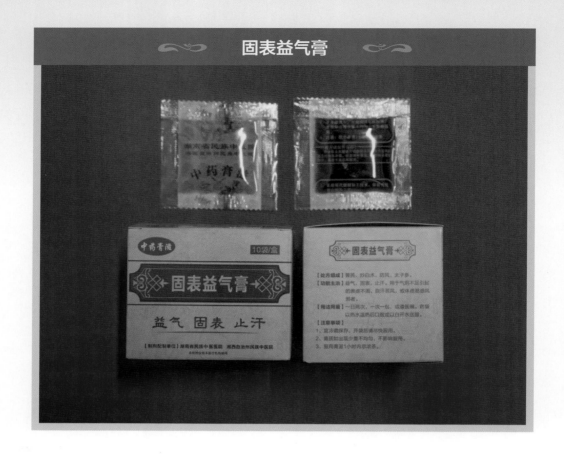

【药品名称】固表益气膏 Gubiao Yiqi Gao

【处方组成】黄芪、炒白术、防风、太子参。

【功能主治】益气，固表，止汗。用于气阴不足引起的表虚不固，自汗恶风，或体虚易感风邪者。

【规　　格】12g×10袋/盒。

【用法用量】一日两次，一次一包，或遵医嘱。药袋以热水温热后口服或以白开水送服。

【禁　　忌】尚不明确。

【注意事项】1.宜冷藏保存，开袋后请尽快服用。2.膏质如出现少量不均匀，不影响服用。3.服用膏滋1小时内忌浓茶。

【贮　　藏】阴凉、密闭处保存。

【包　　装】聚乙烯塑料袋。

【生产单位】湘西土家族苗族自治州民族中医院

本制剂仅限本医疗机构使用

养心安神膏

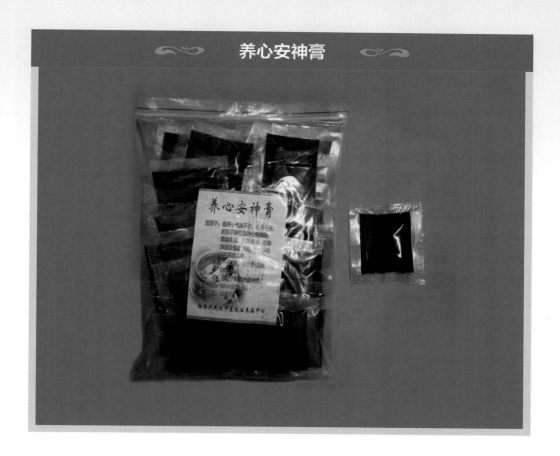

【药品名称】养心安神膏 Yangxin Anshen Gao

【处方组成】首乌藤、龙山百合等。

【功能主治】适用于气血不足，心肾不交，肝脾不和引起的心悸烦热，健忘多虑，失眠多梦，精神抑郁及倦怠无神，食欲不振的亚健康人群。

【用法用量】一日2次，每次服1汤匙（20～30克）。

【贮　　藏】存放于阴凉处或冷藏。

【有 效 期】12个月。

【生产单位】湘西土家族苗族自治州民族中医院
　　　　　　本制剂仅限本医疗机构使用

养阴膏

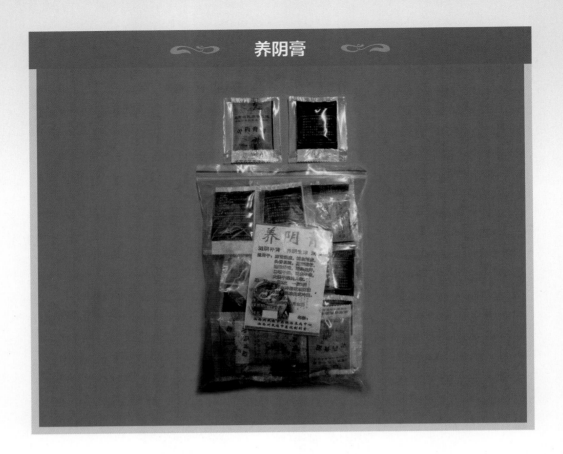

【药品名称】养阴膏 Yangyin Gao

【处方组成】黄精、玉竹等。

【功能主治】滋阴补肾，养阴生津，润燥。适用于肺肾阴虚，精血亏虚，头昏目眩，腰膝酸软，
遗精滑泄，潮热盗汗，口咽干燥，阴虚干咳，大便干燥的人群。

【规　　格】40袋/盒。

【用法用量】一日2次，一次1袋，温开水冲服或遵医嘱。

【贮　　藏】存放于阴凉处或冷藏。

【有 效 期】12个月。

【生产单位】湘西土家族苗族自治州民族中医院
　　　　　　本制剂仅限本医疗机构使用

养颜玉肌膏

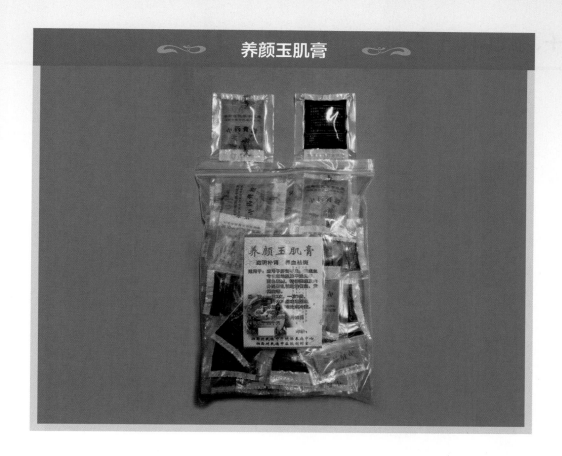

【药品名称】养颜玉肌膏 Yangyan Yuji Gao

【处方组成】桑叶、黄精等。

【功能主治】滋阴补肾，养血祛斑。适用于肝肾不足，阴虚血亏引起的肌肤干燥无华，面色萎黯，精神萎靡及内分泌紊乱引起的雀斑、黄褐斑等。

【规　　格】40袋/盒。

【用法用量】一日2次，一次1袋，温开水冲服或遵医嘱。

【贮　　藏】存放于阴凉处或冷藏。

【有 效 期】12个月。

【生产单位】湘西土家族苗族自治州民族中医院

　　　　　　本制剂仅限本医疗机构使用

十、龙山县红十字会民族骨伤科医院（土家药）

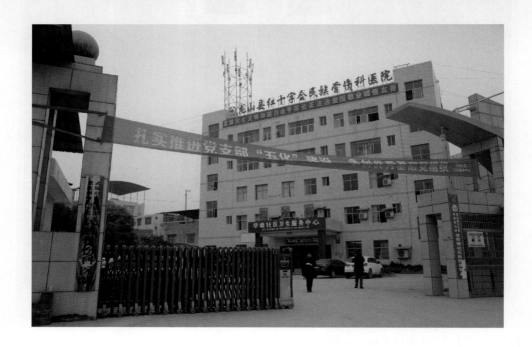

  龙山县红十字会民族骨伤科医院位于与湖北省来凤县城毗邻的龙山县华塘新区，始建于1971年，由湘西苗医苗药（苗医正骨术）第三代非物质文化遗产传承人张氏兄弟创办，1995年收编为全民所有制单位，2008年整合龙山县华塘卫生院，现在实际上是两块牌子（即龙山县红十字会民族骨伤科医院和龙山县华塘社区卫生服务中心）一套人马运行格局，既进行骨伤民族医特色治疗服务，又担负华塘街道辖区3万多居民公共卫生服务。是龙山县城乡居民医疗保险、城镇职工医疗保险、工伤保险的定点医疗机构。医院凭着过硬的医疗技术和优质服务，已经治愈骨伤患者近20万例，在湘、鄂、渝边区享有极高声誉。

  医院突出民族骨伤科建设，着力打造民族骨伤科品牌。加强民族医同现代医学技术有效结合（截至2018年11月底开展90例）。运用中医理疗技术方法治疗基层群众常见病多发病（截至2018年11月底开展297例）。

  医院拥有"柏林接骨散"（国家发明专利产品，专利号：ZL03118231-3）、"舒筋活络液"等骨伤科协定方剂。

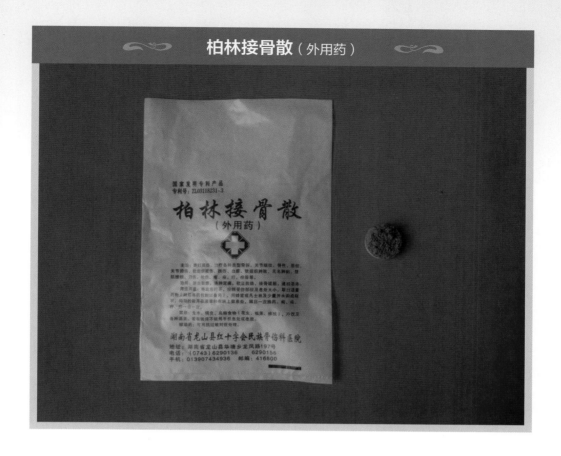

【药品名称】柏林接骨散（外用药） Bolin Jiegu San

【处方组成】接骨木、血当归、冰片、三七、红花等百余种。

【功能主治】活血散瘀，消肿定痛，软坚散结，接骨续筋，通经活络。主治跌打损伤、治疗各种
类型骨折、关节脱位、骨伤、筋扭、关节损伤、软组织损伤、挫伤，血瘀、软组织
肿胀、无名肿痛、腰肌劳损、刀伤、枪伤、疱、疮、疔、疖等。

【用法用量】将药包打开，按照受伤部位及患处大小，取出适量药粉（然后将药包封以备用），
用蜂蜜或凡士林及少量开水调成糊状，均匀地散开在消毒纱布块上敷患处，隔日一
次换药。疱、疮、疔、疖一日一次。

【禁　　忌】生水、糯食、高脂食物（花生、板栗、核桃），冷饮及各种酒类。若有搔痒不能用
手抓患处或患肢。

【辅 助 药】可用抗过敏对症处理。

【生产单位】湖南省龙山县红十字会民族骨伤科医院
本制剂仅限本医疗机构使用

柏林接骨膏

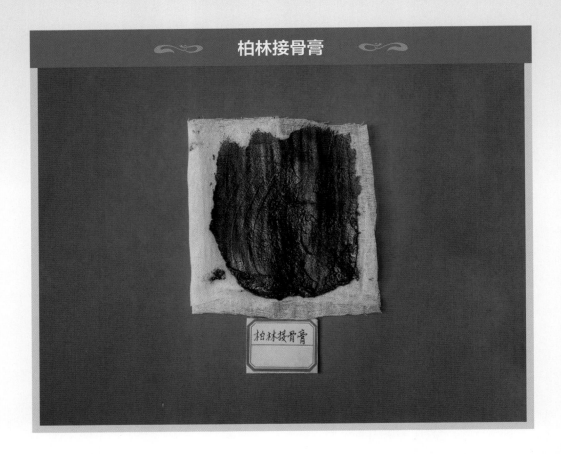

【药品名称】柏林接骨膏 Bolin Jiegu Gao

【处方组成】接骨木、血当归、冰片、三七、红花、凡士林等百余种。

【功能主治】活血散瘀，消肿定痛，软坚散结，接骨续筋，通经活络。主治跌打损伤，治疗各种
类型骨折、关节脱位、骨伤、筋扭、关节损伤、软组织损伤、挫伤、血瘀、软组织
肿胀、无名肿痛、腰肌劳损、刀伤、枪伤、疱、疮、疔、疖等等。

【用法用量】敷于患处。

【禁　　忌】生水、糯食、高脂食物（花生、板栗、核桃），冷饮及各种酒类。若有搔痒不能用
手抓患处或患肢。

【辅 助 药】可用抗过敏对症处理。

【生产单位】湖南省龙山县红十字会民族骨伤科医院
本制剂仅限本医疗机构使用

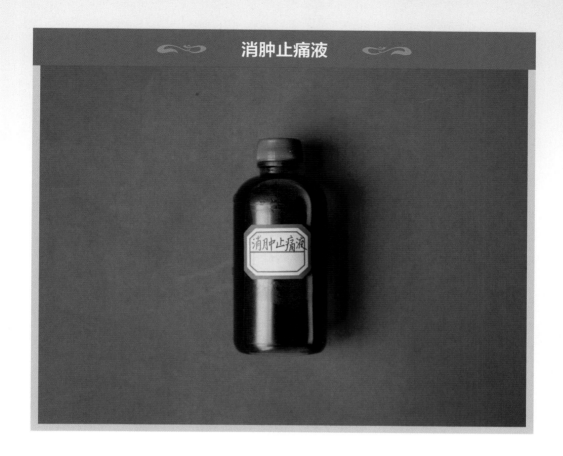

消肿止痛液

【药品名称】消肿止痛液 Xiaozhong Zhitong Ye

【处方组成】黄柏、八棱麻、川乌、落地打等。

【功能主治】消肿止痛，清热解毒。

【用法用量】外擦。

【生产单位】湖南省龙山县红十字会民族骨伤科医院

　　　　　　本制剂仅限本医疗机构使用

舒筋活络液

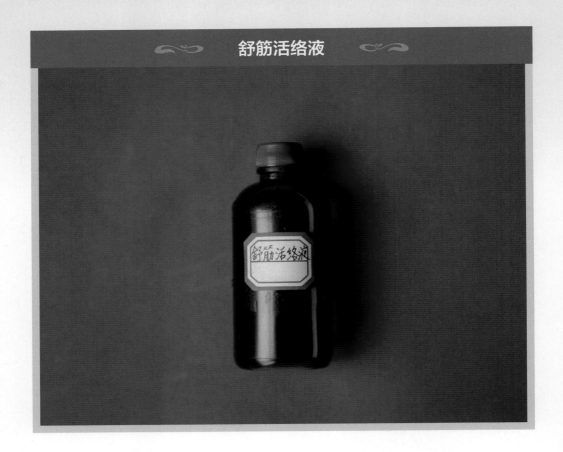

【药品名称】舒筋活络液 Shujin Huoluo Ye

【处方组成】毛姜、鸡血藤等。

【功能主治】舒筋活络，通利关节。

【用法用量】外擦。

【生产单位】湖南省龙山县红十字会民族骨伤科医院

　　　　　　本制剂仅限本医疗机构使用

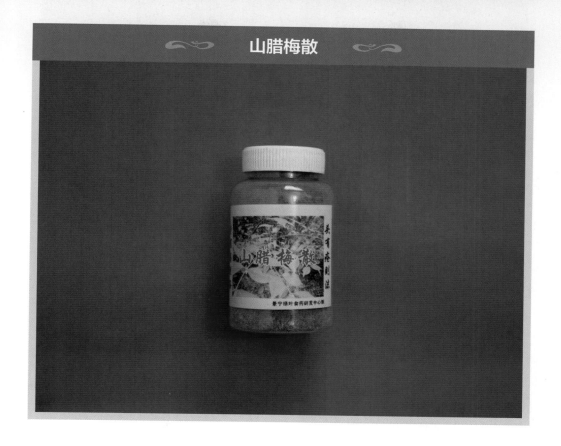

【**药品名称**】山腊梅散 Shanlamei San

【**处方组成**】山腊梅等。

【**功能主治**】用于冻疮。

【**用法用量**】外用。

【**生产单位**】景宁绿叶畲药研发中心

　　　　　　本制剂仅限本医疗机构使用

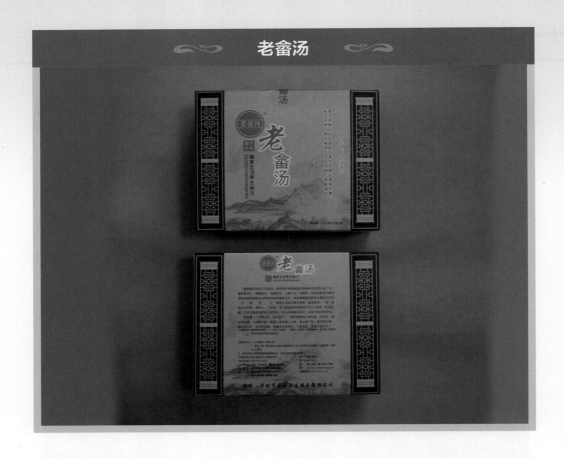

老畲汤

【药品名称】老畲汤 Laoshe Tang

【批准文号】闽卫消证字2011第0004号

【执行标准】GB15979—2002

【处方组成】十二时辰、金线莲、篱山竹、金不换、百年樟树根、老公须、复活草等20种。

【功能主治】杀菌消炎，除臭止痒，促进血液循环，改善睡眠，消除疲劳，预防疾病，延缓衰老。

【规　　格】每袋装10克。

【用法用量】1.外用泡脚，严禁口服。2.每次一袋，取本产品放入沸水中搅拌浸泡5～10分钟待有效成分溶出，水温适度，泡脚20～30分钟。

注：每次足浴以全身感觉潮湿或微微出汗，全身以放松和舒适为度。

【注意事项】孕妇禁用。经期量多、儿童、皮肤破损者慎用。

【贮　　藏】密封，放置于阴凉干燥处。

【生产单位】漳州市三好卫生用品有限公司

本制剂仅限本医疗机构使用

肝积合剂

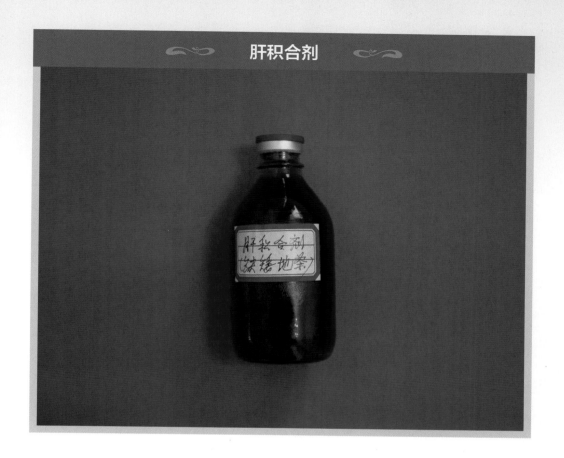

【药品名称】肝积合剂 Ganji Heji

【处方组成】矮地茶等。

【功能主治】用于肝炎。

【用法用量】口服。

【生产单位】浙江省丽水市人民医院

　　　　　　本制剂仅限本医疗机构使用

食良茶

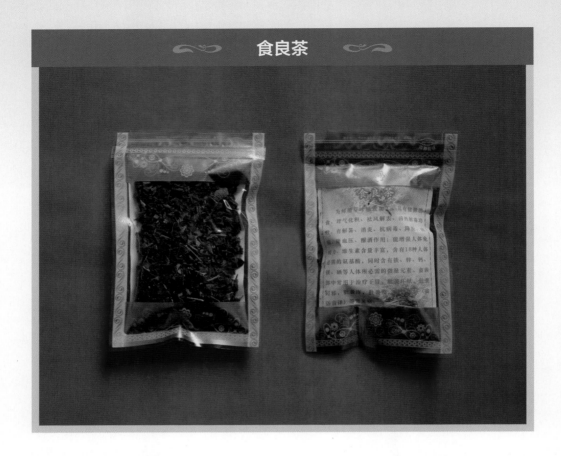

【药品名称】食良茶 Shiliangcha

【处方组成】食良茶。

【功能主治】健脾消食，理气化积，祛风解表，清热解毒。有解暑、消炎、抗病毒、降脂、健脑、降血压、醒脑作用；能增强人体免疫力。畲族郎中常用于治疗感冒，肚袭坏炊，肚袭矴邪，肚袭庝，缰恬坏炊（畲语音译）等常见病。

【用法用量】开水泡茶服用，一次2～5克。

【生产单位】浙江省丽水市人民医院

本制剂仅限本医疗机构使用

十二、丽水市中医院（畲药）

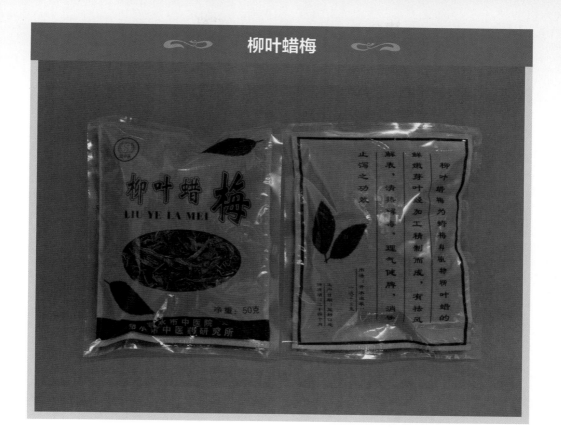

【药品名称】柳叶蜡梅 Liuyelamei

【处方组成】柳叶蜡梅的鲜嫩芽叶。

【功能主治】祛风解表，清热解毒，理气健脾，消导止泻。

【规　　格】每袋装50克。

【用法用量】开水泡服，一次2～5克。

【生产企业】丽水市中医院，丽水市中医药研究所

　　　　　　本制剂仅限本医疗机构使用

十三、雷建光骨伤科诊所（畲药）

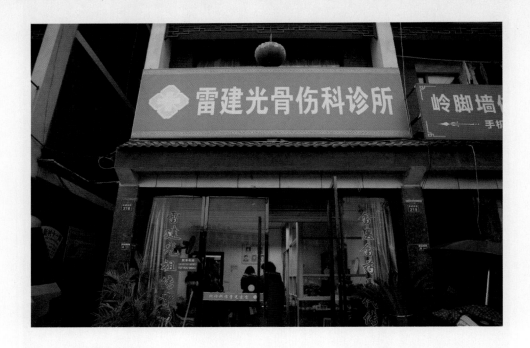

　　雷建光，浙江省景宁畲族自治县"黄山头畲族祖传骨伤科"畲医畲药非遗项目代表性传承人。1989年，雷建光担任黄山头村乡村医生后，通过乡医培训和先后学完中专、大专全科医学专业课程后，促使他更好地继承和发展了祖辈的畲医畲药事业，在保持传统特色疗法的基础上，做到不断创新，中西医结合，促使提高医技水平。传统的畲医对单纯性骨折采取一次性徒手整复，雷建光不断改进手法复位方法，强调"动、静"结合，局部固定使骨折断端不能移位，复位后主张周围关节早做小幅活动，注重肢体功能恢复；外敷药和内服药采用新鲜畲药，疗效更加理想。去年底，雷建光被浙江省卫生部门破格批准为"执业中医师"。雷建光"黄山头畲药祖传骨伤科"在景宁县城鹤溪镇挂牌开业。除骨伤科外，他还擅长风湿病、妇科病、蛇咬伤等。

食凉茶

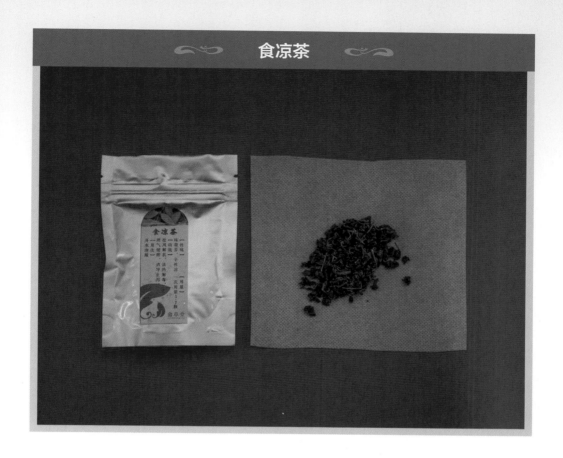

【药品名称】食凉茶 Shiliangcha

【处方组成】食凉茶。

【性　　状】味微苦、辛，性凉。

【功能主治】祛风解表，清热解毒，理气健脾，消导止泻。

【用法用量】开水泡服。一次用量5～7颗。

【生产单位】雷建光骨伤科诊所

　　　　　　本制剂仅限本医疗机构使用

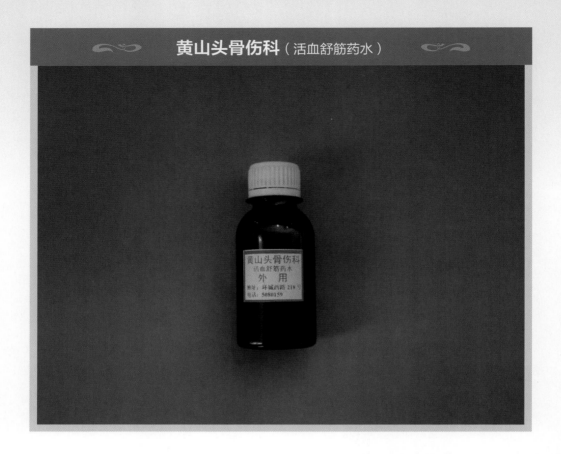

【药品名称】黄山头骨伤科（活血舒筋药水） Huangshantou Gushangke

【处方组成】七叶一枝花、三七、米酒（50°）、山木蟹等。

【功能主治】活血化瘀。

【用法用量】适量外擦。

【贮　　藏】密封。

【生产单位】雷建光骨伤科诊所

　　　　　　本制剂仅限本医疗机构使用

黄精茶

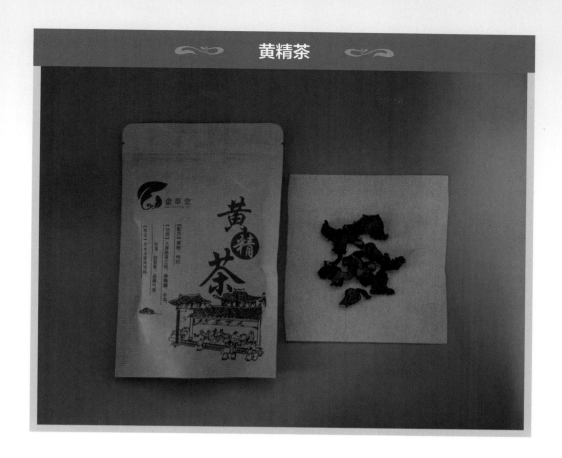

【药品名称】黄精茶 Huangjingcha

【处方组成】黄精、枸杞。

【功能主治】入脾肺肾三经，填精髓、补血、补肾、助筋骨，益脾气胃。

【用法用量】开水冲服或炖鸡鸭。

【生产单位】雷建光骨伤科诊所

　　　　　　本制剂仅限本医疗机构使用

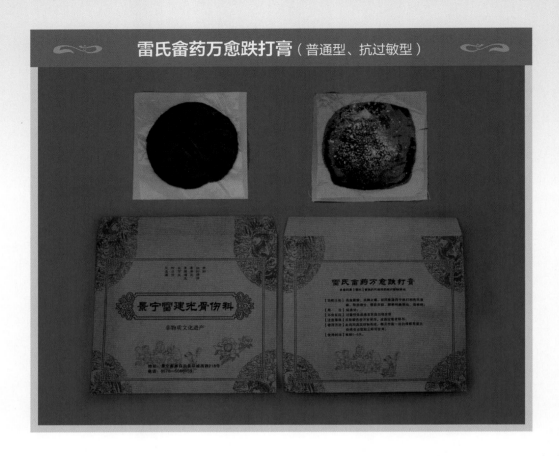

雷氏畲药万愈跌打膏（普通型、抗过敏型）

【药品名称】雷氏畲药万愈跌打膏（普通型、抗过敏型） Leishisheyao Wanyudieda Gao

【处方组成】雷氏家族祖传秘方（畲药）。

【功能主治】活血散瘀，消肿止痛，祛风除湿。用于跌打损伤，风湿痛，骨质增生，腰肌劳损，腰椎间盘突出，颈椎病。

【用法用量】贴患处；撕开外面一层的薄膜用温火烘烤有点软黏后即可使用；每贴5～6天。

【不良反应】过敏性体质患者容易出现皮疹。

【注意事项】皮肤破伤者不宜使用，皮肤过敏者停用。

【生产单位】雷建光骨伤科诊所

本制剂仅限本医疗机构使用

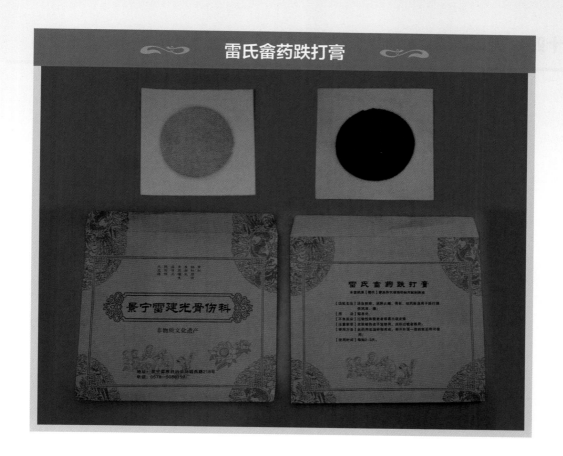

【药品名称】雷氏畲药跌打膏 Leishisheyao Dieda Gao

【处方组成】雷氏家族祖传秘方（畲药）。

【功能主治】活血散瘀，消肿止痛，骨折、祛风除湿。用于跌打损伤，风湿、痛。

【用法用量】贴患处。撕开外面的一层纸后即可使用。每贴2～3天。

【不良反应】过敏性体质患者容易出现皮疹。

【注意事项】皮肤破伤者不宜使用，皮肤过敏者停用。

【生产单位】雷建光骨伤科诊所

　　　　　　本制剂仅限本医疗机构使用

十四、福安畲医药

福安市地处福建省东北部，全市67万人口，其中畲族人口7.6万，占总人口11.33%，是国内畲族聚居最集中的县市。

福安市畲医药研究发展中心主任钟隐芳于2010年4月主编《福安畲医畲药》一书，并由海风出版社出版发行。该书共50多万字，300多张彩色草药图片，成为全国畲族医药首部有彩色图谱的书籍。将畲族祖传单验方235方、食疗方100多方、畲族的独特疗法、畲族民间青草药300多种、畲族医传人、畲医药古书、古药具等收录书中，为传承和研究畲族医药提供了极为宝贵的翔实资料。

乌稔树和十二时辰是福安市畲药地道药材。

畲医具有专科性强的特点，按各自擅长而定，大致分内（伤寒）、外（疗疖痈、瘰疬、痔疮、蛇咬伤等）、妇、儿、喉、眼、骨伤、针灸、按摩、气功、六神、祝由等科。

福安畲医药的代表人物有雷伏梅、雷金全、钟清、雷木仔、钟幼雄、钟石秋、钟雨顺等。

雷伏梅

诊所：雷氏畲药妇科

第五代传承人雷伏梅

专科：妇科、前列腺

疗法：铅笔把脉

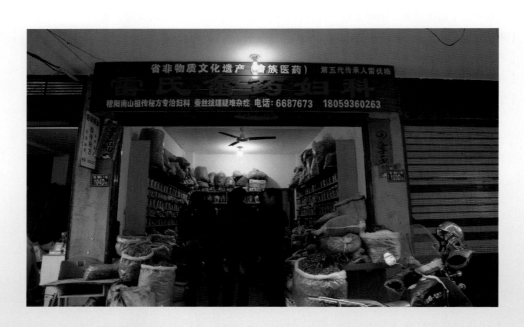

雷金全

诊所：穆云乡燕坑村雷金全骨科诊所

畲医药第五代传承人雷金全

专科：骨伤科

疗法：青草药接骨

制剂：畲族跌打损伤药（膏剂）、畲族跌打损伤药（喷雾剂）、消肿止痛散

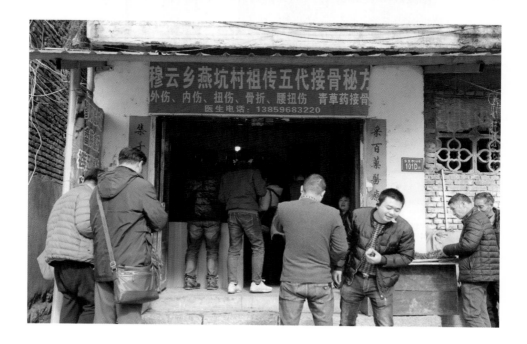

钟清

钟清，男，福安市溪潭镇兰田村人，为祖传瘰疬专科第五代传人，非物质文化遗产代表性传承人，中国民族医药畲族分会理事，宁德市闽东畲族青草药协会副秘书长。钟清传承了祖上瘰疬治法，以内服消瘰汤，外用灸法，自制单膏药散敷贴的方法治疗瘰疬。钟清擅长配制膏药，主要验方有十二时辰万应油、咽之灵、白降丹。

雷木仔

诊所：福安社口仙溪仙岭带雷氏畲医

第五代传承人雷木仔

专科：伤寒内科疑难杂证

疗法：银针疗法

制剂：四季寒茶、通经活络油

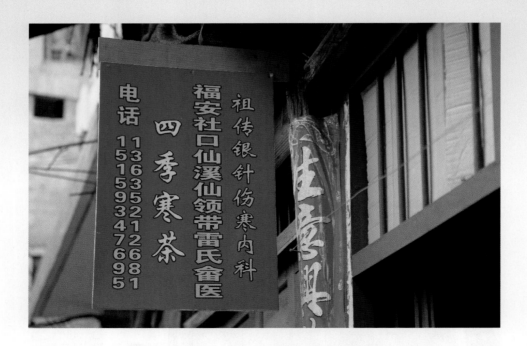

钟幼雄

  诊所名称：福安畲草堂畲药店

  第五代传承人钟幼雄

  专科：口腔，咽喉科

  疗法：药疗，食疗，物理疗法（畲药油按摩）

  制剂："新畲草"商标：畲药通经跌打油，畲药吹喉散，畲家药膳（八大系列）

钟石秋

  诊所：福安市白岩下祖传青草医

  第五代传承人钟石秋

  专科：不孕不育症。

  制剂：闽东钟氏治不孕不育草药——1号、闽东钟氏治不孕不育草药——2号、闽东钟氏治不孕不育草药——3号。

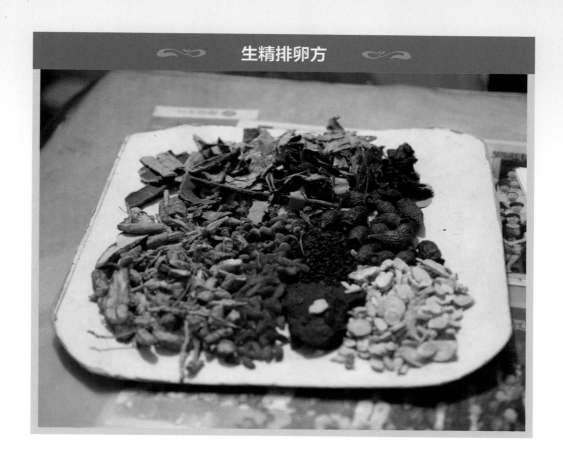

生精排卵方

【药品名称】生精排卵方 Shengjing Pailuan Fang

【处方组成】枸杞、杜仲、肉苁蓉、覆盆子、金樱子、补骨脂、锁阳、淫羊藿、巴戟天、菟丝子、女贞子。

【功能主治】生精排卵，治疗宫寒。

【用法用量】煎服。

【生产单位】雷氏畲药妇科（雷伏梅）

本制剂仅限本医疗机构使用

治前列腺方

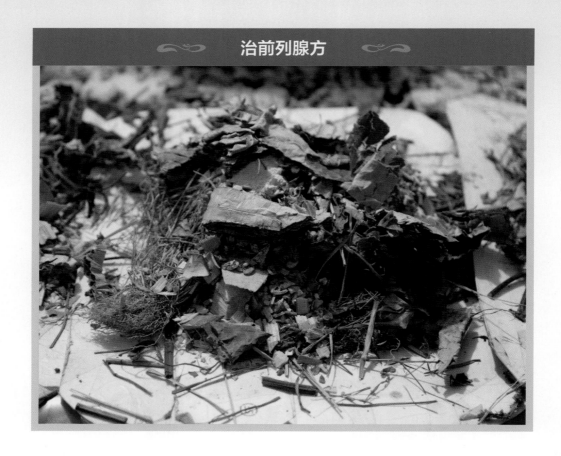

【药品名称】治前列腺方 Zhiqianliexian Fang

【处方组成】车前草、三叶鬼针草、金丝草、鱼腥草、牛筋草、大青、扁豆花、六一散、荷叶。

【功能主治】治前列腺、尿失禁。

【用法用量】煎20～25分钟，7副一疗程。

【生产单位】雷氏畲药妇科（雷伏梅）

本制剂仅限本医疗机构使用

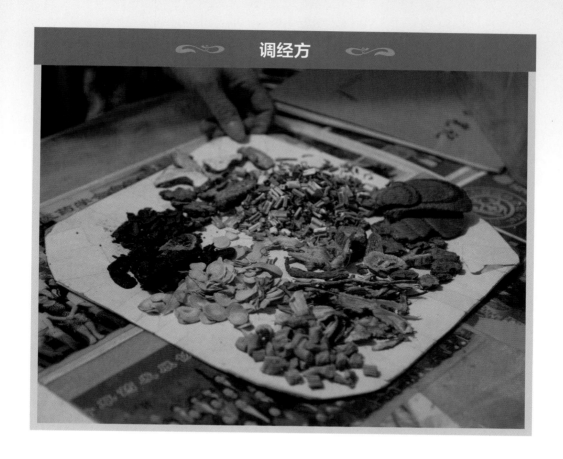

调经方

【药品名称】调经方 Tiaojing Fang

【处方组成】益母草、川芎、木香、白芍、当归、熟地、香附、鸡血藤、白术、牛膝。

【功能主治】调经、理气。

【用法用量】煎服。

【生产单位】雷氏畲药妇科（雷伏梅）

本制剂仅限本医疗机构使用

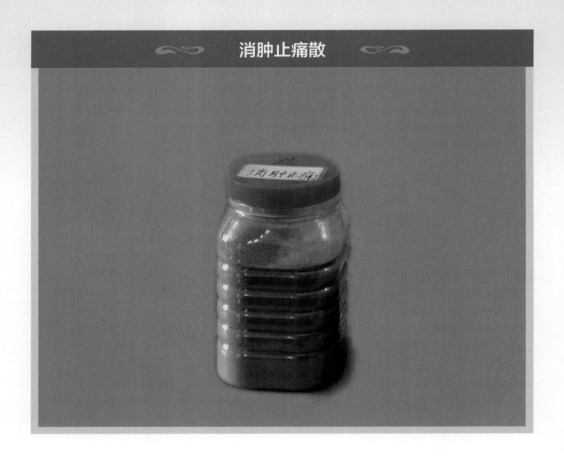

【药品名称】消肿止痛散 Xiaozhong Zhitong San

【处方组成】土木香、十二时辰等。

【功能主治】消肿止痛。

【用法用量】外用。

【生产单位】穆云乡燕坑村雷金全骨科诊所

　　　　　　本制剂仅限本医疗机构使用

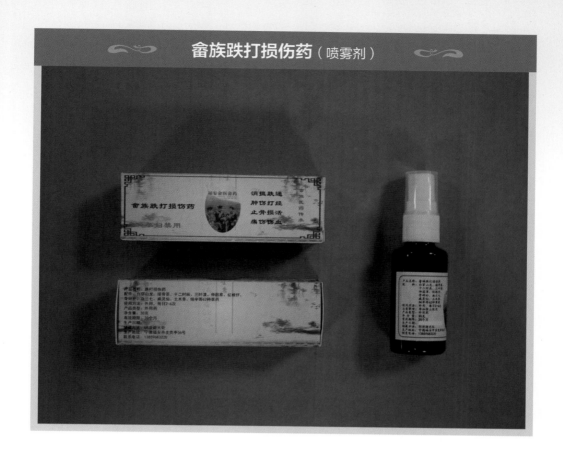

畲族跌打损伤药（喷雾剂）

【药品名称】畲族跌打损伤药（喷雾剂）Shezu Diedasunshang Yao

【处方组成】白穿山龙、十二时辰、血三七、细辛、三叶青，威灵仙、接骨茶、伸筋草、土木香，骨碎补、红根仔等62种。

【功能主治】骨折、扭伤、脱臼、碰伤。

【用法用量】喷于患处，每日2～6次。

【禁　　忌】孕妇禁止使用。

【贮　　藏】阴凉避光处。

【有 效 期】20个月。

【生产单位】穆云乡燕坑村雷金全骨科诊所

　　　　　　本制剂仅限本医疗机构使用

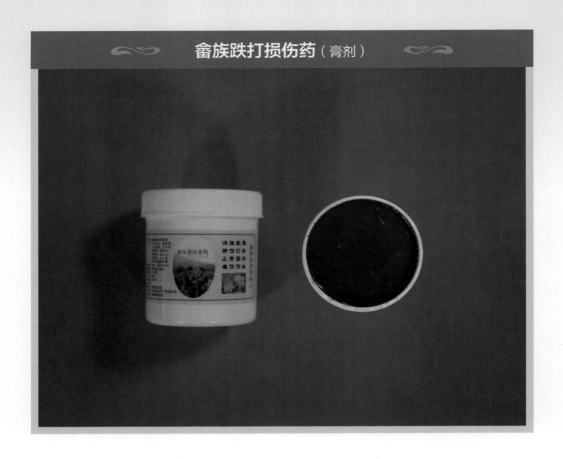

畲族跌打损伤药（膏剂）

【药品名称】畲族跌打损伤药（膏剂）Shezu Diedasunshang Yao

【处方组成】白穿山龙、十二时辰、血三七、细辛、三叶青，威灵仙、接骨茶、伸筋草、土木香，骨碎补、红根仔等62种。

【功能主治】骨折、扭伤、脱臼、碰伤。

【用法用量】贴于患处，一贴24小时。

【禁　　忌】孕妇禁止使用。

【生产单位】穆云乡燕坑村雷金全骨科诊所

本制剂仅限本医疗机构使用

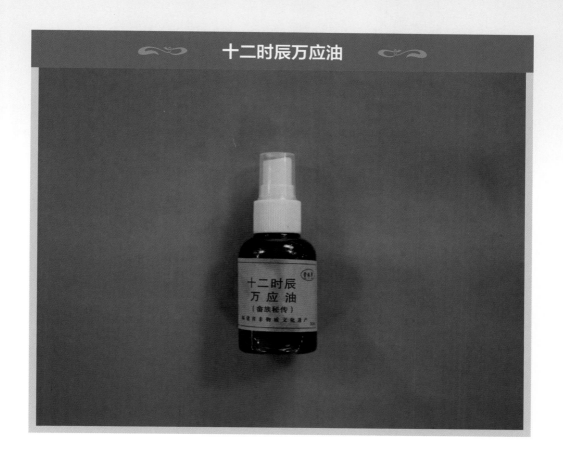

【药品名称】十二时辰万应油 Shiershichen Wanying You

【处方组成】十二时辰、三七、独活、羌活、伸筋草等。

【功能主治】跌打损伤，舒经活络，祛风湿。

【用法用量】外擦。一天5次。

【生产单位】钟清诊所

　　　　　　本制剂仅限本医疗机构使用

白降丹

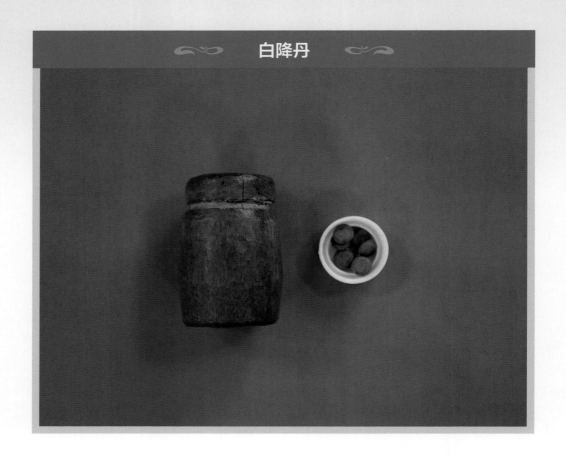

【药品名称】白降丹 Baijiangdan

【处方组成】芒硝、三仙草、水银、雄黄等。

【功能主治】祛腐、杀菌、生肌、抗肿瘤。

【用法用量】外用，贴于患处。

【生产单位】钟清诊所

本制剂仅限本医疗机构使用

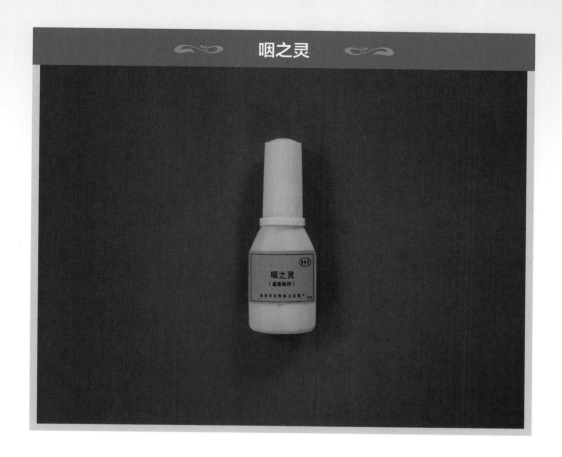

咽之灵

【药品名称】咽之灵 Yanzhiling

【处方组成】卜荷、牛黄、琥珀等。

【功能主治】咽喉肿痛，红白喉，口腔溃疡，慢性咽炎，扁桃体肿大。

【用法用量】喷患处。一次0.5克，一天4次。

【生产单位】钟清诊所

　　　　　　本制剂仅限本医疗机构使用

鼻之灵

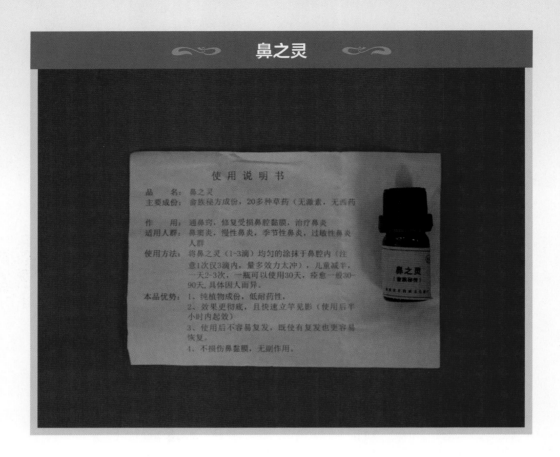

【药品名称】鼻之灵 Bizhiling

【处方组成】畲族秘方。

【功能主治】通鼻窍，修复受损鼻腔黏膜，治疗鼻炎。用于鼻窦炎，慢性鼻炎，季节性鼻炎，过敏性鼻炎人群。

【用法用量】将本品（1～3滴）均匀涂抹于鼻腔内（注意1次仅3滴以内，量多效力太冲），儿童减半。一天2～3次，一瓶可以使用30天，痊愈一般30～90天，具体因人而异。

【生产单位】钟清诊所

本制剂仅限本医疗机构使用

四季寒茶

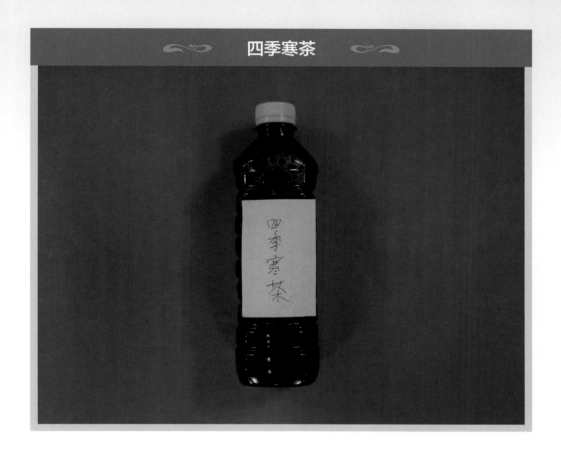

【药品名称】四季寒茶 Siji Hancha

【处方组成】山皇后、白芥叶、南蛇骨、白金柴、白毛柴等。

【功能主治】口渴，腰酸背痛，胃胀，头脚酸痛，头昏。

【用法用量】成人，一天3次，每次400～500mL。

【生产单位】雷木仔诊所

　　　　　　本制剂仅限本医疗机构使用

通经活络油

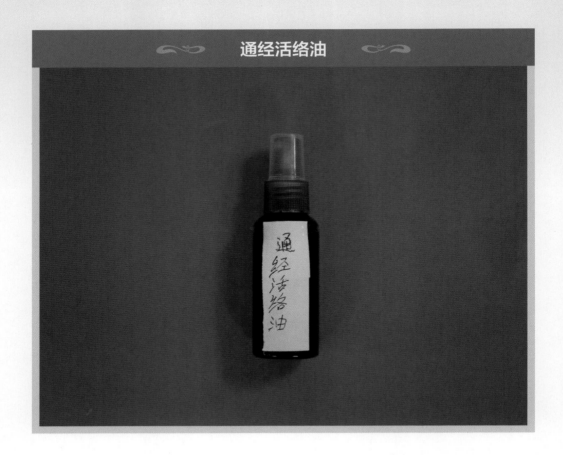

【药品名称】通经活络油 Tongjing Huoluo You

【处方组成】十二时辰、一粒珠、真珠龙伞、穿山龙、鸡血藤等。

【功能主治】用于骨关节红肿。

【用法用量】将活络油均匀涂抹在疼痛部位（穴位），至发热为起效；使用时间，每天一次。

【生产单位】雷木仔诊所

本制剂仅限本医疗机构使用

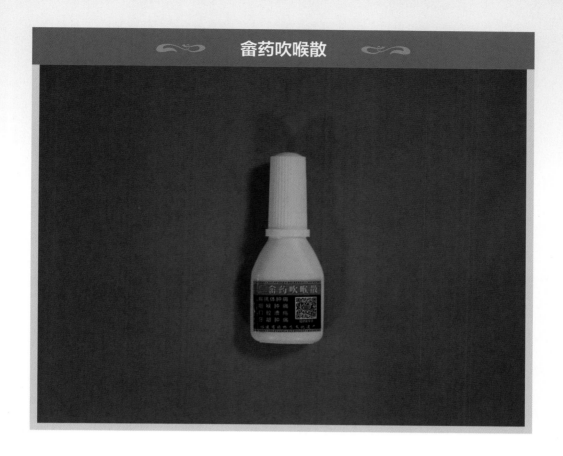

畲药吹喉散

【药品名称】畲药吹喉散 Sheyao Chuihou San

【处方组成】生月石、薄荷、一粒珠等二十味。

【功能主治】扁桃体肿痛，咽喉肿痛，口腔溃疡，牙龈肿痛。

【用法用量】每日喷患处3～5次。

【禁　　忌】孕妇禁用。

【贮　　藏】阴凉避光处。

【有 效 期】18个月。

【生产单位】钟幼雄诊所

　　　　　　本制剂仅限本医疗机构使用

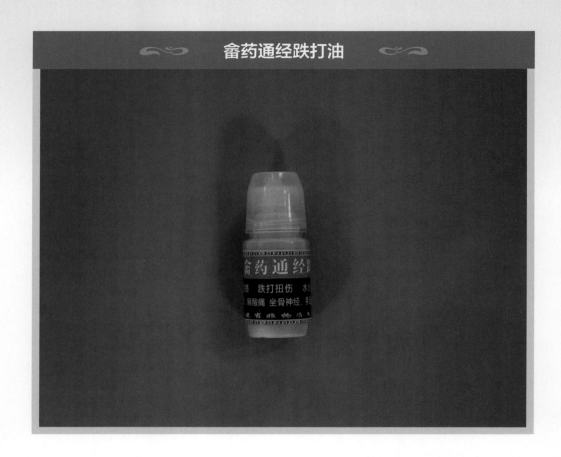

畲药通经跌打油

【药品名称】畲药通经跌打油 Sheyao Tongjing Dieda You

【处方组成】十二时辰、一粒珠、穿山龙、加拿红等30多味，辅料为陈年山茶油。

【功能主治】通经活络，跌打扭伤，水火烫伤，腰、颈、肩酸痛，坐骨神经、手足痹痛。

【用法用量】外用。每日涂抹患处3～5次，并按摩。

【禁　　忌】孕妇禁用。

【贮　　藏】阴凉避光处。

【有 效 期】24个月。

【生产单位】钟幼雄诊所

　　　　　　本制剂仅限本医疗机构使用

小肠药膳

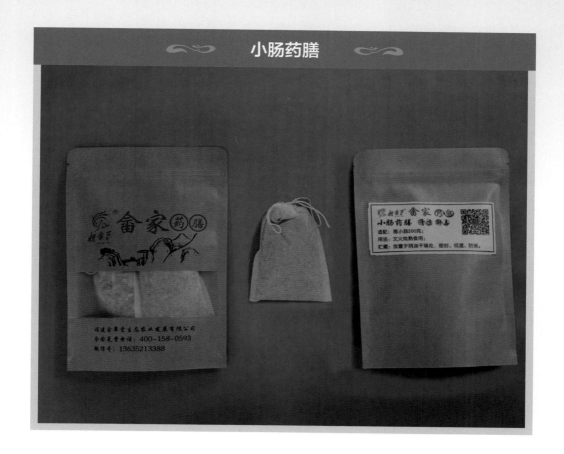

【药品名称】小肠药膳 Xiaochang Yaoshan

【处方组成】犁头尖、白地理、四叶参等。

【功能主治】清凉解毒。

【规　　格】每袋装100克。

【用法用量】煲汤，两小时左右，至小肠肉熟透。

【贮　　藏】放置于阴凉干燥处，密封、低温、防潮。

【有 效 期】6个月。

【生产单位】钟幼雄诊所

　　　　　　本制剂仅限本医疗机构使用

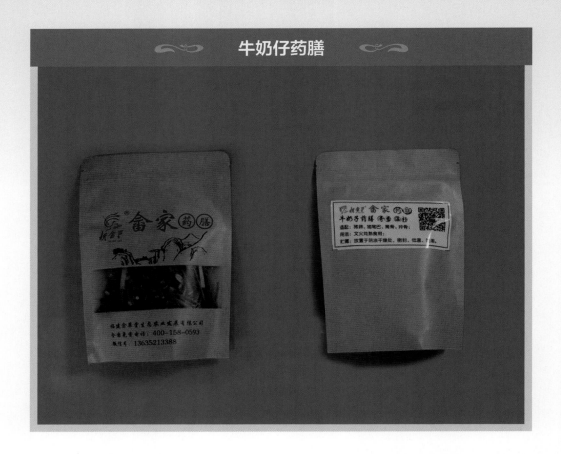

【药品名称】牛奶仔药膳 Niunaizai Yaoshan

【处方组成】牛奶仔。

【功能主治】温补强腰。

【规　　格】每袋装100克。

【用法用量】与七寸、筒骨等煲汤两小时左右，至七寸、筒骨熟透。

【贮　　藏】放置于阴凉干燥处，密封、低温、防潮。

【有 效 期】6个月。

【生产单位】钟幼雄诊所

　　　　　　本制剂仅限本医疗机构使用

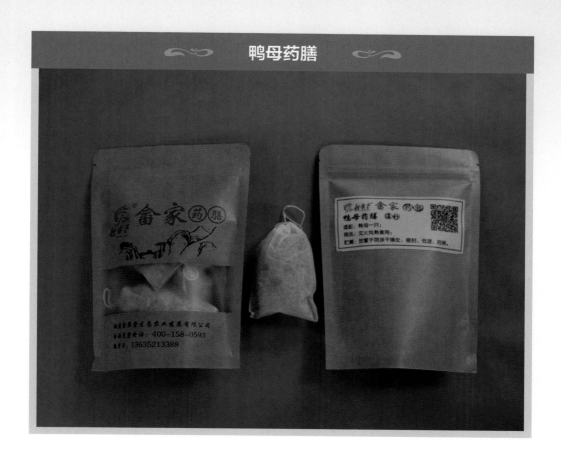

鸭母药膳

【药品名称】鸭母药膳 Yamu Yaoshan

【处方组成】牛奶仔、沙参、无花果根等。

【功能主治】温补。

【规　　格】每袋装100克。

【用法用量】煲汤，两小时左右，至鸭肉熟透。

【贮　　藏】放置于阴凉干燥处，密封、低温、防潮。

【有 效 期】6个月。

【生产单位】钟幼雄诊所

　　　　　　本制剂仅限本医疗机构使用

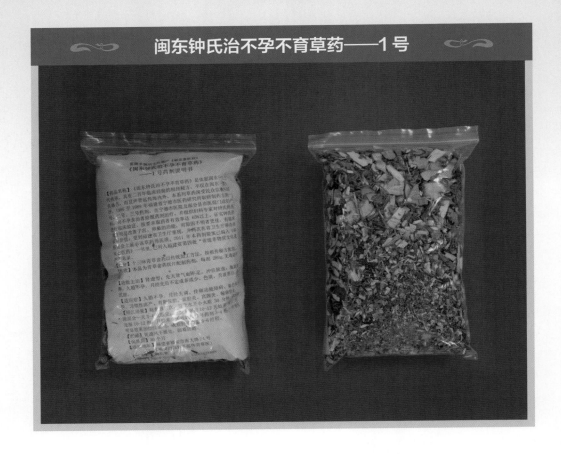

闽东钟氏治不孕不育草药——1号

【药品名称】闽东钟氏治不孕不育草药——1号 Mindongzhongshi Zhibuyunbuyu Caoyao-Yihao

【处方组成】十姐根、猴提根、鹰爪刺等十三味畲药。

【性　　状】本品为青草畲药饮片配制药剂。

【功能主治】肾虚型：先天肾气血不足，冲任脉虚，胞脉失养，久婚不孕，月经先后不定或多或少、色淡，舌淡苔白，脉沉细。用于久婚不孕，月经失调，排卵功能障碍，染色体不孕，习惯性流产，育期保胎，盆腔炎，宫颈炎，输卵管炎。

【规　　格】每剂280g。

【用法用量】每剂煎二次，每次水开小火煎30分钟，两次药液混合，一天3～4次服完：月经来潮前10～12天始服，每日一剂连服10～12剂，月经来5天后始服3号药剂3～4剂，一疗程无明显效果可继续服用，视症轻重可服3～6疗程。

【贮　　藏】置通风干燥处，防霉防蛀。

【有 效 期】30个月。

【生产单位】钟石秋诊所

　　　　　　本制剂仅限本医疗机构使用

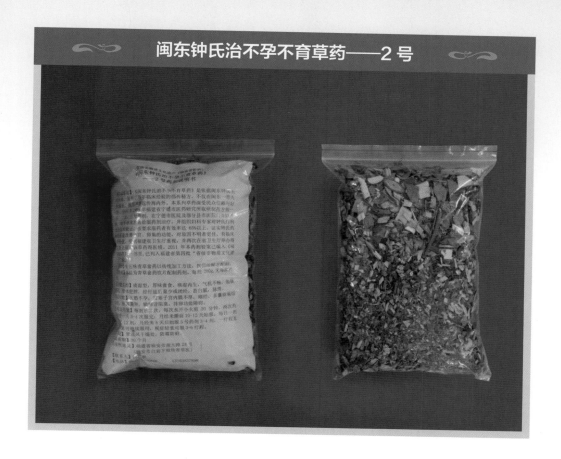

闽东钟氏治不孕不育草药——2号

【**药品名称**】闽东钟氏治不孕不育草药——2号 Mindongzhongshi Zhibuyunbuyu Caoyao-Erhao

【**处方组成**】山桔子、仙人桥、女仙丹等十五味畲药。

【**性　　状**】本品为青草畲药饮片配制药剂。

【**功能主治**】痰湿型，厚味膏食，痰湿内生，气机不畅，胞脉受阻，形体肥胖，经行延后量少或闭经，苔白腻，脉滑。用于久婚不孕，宫寒子宫内膜不厚，痛经，多囊卵巢综合征，卵巢囊肿，输卵管阻塞，排卵功能障碍。

【**规　　格**】每剂280g。

【**用法用量**】每剂煎二次，每次水开小火煎30分钟，两次药液混合一天3～4次服完；月经来潮前10～12天始服，每日一剂连服10～12剂，月经来5天后始服3号药剂3～4剂，一疗程无明显效果可继续服用，视症轻重可服3～6疗程。

【**贮　　藏**】置通风干燥处，防霉防蛀。

【**有 效 期**】30个月。

【**生产单位**】钟石秋诊所

　　　　　　　本制剂仅限本医疗机构使用

闽东钟氏治不孕不育草药——3号

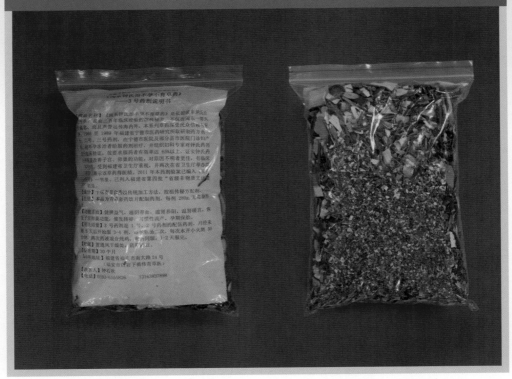

【药品名称】闽东钟氏治不孕不育草药——3号 Mindongzhongshi Zhibuyunbuyu Caoyao-Sanhao

【处方组成】嫩竹仔、瓮子刺、黄足枝等十味畲药。

【性　　状】本品为青草畲药饮片配制药剂。

【功能主治】健脾益气，滋阴养血，滋肾养阳，滋肾暖宫，恢复子宫卵巢功能，催发排卵，习惯性流产，孕期保胎。

【规　　格】每剂280g。

【用法用量】3号药剂是1号，2号药剂的配伍药剂，月经来潮5天后开始服3～4剂，每剂熬汤二次，每次水开小火熬30分钟，两次药液混合，炖鸡、肉汤同服，1～2天服完。

【贮　　藏】置通风干燥处，防霉防蛀。

【有 效 期】30个月。

【生产单位】钟石秋诊所

　　　　　　本制剂仅限本医疗机构使用

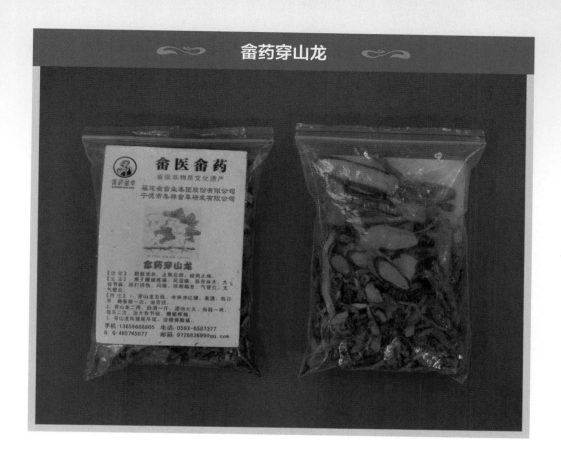

【药品名称】畲药穿山龙 Sheyao Chuanshanlong

【处方组成】畲药穿山龙。

【功能主治】舒筋活血，止咳化痰，祛风止痛。用于腰腿疼痛，风湿痛，筋骨麻木，大骨节病，跌打损伤，闪腰，咳嗽喘息，气管炎，支气管炎。

【用法用量】1.穿山龙五钱。水煎冲红糖、黄酒。每日早、晚各服一次。治劳损。2.穿山龙二两。白酒一斤，浸泡七天。每服一两，每天二次。治大骨节病，腰腿疼痛。3.穿山龙炖猪尾牛尾，治腰脊酸痛。

【生产单位】宁德市集祥畲草研发有限公司

　　　　　　本制剂仅限本医疗机构使用

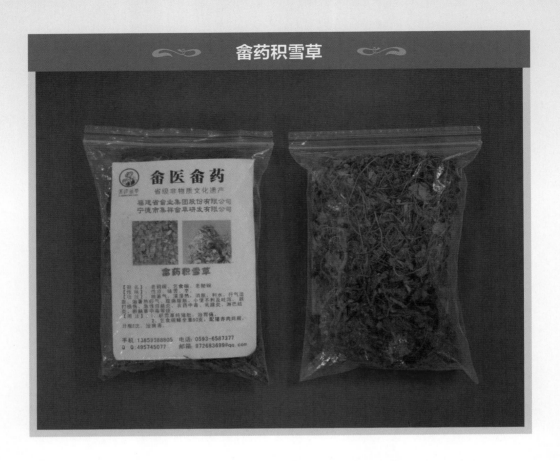

【药品名称】畲药积雪草（老鸦碗、乞食碗、老抛碗）Sheyao Jixuecao

【处方组成】畲药积雪草。

【性　　味】性凉，味苦、辛。

【功能主治】祛暑气，清湿热，消胀，利水，行气活血。治暑热痧气，腹痛腹胀，小便不利及吐
泻，跌打损伤，急性胃肠炎，农药中毒，乳腺炎，淋巴结炎，断肠草中毒等症。

【用法用量】1.积雪草炖猪肚，治胃痛。2.乞食碗鲜全草60克，配猪赤肉炖服，日服2次。治痈毒。

【生产单位】宁德市集祥畲草研发有限公司

　　　　　　本制剂仅限本医疗机构使用

十五、罗源畲医药

罗源县全县畲族中有54人具有较好的用药经验，其中较全面掌握应用畲医理论和技术的有22人，拥有专科专病一技之长的有32人。罗源畲医主要擅长外伤、内伤、骨折、蛇毒、风湿、烫伤、牙病、眼病、面瘫、瘰疬、痔疮、肾炎、骨质增生、坐骨神经痛、天蛇、带状疱疹、扁桃体炎、小儿疳积、小儿惊风、月经病、不孕症等，临症中以应用单方、验方为主，也有随证加减，常用草药、动物药、矿物药品种达182种，外治法（非药物疗法）丰富、独特，以洗伤、接骨、点穴、抓痧、刮痧、抓筋、针刺、灸法、放血、气角、时辰等见长。

罗源畲医的最大特点是行医者多精通武术，以松山镇八井村为代表的畲族拳术伤科闻名闽东，八井的畲医亦名声在外。此外，畲医还以青草药医治小儿科疾病和各种疑难杂症见长，至今畲村仍保存不少祖传秘方。

罗源畲医药与中医药的差异，具体表现在：1.畲医多以单验方治疗为主，多用青草，常用药引；2.畲医常用地方民间青草药，地方性草药特点明显；3.重特大病治疗多采用内服外用并举，辅以心理安慰疗法；4.诊病手法以望诊为主，也辅以问诊；5.食补疗法普遍使用，其功效为扶正抑邪，祛病强身，提高抗御能力。

雷月莲（第五代畲族医药传承人）

诊所：畲族佬中依生物技术有限公司

专科：活血通经、偏头痛、颈椎、肩周炎、跌打损伤、腰椎间盘突出、骨质增生。

疗法：畲家祖传药锤板拍打疗法（第三批罗源县非物质文化遗产）、竹板刮痧法等。

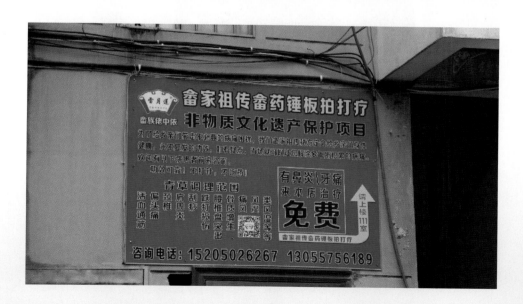

制剂：畲家秘传香港脚喷剂、畲家秘传通经活络液、畲家秘传鼻炎液等。

主要用药：夏枯草、蒲公英等。

雷钗俤（第五代畲族医药传承人）

诊所：福州八井山哈生物科技有限公司

专科：跌打损伤、旧伤、扭伤、烫伤、腰痛、颈椎痛、关节痛、痔疮、缠身龙、小儿积草等疑难杂症。

疗法：中医推拿、刮痧、拔罐。

制剂：痔疮药、消痛灵、缠身龙药等。

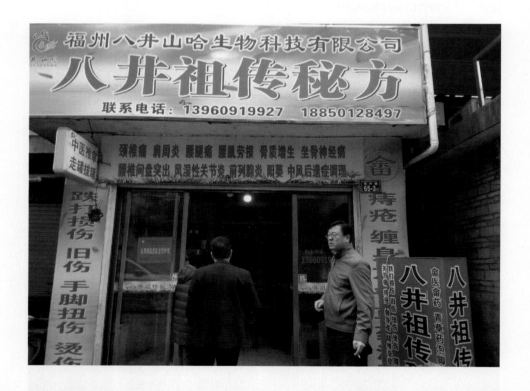

雷知文（第五代畲族医药传承人）

诊所：八井畲医堂

专科：骨伤科、六神经络、跌打损伤。

疗法：针灸、拔罐、放血。

制剂：降血糖、痛风药膏等。

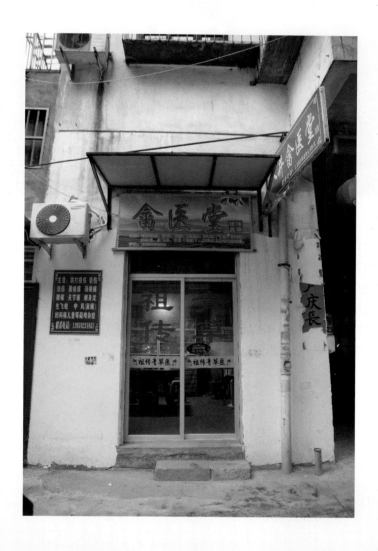

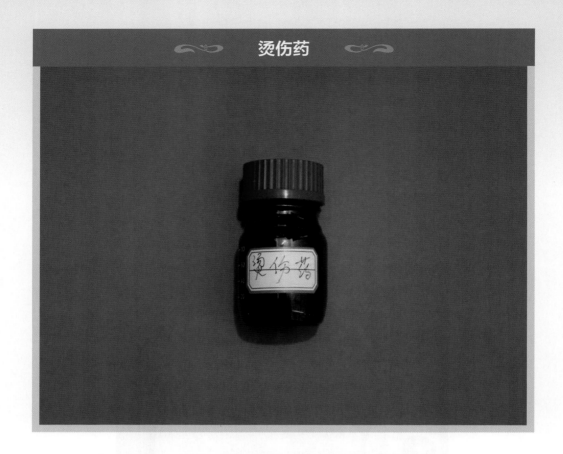

【药品名称】烫伤药 Tangshang Yao

【处方组成】雪莲花等。

【功能主治】烫伤。

【用法用量】外用。

【生产单位】畲族佬中依生物技术有限公司（雷月莲）

本制剂仅限本医疗机构使用

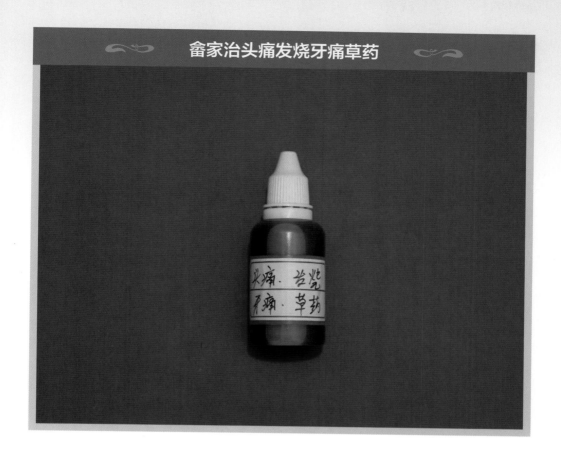

畲家治头痛发烧牙痛草药

【药品名称】畲家治头痛发烧牙痛草药 Shejia Zhitoutong Fashao Yatong Caoyao

【处方组成】毛茛等。

【功能主治】治头痛、发烧、牙痛。

【用法用量】外用。

【生产单位】畲族佬中依生物技术有限公司（雷月莲）

　　　　　　本制剂仅限本医疗机构使用

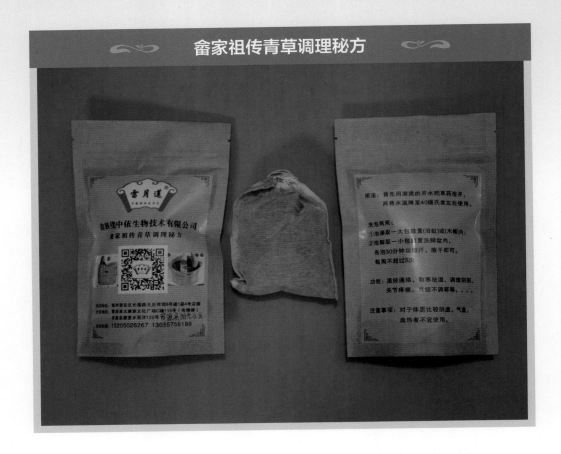

【药品名称】畲家祖传青草调理秘方 Shejia Zuchuan Qingcao Tiaoli Mifang

【处方组成】铁拳头等。

【功能主治】温经通络，散寒祛湿，调理阴阳，关节疼痛，月经不调等。

【用法用量】首先用滚烫的开水把草药泡开，再将水温降至40℃左右使用。

洗泡两用：1.泡澡取一大包放置（浴缸）或（木桶）内；2.泡脚取一小包放置洗脚盆内，各泡30分钟出微汗，擦干即可。每周不超过3次。

【注意事项】对于体质比较阴虚、气虚、血热者不宜使用。

【生产单位】畲族佬中依生物技术有限公司（雷月莲）

本制剂仅限本医疗机构使用

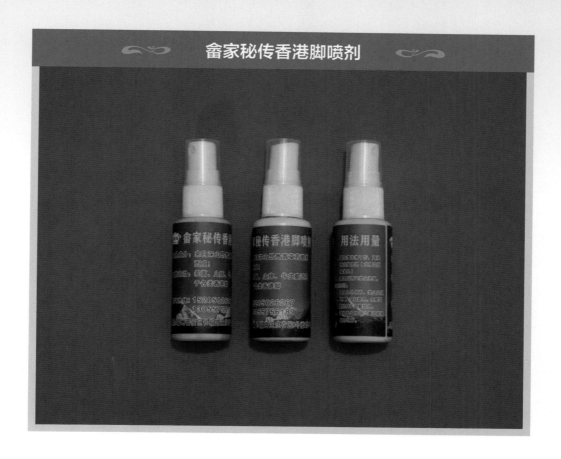

畲家秘传香港脚喷剂

【药品名称】畲家秘传香港脚喷剂 Shejia Michuan Xianggangjiao Penji

【处方组成】土槿皮等。

【功能主治】杀菌，止痒。适用于牛皮癣、各类香港脚。

【用法用量】1.脚先清洗擦干后，直接喷在脚底部（或喷在脚瘙痒处）。2. 喷完后两天禁止洗脚。

【注意事项】1.本品为外用药，禁止内服。2.儿童、孕妇禁用。水疱型、糜烂型手足癣禁用。3.请将本品放在儿童不能接触的地方。

【生产单位】畲族佬中依生物技术有限公司（雷月莲）

本制剂仅限本医疗机构使用

畲家秘传通筋活络液

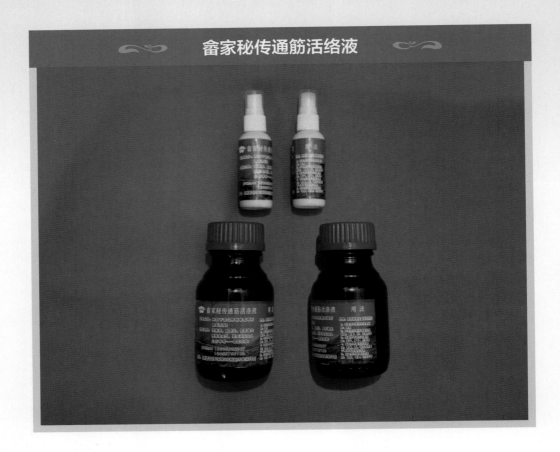

【药品名称】畲家秘传通筋活络液 Shejia Michuan Tongjinhuoluo Ye

【处方组成】铁拳头、接骨草等。

【功能主治】颈椎病，肩周炎，骨质增生，腰椎间盘突出，类风湿或永久内伤等。

【用法用量】外用：把药抹患处直挫或拍打。

【注意事项】1.患处三天内禁止用水洗。2.五天内不吃海鲜类、虾螃蟹、无鳞鱼等等。3.五天内不吃青菜、茄子、萝卜、马铃薯、南瓜。4.五天内不吃凉性水果香蕉、梨。5.不喝啤酒、冷、凉茶。

【生产单位】畲族佬中依生物技术有限公司（雷月莲）

本制剂仅限本医疗机构使用

畲家秘传鼻炎液

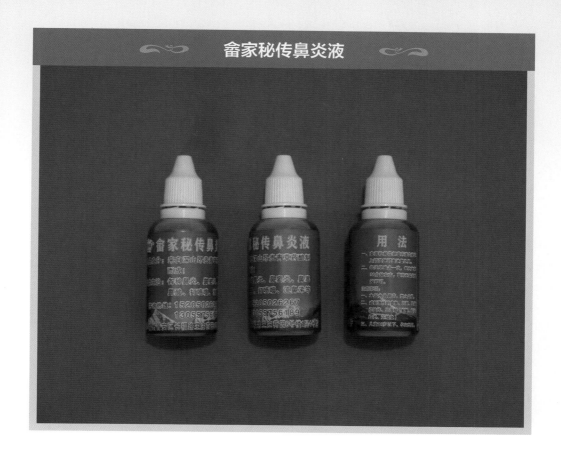

【药品名称】畲家秘传鼻炎液 Shejia Michuan Biyan Ye

【处方组成】辛麦花等。

【功能主治】各种鼻炎，鼻窦炎，鼻塞，鼻酸，打喷嚏，流鼻涕等。

【用法用量】1.拿两粒棉花把草药滴在棉花上打湿塞进鼻孔里。2.每天早晚各一次，每次塞药30分钟左右，草药无味道拿掉即可。

【注意事项】1.本品为外用药，禁止内服。2.戒刺激性食物、忌酒、忌辣、忌油炸、忌海鲜（螃蟹、虾类、无鳞鱼）。3.儿童10岁以下、孕妇禁用。

【生产单位】畲族佬中依生物技术有限公司（雷月莲）

本制剂仅限本医疗机构使用

手脚扭伤

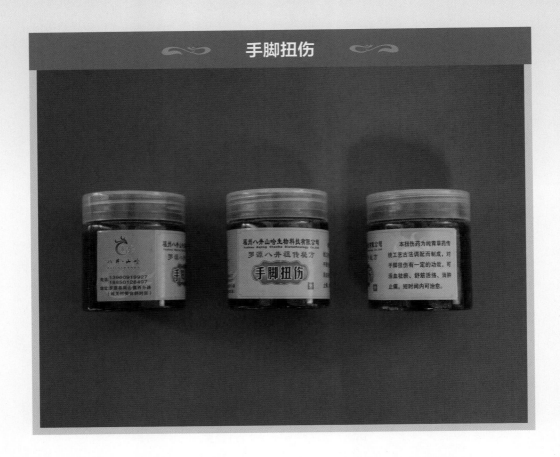

【药品名称】手脚扭伤 Shoujiaoniushang

【处方组成】枸骨。

【功能主治】用于手脚扭伤。

【用法用量】敷于受伤的脚踝处。可每2日换药1次，通常接连用药6天后，伤处的肿胀便会显著衰退，苦楚也可显著减轻。再持续用药6天，伤处的肿胀与苦楚即可彻底不见，受伤踝关节的功用可康复正常。

【生产单位】福州八井山哈生物科技有限公司（雷钗俤）

本制剂仅限本医疗机构使用

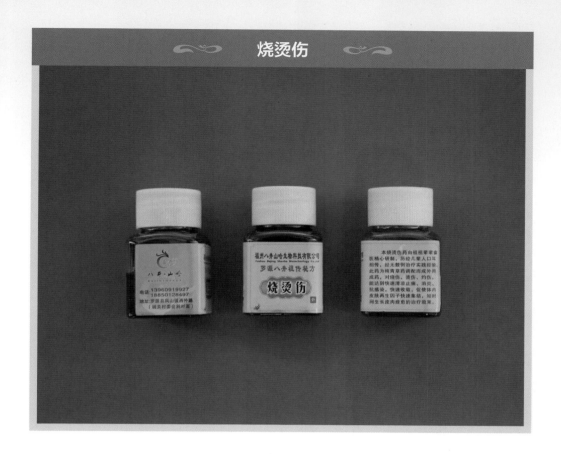

【药品名称】烧烫伤 Shaotangshang

【处方组成】地榆、白芷、黄连、黄柏等。

【功能主治】用于烧烫伤。

【用法用量】取适量涂于患处。

【生产单位】福州八井山哈生物科技有限公司（雷钗俤）

      本制剂仅限本医疗机构使用

消痛灵

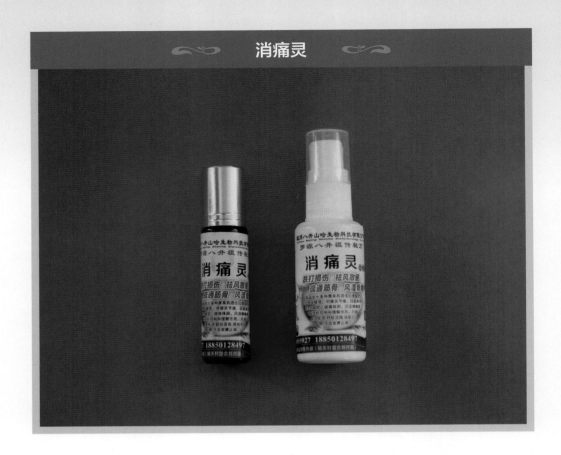

【药品名称】消痛灵 Xiaotongling

【处方组成】夏枯草、功劳叶、女贞子、川牛膝、黄芪、丝瓜藤。

【功能主治】祛风除湿，舒经活络，强筋健骨，活血宣痹止痛。对漆关节痛，四肢麻木，肌肉酸软，疲倦体困，风湿痹痛等有很好抑制和缓解作用。

【用法用量】早晚喷在痛点上，并热敷。

【生产单位】福州八井山哈生物科技有限公司（雷钗俤）

本制剂仅限本医疗机构使用

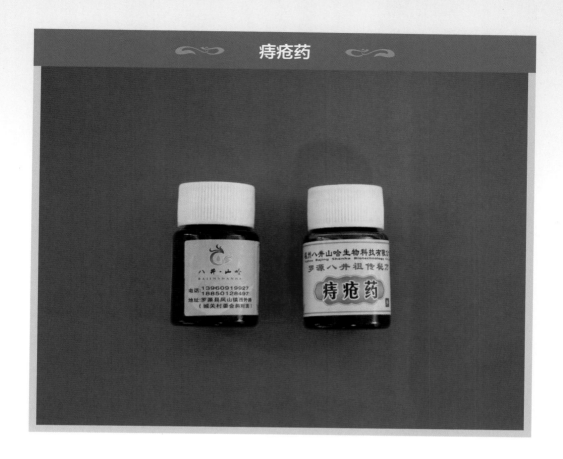

【药品名称】痔疮药 Zhichuang Yao

【处方组成】地蕲草等。

【功能主治】治痔疮。

【用法用量】直接敷于肛门上（内痔则塞进肛门里），之后用纱布固定。一天一次，最好于夜晚睡前用药，第二天去掉后，待晚上再用一次。一般只用两次，即可达到根治。

【生产单位】福州八井山哈生物科技有限公司（雷钗俤）

本制剂仅限本医疗机构使用

畲药泡脚

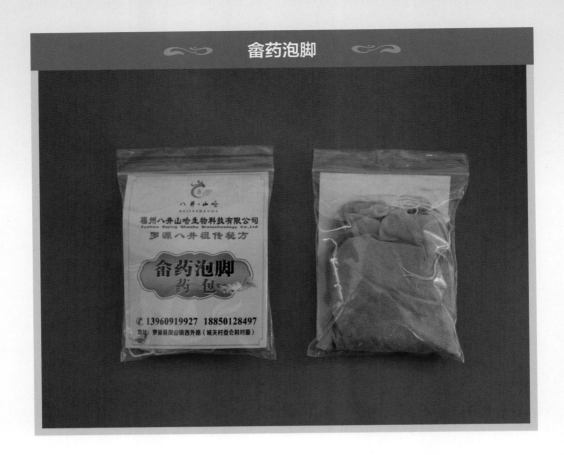

【药品名称】畲药泡脚 Sheyao Paojiao

【处方组成】皂角、红花、艾草、山姜。

【功能主治】祛寒湿，排毒。

【用法用量】用蒸汽足浴盆浸泡双足20分钟。

【生产单位】福州八井山哈生物科技有限公司（雷钗俤）

本制剂仅限本医疗机构使用

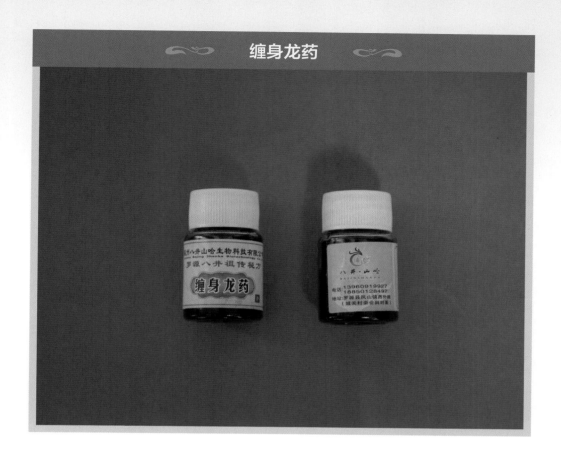

【药品名称】缠身龙药 Chanshenlong Yao

【处方组成】鲜韭菜根、活蚯蚓。

【功能主治】清热解毒。治疗带状疱疹。

【用法用量】用时外涂患处，用消毒敷料包扎，以防药液外溢。每天涂2次。

【生产单位】福州八井山哈生物科技有限公司（雷钗俤）

　　　　　　本制剂仅限本医疗机构使用

六神经络骨通剂

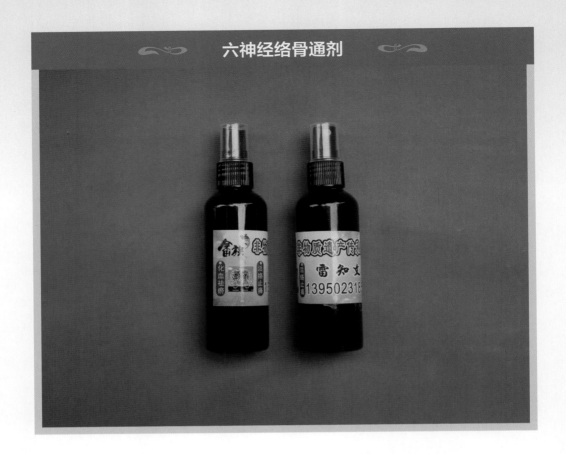

【药品名称】六神经络骨通剂 Liushen Jingluogutong Ji

【处方组成】两头捏、铜一娘、穿山龙、叶下红等。

【功能主治】活血化瘀。用于扭伤。

【用法用量】喷于疼痛处数次，再辅以针灸疗法，内服中草药。

【生产单位】八井畲医堂（雷知文）

　　　　　　本制剂仅限本医疗机构使用

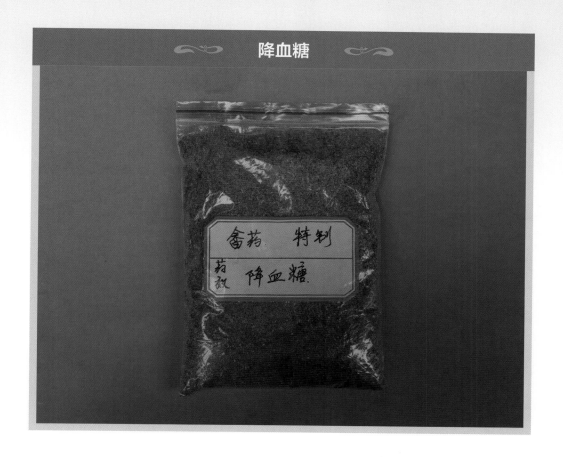

降血糖

【药品名称】降血糖 Jiangxuetang

【处方组成】葛根、土参。

【功能主治】降血糖，利尿，养肝益肾。

【用法用量】100℃开水冲服，一次6g，一天2～3次。

【生产单位】八井畲医堂（雷知文）

本制剂仅限本医疗机构使用

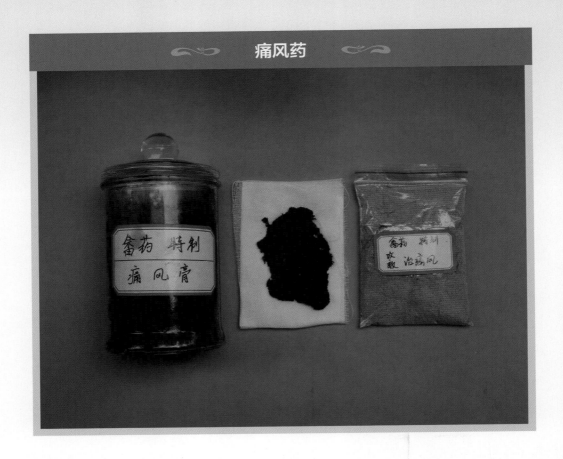

【药品名称】痛风药 Tongfeng Yao

【处方组成】痛风粉：桑枝、苍术、白术等。痛风膏：千里菊叶、盐猴根皮等。

【功能主治】粉：专治痛风、降尿酸。膏：活血消炎，止痛。

【用法用量】粉：内服，6～8g左右，一天泡水2～3次，至少使用3～4疗程，一个疗程15天左右；膏：外敷，视红肿范围而定。

【生产单位】八井畲医堂（雷知文）

本制剂仅限本医疗机构使用

十六、芷江中医医院（侗药）

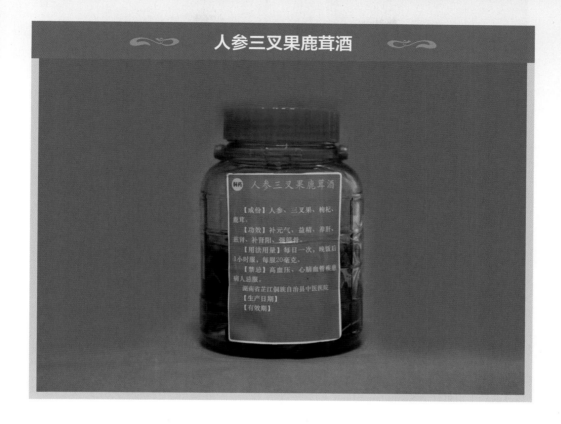

人参三叉果鹿茸酒

【成份】人参、三叉果、枸杞、鹿茸。
【功效】补元气，益精、养肝、滋肾、补肾阳、强筋骨。
【用法用量】每日一次，晚饭后1小时服，每服20毫克。
【禁忌】高血压、心脑血管疾患病人忌服。
湖南省芷江侗族自治县中医医院
【生产日期】
【有效期】

【药品名称】人参三叉果鹿茸酒 Renshen Sanchaguo Lurong Jiu

【处方组成】人参、三叉果、枸杞、鹿茸。

【功能主治】补元气，益精，养肝，滋肾，补肾阻，强筋骨。

【用法用量】每日一次，晚饭后1小时服，每服30毫升。

【禁　　忌】高血压、心脑血管疾患病人忌服。

【生产单位】芷江侗族自治县中医医院

　　　　　　本制剂仅限本医疗机构使用

山里红酒

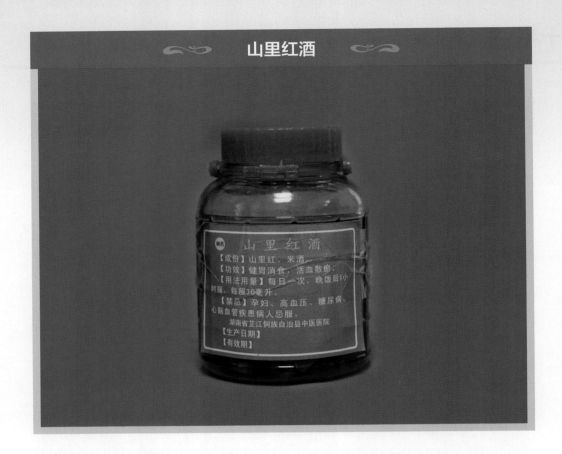

【药品名称】山里红酒 Shanlihong Jiu

【处方组成】山里红、米酒。

【功能主治】健胃消食，活血散淤。

【用法用量】每日一次，晚饭后1小时服，每服30毫升。

【禁　　忌】孕妇、糖尿病、高血压、心脑血管疾患病人忌服。

【生产单位】芷江侗族自治县中医医院

　　　　　　本制剂仅限本医疗机构使用

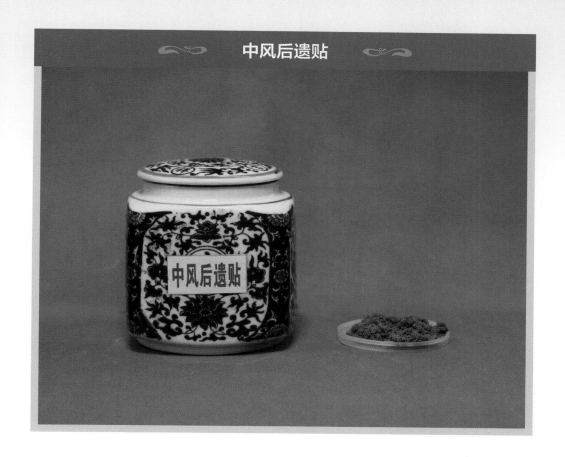

中风后遗贴

【药品名称】中风后遗贴 Zhongfeng Houyi Tie

【处方组成】大伸筋、蜈蚣、桑枝、大风藤等。

【功能主治】活血化瘀，伸筋活络。治中风偏瘫。

【用法用量】穴位贴敷。

【生产单位】芷江侗族自治县中医医院

　　　　　　本制剂仅限本医疗机构使用

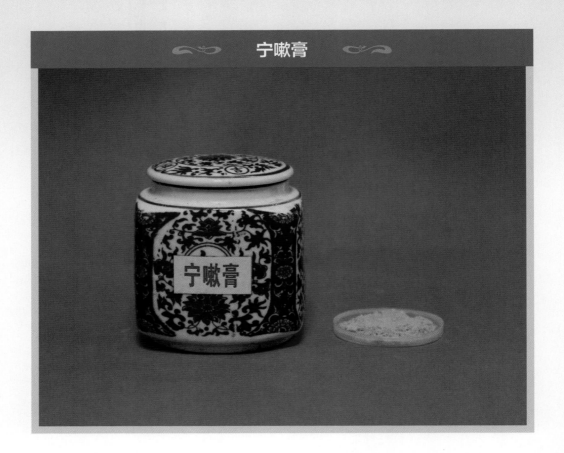

【药品名称】宁嗽膏 Ningsou Gao

【处方组成】棕树根、百合等。

【功能主治】止咳化痰。

【用法用量】外敷。

【生产单位】芷江侗族自治县中医医院

　　　　　　本制剂仅限本医疗机构使用

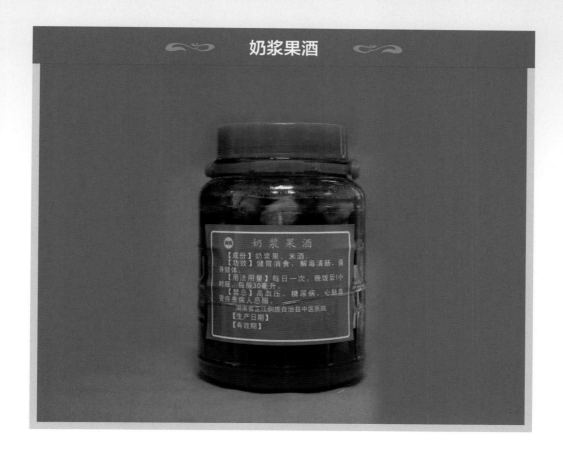

奶浆果酒

【药品名称】奶浆果酒 Naijiangguo Jiu

【处方组成】奶浆果、米酒。

【功能主治】健胃消食，解毒清肠，强身健体。

【用法用量】每日一次，晚饭后1小时服，每服30毫升。

【禁　　忌】高血压、糖尿病、心脑血管疾患病人忌服。

【生产单位】芷江侗族自治县中医医院

　　　　　　本制剂仅限本医疗机构使用

光剑

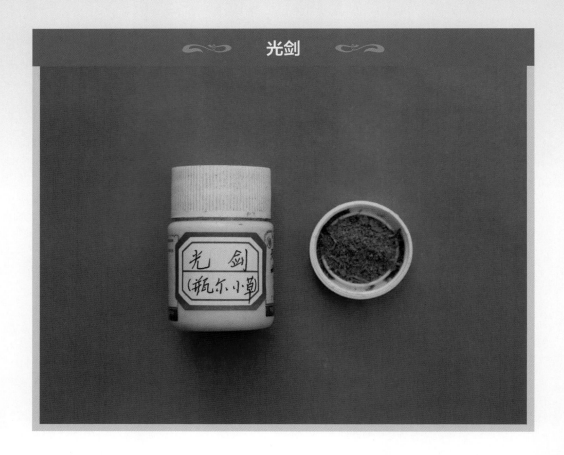

【药品名称】光剑 Guangjian

【处方组成】光剑（瓶尔小草）。

【性　　味】微甘、苦、凉。

【功能主治】凉血，清热解毒，消肿止痛。用于喉痛，喉痹、白喉，小儿肺炎，毒蛇咬伤，疔疮肿青等症。

【用法用量】用冷水冲服，一次10g，或外敷。

【生产单位】芷江侗族自治县中医医院

本制剂仅限本医疗机构使用

伤科膏

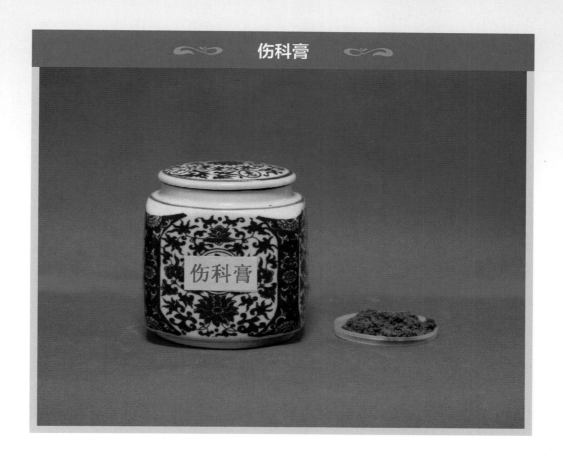

【药品名称】伤科膏 Shangke Gao

【处方组成】三七、大黄、蝎子、蜈蚣、羊角藤、黄藤木等。

【功能主治】行气活血，化瘀止痛。用于跌打损伤引起的疼痛，风湿关节炎，颈椎病，腰椎病等产生的疼痛。

【用法用量】外用。

【生产单位】芷江侗族自治县中医医院

　　　　　　本制剂仅限本医疗机构使用

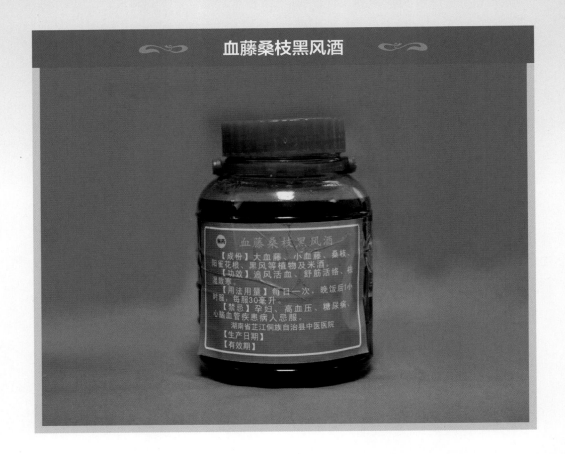

【药品名称】血藤桑枝黑风酒 Xueteng Sangzhi Heifeng Jiu

【处方组成】大血藤、小血藤、桑枝、阳雀花根、黑风等植物及米酒。

【功能主治】追风活血，舒筋活络，祛湿散寒。

【用法用量】每日一次，晚饭后1小时服，每服30毫升。

【禁　　忌】孕妇、高血压、糖尿病、心脑血管疾患病人忌服。

【生产单位】芷江侗族自治县中医医院

本制剂仅限本医疗机构使用

侗药圣灵膏

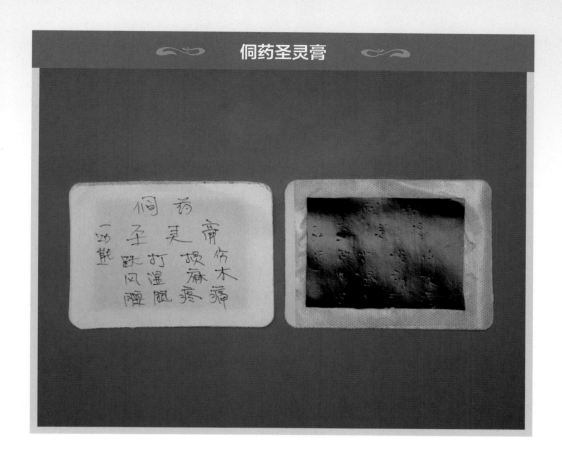

【药品名称】侗药圣灵膏 Dongyao Shengling Gao

【处方组成】接骨茶、伸筋草等。

【功能主治】跌打损伤，风湿麻木，腰腿疼痛。

【用法用量】在医生指导下贴敷。

【生产单位】芷江侗族自治县中医医院

本制剂仅限本医疗机构使用

侗药老方圣灵膏

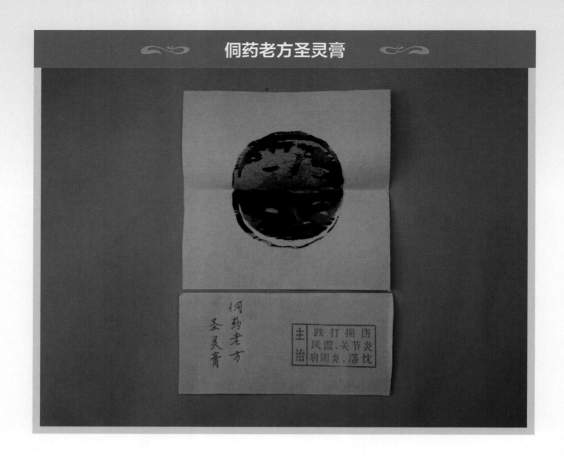

【药品名称】侗药老方圣灵膏 Dongyao Laofangshengling Gao

【处方组成】秘方。

【功能主治】跌打损伤，风湿，关节炎，肩周炎，落枕。

【用法用量】外用。

【生产单位】芷江侗族自治县中医医院

　　　　　　本制剂仅限本医疗机构使用

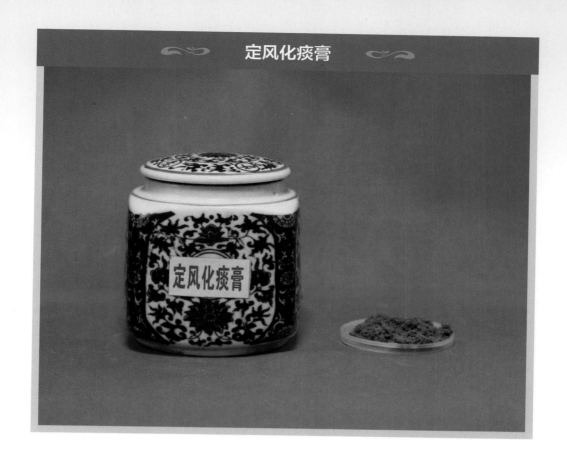

定风化痰膏

【药品名称】定风化痰膏 Dingfeng Huatan Gao

【处方组成】天麻、钩藤等。

【功能主治】化痰，通络。治中风。

【用法用量】外敷。

【生产单位】芷江侗族自治县中医医院

　　　　　　本制剂仅限本医疗机构使用

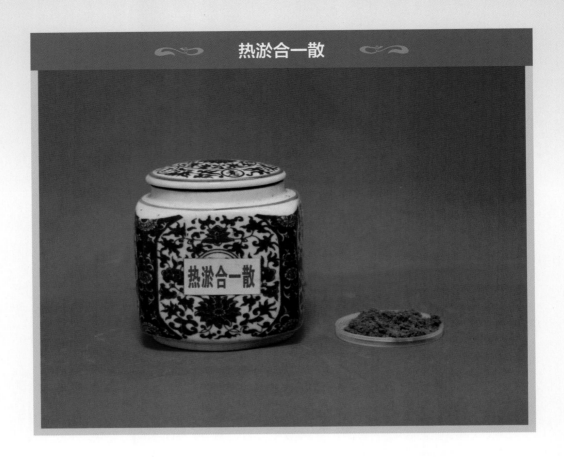

【药品名称】热淤合一散 Reyuheyi San

【处方组成】蚯蚓、蜈蚣、乳香等。

【功能主治】清热活血，理气止痛，胃腹疼痛。

【用法用量】穴位贴敷。

【生产单位】芷江侗族自治县中医医院

　　　　　　本制剂仅限本医疗机构使用

破岩珠

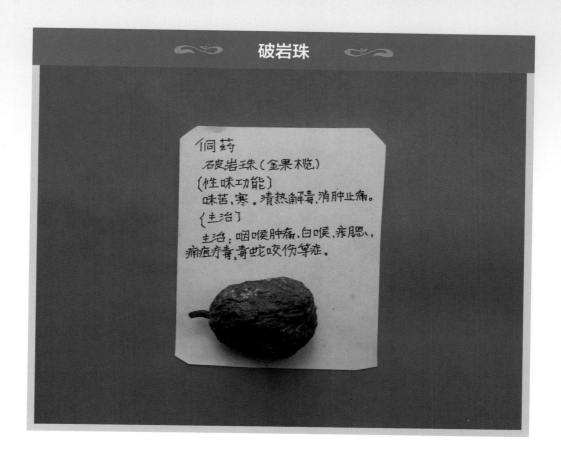

侗药

破岩珠（金果榄）

【性味功能】

味苦，寒。清热解毒，消肿止痛。

【主治】

主治：咽喉肿痛、白喉、痄腮、痈疽疔毒、毒蛇咬伤等症。

【药品名称】破岩珠 Poyanzhu

【处方组成】破岩珠（金果榄）。

【性　　味】味苦，寒。

【功能主治】清热解毒，消肿止痛。用于咽喉肿痛，白喉，痄腮，痈疽疔毒，毒蛇咬伤等症。

【用法用量】捣碎敷于患处。

【生产单位】芷江侗族自治县中医医院

　　　　　　本制剂仅限本医疗机构使用

铁灯台（七叶一支花）

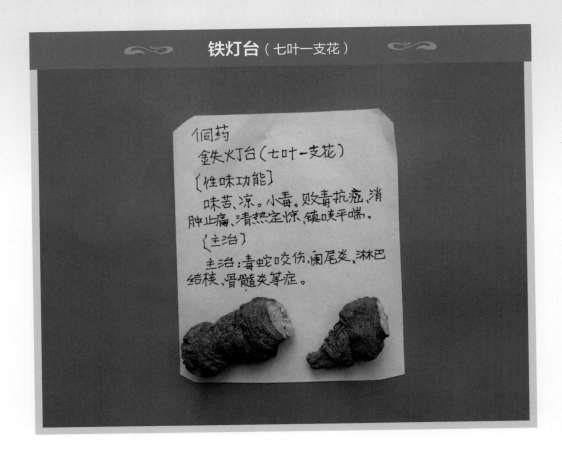

【药品名称】铁灯台（七叶一支花）Tiedengtai

【处方组成】铁灯台（七叶一支花）。

【性　　味】味苦、凉。小毒。

【功能主治】败毒抗癌，消肿止痛，清热定惊，镇咳干喘。用于毒蛇咬伤，阑尾炎，淋巴结核，
　　　　　　骨髓炎等症。

【用法用量】捣碎敷于患处。

【生产单位】芷江侗族自治县中医医院
　　　　　　本制剂仅限本医疗机构使用

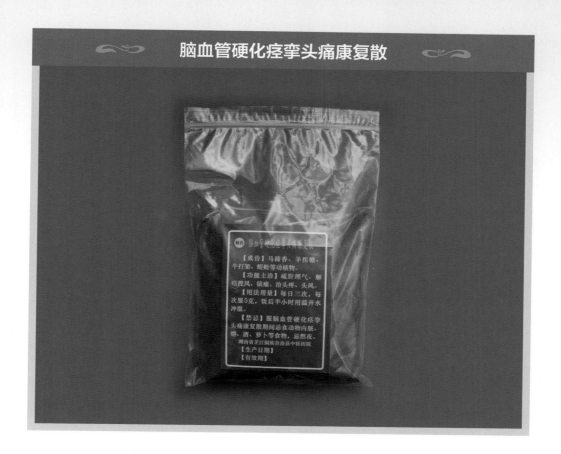

脑血管硬化痉挛头痛康复散

【**药品名称**】脑血管硬化痉挛头痛康复散 Naoxueguanyinghua Jingluantoutong Kangfu San

【**处方组成**】马蹄香、羊拐糖、牛打架、蜈蚣等。

【**功能主治**】疏肝理气，解痉搜风，镇痛。治头疼，头风。

【**用法用量**】每日三次，每次服5克，饭后半小时用温开水冲服。

【**禁　　忌**】用药期间忌食动物内脏、烟、酒、萝卜等食物，忌熬夜。

【**生产单位**】芷江侗族自治县中医医院

　　　　　　本制剂仅限本医疗机构使用

脑梗后遗症康复散

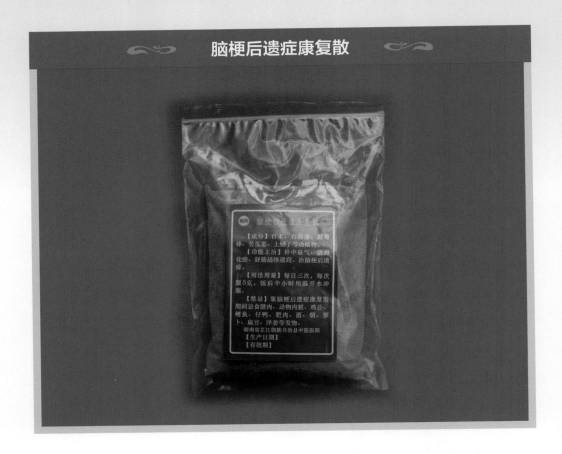

【药品名称】脑梗后遗症康复散 Naogenghouyizheng Kangfu San

【处方组成】百本、石菖蒲、野葛棒、苦瓜蒌、土鳝子等。

【功能主治】补中益气，活血化瘀，舒筋活络通窍。治脑梗后遗症。

【用法用量】每日三次，每次服5克，饭后半小时用温开水冲服。

【禁　　忌】用药期间忌食腊肉、动物内脏、鸡公、鲤鱼、仔鸭、肥肉、酒、烟、萝卜、扁豆、洋姜等发物。

【生产单位】芷江侗族自治县中医医院

本制剂仅限本医疗机构使用

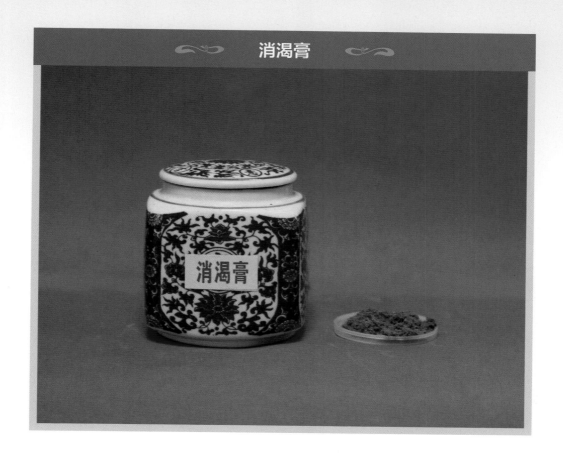

消渴膏

【药品名称】消渴膏 Xiaoke Gao

【处方组成】葛根、丹参等。

【功能主治】清热养阴，生津止咳，消糖尿病。

【用法用量】口服。

【生产单位】芷江侗族自治县中医医院

　　　　　　本制剂仅限本医疗机构使用

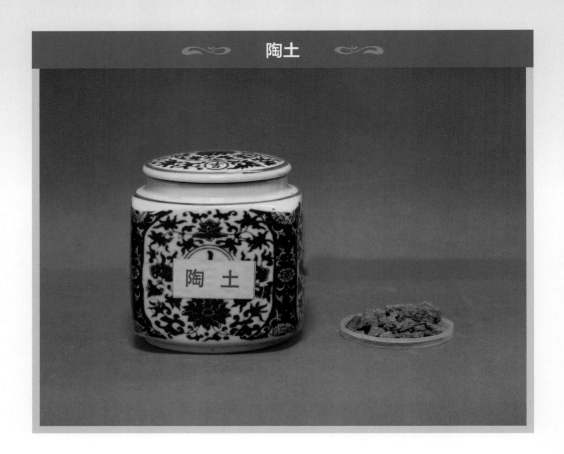

【药品名称】陶土Taotu

【处方组成】芷江镇陶土。

【功能主治】清热解毒，百草枯中毒。

【用法用量】用陶土调成糊状，口服。

【生产单位】芷江侗族自治县中医医院

　　　　　　本制剂仅限本医疗机构使用

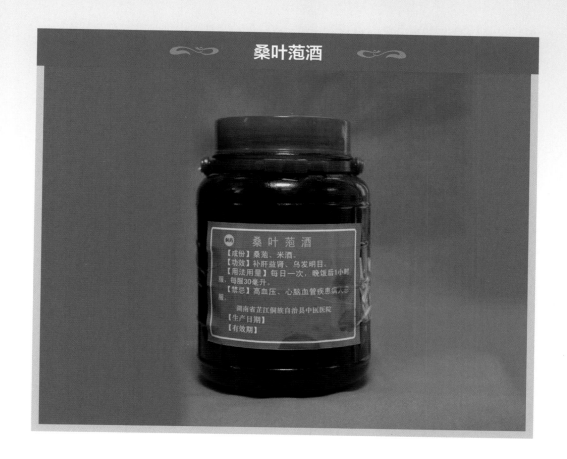

桑叶葩酒

桑 叶 葩 酒

【成份】桑葩、米酒。
【功效】补肝益肾、乌发明目。
【用法用量】每日一次，晚饭后1小时服，每服30毫升
服，每服30毫升。
【禁忌】高血压、心脑血管疾患病人忌服。

湖南省芷江侗族自治县中医医院

【生产日期】
【有效期】

【药品名称】桑叶葩酒 Sangyepao Jiu

【处方组成】桑葩、米酒。

【功能主治】补肝益肾，乌发明目。

【用法用量】每日一次，晚饭后1小时服，每服30毫升。

【禁　　忌】高血压、心脑血管疾患病人忌服。

【生产单位】芷江侗族自治县中医医院

　　　　　　本制剂仅限本医疗机构使用

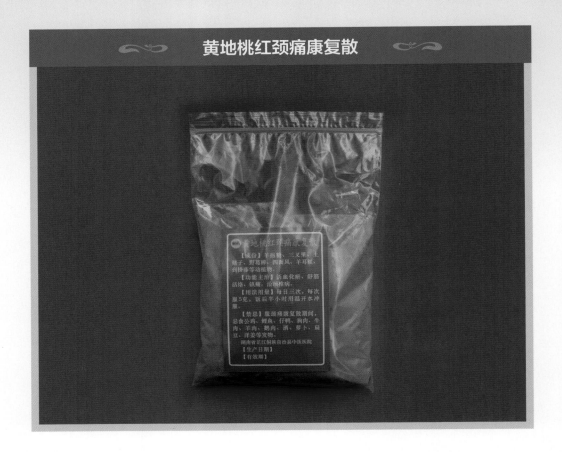

黄地桃红颈痛康复散

【药品名称】黄地桃红颈痛康复散 Huangditaohong Jingtong Kangfu San

【处方组成】羊拐糖、三叉果、土鳝子、野葛棒、四面风、羊耳红、倒挂藤等。

【功能主治】活血化瘀，舒筋活络，镇痛。治颈椎病。

【用法用量】每日三次，每次服5克，饭后半小时用温开水冲服。

【禁　　忌】用药期间忌食公鸡、鲤鱼、仔鸭、狗肉、牛肉、羊肉、鹅肉、酒、萝卜、扁豆、洋姜等发物。

【生产单位】芷江侗族自治县中医医院

本制剂仅限本医疗机构使用

蛇细草

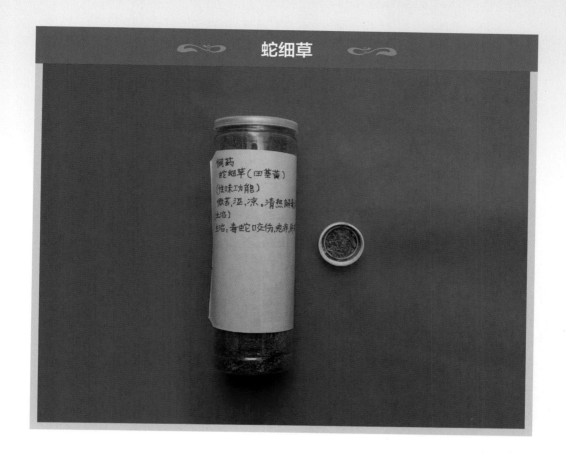

【药品名称】蛇细草Shexicao

【处方组成】蛇细草（田基黄）

【性　　味】微苦，涩，凉。

【功能主治】清热解毒，利尿，生津。毒蛇咬伤，疮疖，肝炎等。

【用法用量】内服，用冷水冲服，一次30～50g，外敷。

【生产单位】芷江侗族自治县中医医院

　　　　　　本制剂仅限本医疗机构使用

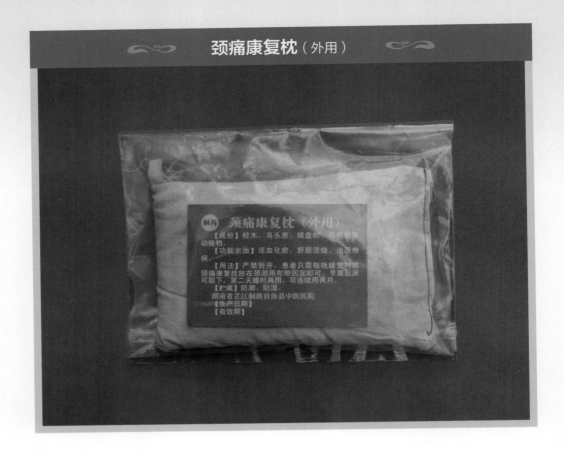

【药品名称】颈痛康复枕（外用）Jingtong Kangfu Zhen

【处方组成】棕木、乌头崽、棋盘蛇、乌梢蛇等。

【功能主治】活血化瘀，舒筋活络。治颈椎病。

【用法用量】严禁拆开，患者只需每晚睡觉时将颈痛康复枕放在颈部用布带固定即可，早晨起床
可取下，第二天睡时再用，可连续用两月。

【贮　　藏】防潮、防湿。

【生产单位】芷江侗族自治县中医医院

本制剂仅限本医疗机构使用

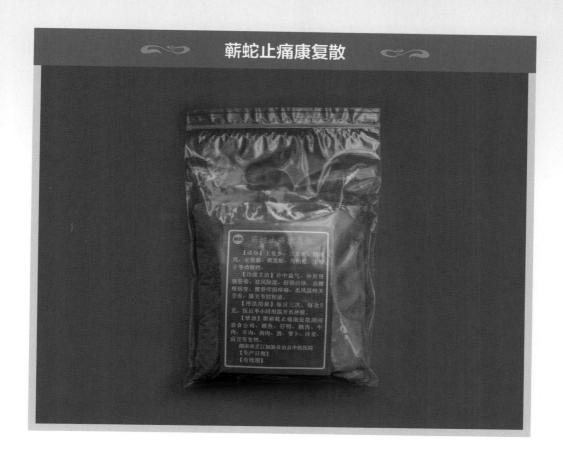

蕲蛇止痛康复散

【药品名称】蕲蛇止痛康复散 Qishe Zhitong Kangfu San

【处方组成】土党参、三叉果、四面风、无根藤、棋盘蛇、乌梢蛇、土鳝子等。

【功能主治】补中益气，补肝肾强筋骨，祛风除湿，舒筋活络。治腰椎病变，腰脊劳损疼痛，类风湿性关节炎，膝关节腔积液。

【用法用量】每日三次，每次5克，饭后半小时用温开水冲服。

【禁　　忌】用药期间忌食公鸡、鲤鱼、仔鸭、鹅肉、牛肉、羊肉、狗肉、酒、萝卜、洋姜、扁豆等发物。

【生产单位】芷江侗族自治县中医医院

本制剂仅限本医疗机构使用

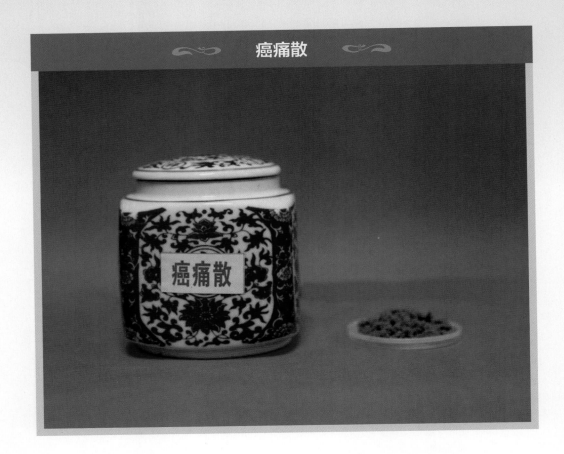

【药品名称】癌痛散Aitong San

【处方组成】蝎子、蜈蚣等。

【功能主治】镇痛。各种癌症病痛，咯血。

【用法用量】口服。

【生产单位】芷江侗族自治县中医医院

　　　　　　本制剂仅限本医疗机构使用

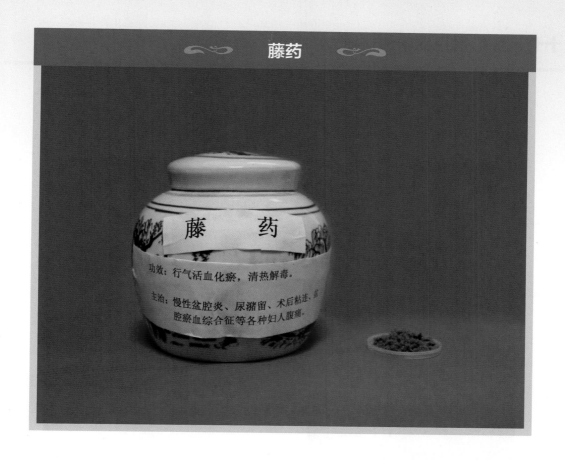

【药品名称】藤药Tengyao

【处方组成】大血藤等。

【功能主治】行气活血化瘀，清热解毒。用于慢性盆腔炎，尿潴留，术后粘连，盆腔淤血综合征等各种妇人腹痛。

【用法用量】用醋调，外敷。

【生产单位】芷江侗族自治县中医医院

本制剂仅限本医疗机构使用

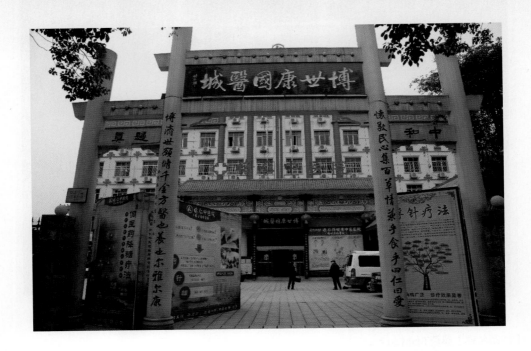

　　怀仁博世康中医医院是怀仁健康产业集团旗下，集中医治疗、中医养生、中医教育为一体的专业中医院，经营面积达5000平方米。秉承怀仁"普怀仁爱，康民济世"的企业理念，紧扣"好医·好药·好疗效"的主体价值观，聚集武陵山片区的高年资的老中医，精选高品质道地药材，整合针灸推拿等传统外治疗法，形成了心脑血管专科、疼痛专科、针灸推拿、中医妇科、中医脾胃专科、中医男科、不育不孕等特色专科，并建立了康复理疗中心、现代化住院病房，让西医不好解决的问题中医来解决；致力于普及中医的治病、养生、保健知识，为怀化市民提供专业、有效、方便的中医医疗服务！

　　医院拥有"侗药祛风丸1号""侗药祛风丸2号""侗药清疡粉"等协定方剂。

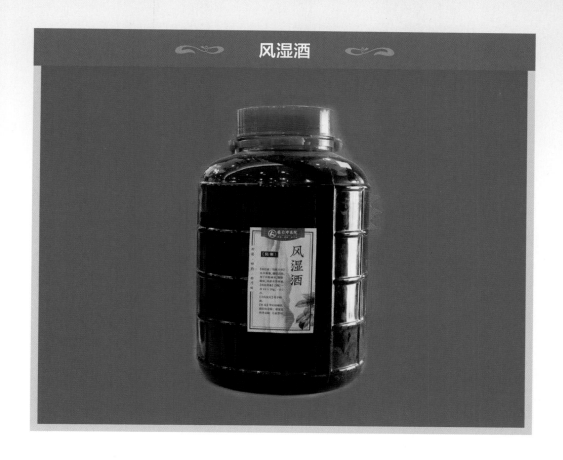

【药品名称】风湿酒 Fengshi Jiu

【处方组成】马甲固、鱼腥草叶等。

【功能主治】祛风燥湿，通经活络。用于四肢麻木，腰膝酸软，风湿关节疼痛。

【用法用量】口服，一次15～20g，一日2次。

【不良反应】尚不明确。

【禁　　忌】孕妇及哺乳期妇女忌服；感冒发热者忌服；儿童禁用。

【生产单位】怀仁博世康中医医院

　　　　　　　本制剂仅限本医疗机构使用

侗药降糖一号（治疗方）

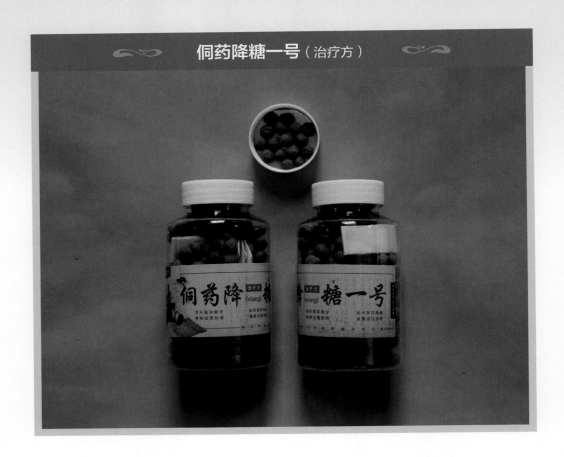

【药品名称】侗药降糖一号（治疗方） Dongyao Jiangtang Yihao

【处方组成】野苦瓜根、葛根、铁皮石斛等。

【功能主治】清除血液垃圾，调理五脏阴阳，血糖回归正常。

【用法用量】口服。一次10克，一天3次。

【生产单位】怀仁博世康中医医院

　　　　　　本制剂仅限本医疗机构使用

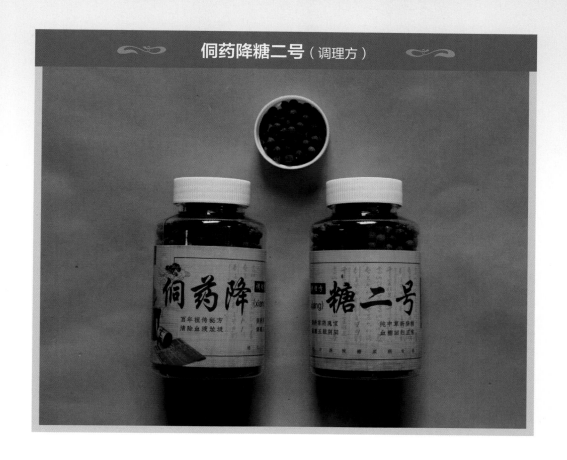

侗药降糖二号（调理方）

【药品名称】侗药降糖二号（调理方） Dongyao Jiangtang Erhao

【处方组成】黄芪、苦瓜干、葛根、铁皮石斛等。

【功能主治】清除血液垃圾，调理五脏阴阳，血糖回归正常。

【用法用量】口服。一次10克，一天3次。

【生产单位】怀仁博世康中医医院

本制剂仅限本医疗机构使用

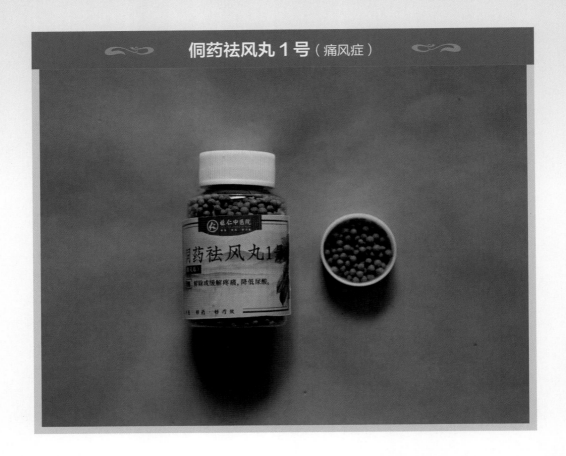

【药品名称】侗药祛风丸1号（痛风症） Dongyao Qufengwan Yihao

【处方组成】海金沙、木通、黄芪等。

【功能主治】解除或缓解疼痛，降低尿酸。

【用法用量】口服。一次10克，一天2次。

【生产单位】怀仁博世康中医医院

　　　　　　本制剂仅限本医疗机构使用

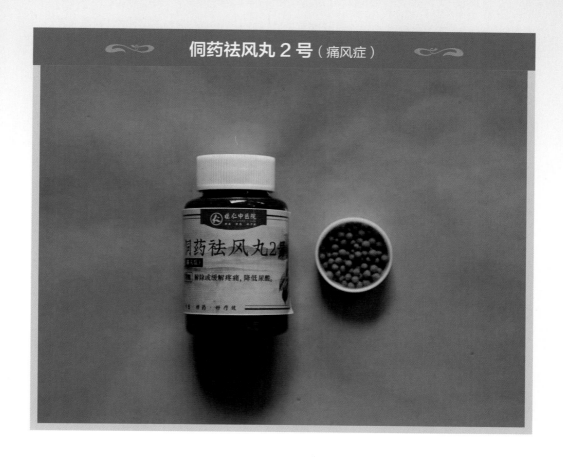

侗药祛风丸 2 号（痛风症）

【药品名称】侗药祛风丸2号（痛风症） Dongyao Qufengwan Erhao

【处方组成】老虎橘根、秦艽、续断、防风等。

【功能主治】解除或缓解疼痛，降低尿酸。

【用法用量】口服。一次10克，一天2次。

【生产单位】怀仁博世康中医医院

　　　　　　本制剂仅限本医疗机构使用

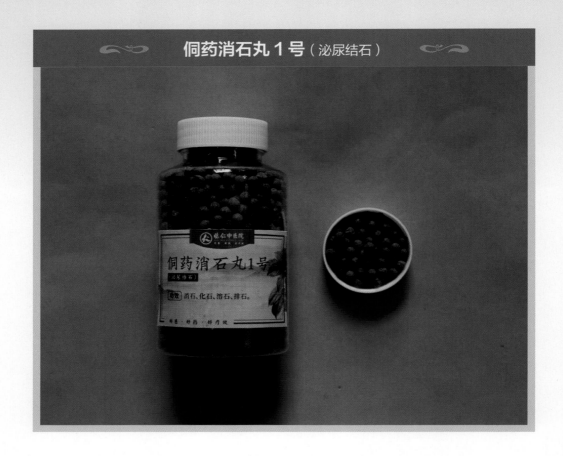

【药品名称】侗药消石丸1号（泌尿结石） Dongyao Xiaoshiwan Yihao

【处方组成】白茅根、金钱草、十大功劳、滑石粉等。

【功能主治】消石，化石，溶石，排石。

【用法用量】口服。一次10克，一天2次。

【生产单位】怀仁博世康中医医院

　　　　　　本制剂仅限本医疗机构使用

侗药消石散 2 号（肝胆结石）

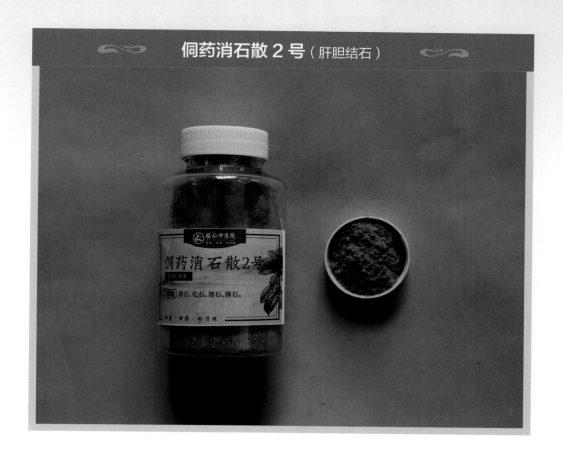

【**药品名称**】侗药消石散2号（肝胆结石） Dongyao Xiaoshisan Erhao

【**处方组成**】海金沙、刀豆子等。

【**功能主治**】消石，化石，溶石，排石。

【**用法用量**】调蜂蜜，内服。

【**生产单位**】怀仁博世康中医医院

　　　　　　　本制剂仅限本医疗机构使用

侗药接骨1号

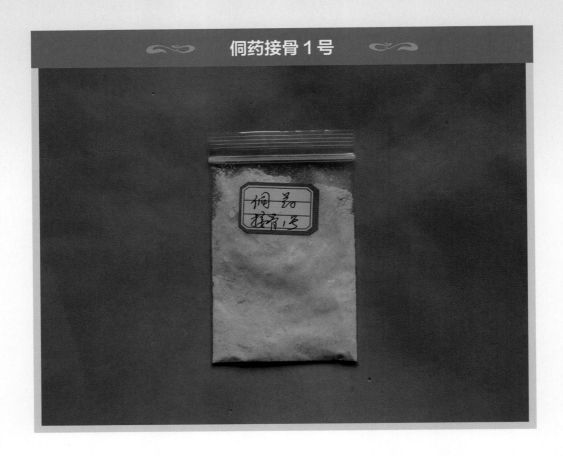

【药品名称】侗药接骨1号 Dongyao Jiegu Yihao

【处方组成】制马钱子、梅子皮等。

【功能主治】接骨。

【用法用量】开水冲服。

【生产单位】怀仁博世康中医医院

本制剂仅限本医疗机构使用

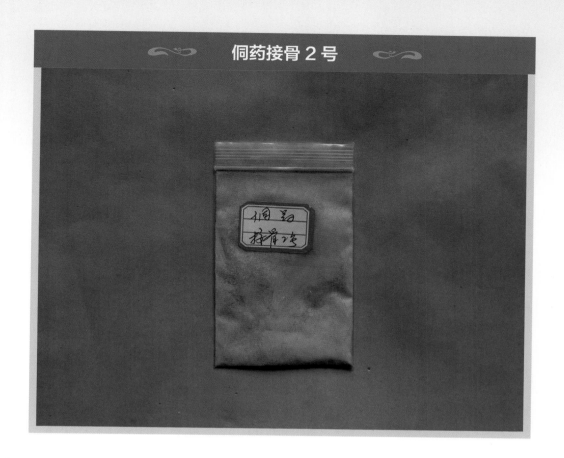

【药品名称】侗药接骨2号 Dongyao Jiegu Erhao

【处方组成】猫公藤、血竭等。

【功能主治】接骨，治顽固性骨不连。

【用法用量】配中药熬服。

【生产单位】怀仁博世康中医医院

         本制剂仅限本医疗机构使用

侗药清疡粉

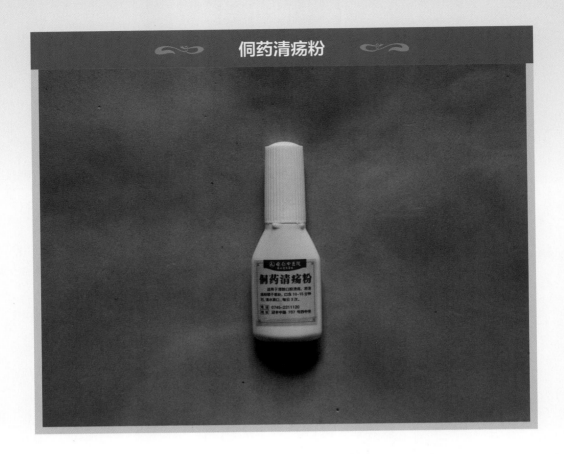

【药品名称】侗药清疡粉Dongyao Qingyang Fen

【处方组成】马甲固、鱼腥草叶等。

【功能主治】清除口腔溃疡。

【用法用量】将清疡粉喷于患处，口含10～15分钟后，清水漱口，每日3次。

【生产单位】怀仁博世康中医医院

　　　　　　本制剂仅限本医疗机构使用

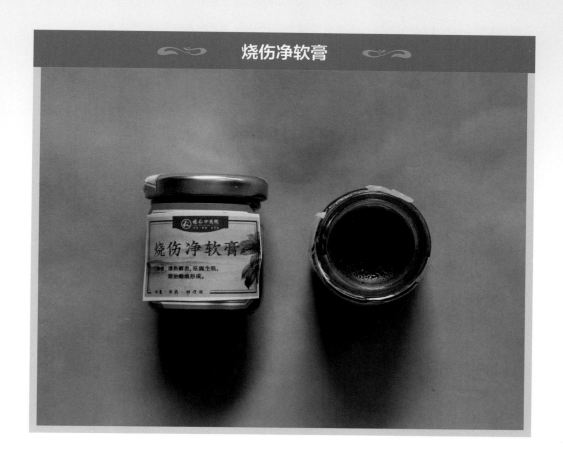

【药品名称】烧伤净软膏Shaoshangjing Ruangao

【处方组成】黄油、山羊家、吗纹叶等。

【功能主治】清热解表，祛腐生肌，防治癫痕形成。

【用法用量】取适量外用。

【生产单位】怀仁博世康中医医院

　　　　　　本制剂仅限本医疗机构使用

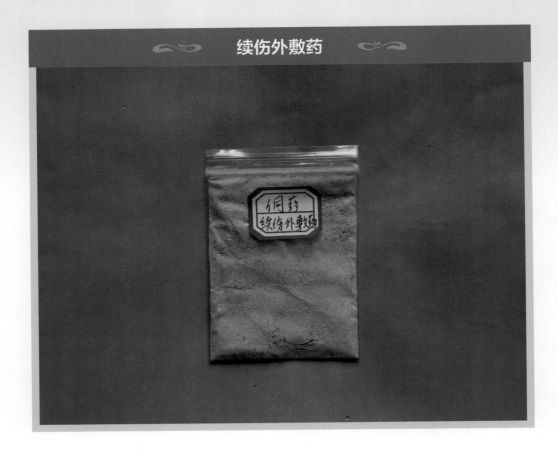

【药品名称】续伤外敷药 Xushang Waifu Yao

【处方组成】黄己等。

【功能主治】治疗各种疼痛。

【用法用量】外敷。

【生产单位】怀仁博世康中医医院

　　　　　　本制剂仅限本医疗机构使用

腰痹丸

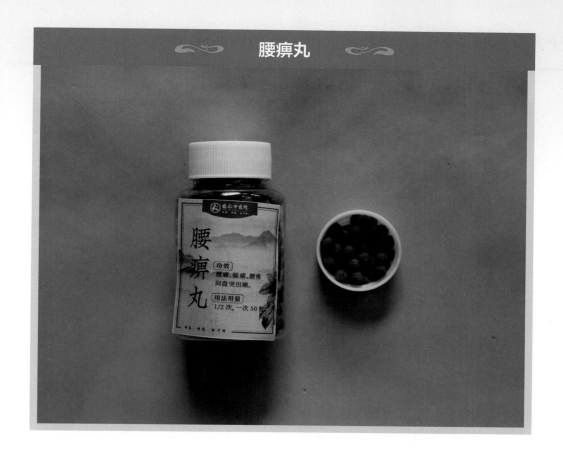

【药品名称】腰痹丸 Yaobi Wan

【处方组成】续断、伸筋草、鹿胶等。

【功能主治】腰痛，腿痛，腰椎间盘突出痛。

【用法用量】一日2次，一次50粒。

【生产单位】怀仁博世康中医医院

　　　　　　本制剂仅限本医疗机构使用

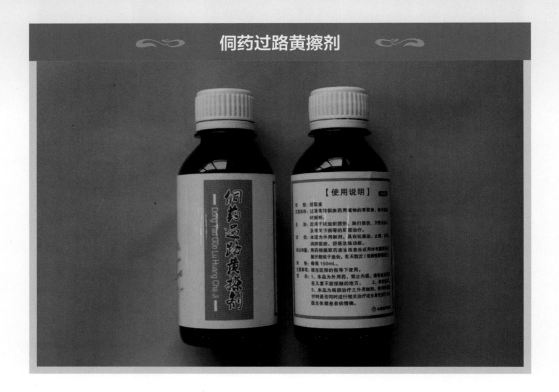

【药品名称】侗药过路黄擦剂 Dongyao Guoluhuang Caji

【处方组成】过路黄等的萃取物。

【功能主治】抗感染，止痛，消炎，消肿散瘀，舒筋活络。适用于软组织损伤，跌打损伤，刀伤出血以及骨关节病等的局部治疗。

【规　　格】每瓶150mL。

【用法用量】外用制剂，用药棉蘸取药液涂抹患处或用纱布蘸取药液展开敷贴于患处，每天数次（依病情需要而定）。

【禁　　忌】1. 本品为外用药，禁止内服。请将此药品放在儿童不能接触的地方。2. 孕妇慎用。3. 本品为局部治疗之外用制剂，使用药液治疗时是否同时进行相关治疗或全身性治疗应由医生依据患者病情确定。

【注意事项】请在医师的指导下使用。

【生产单位】黔东南州民族医药研究院附属苗医医院

本制剂仅限本医疗机构使用

十九、岑氏侗医药诊所

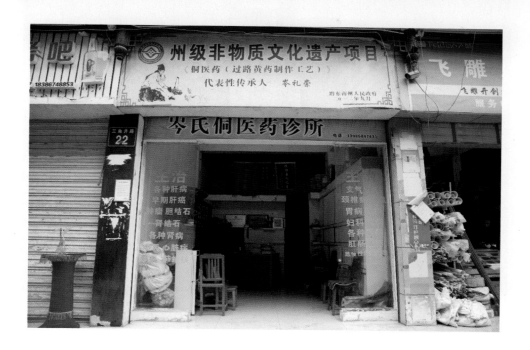

  岑氏侗医药诊所是黔东南州从江县一家提供侗医药服务的民营医疗机构。诊所主治肝病、肝癌、肿瘤、胆结石、肾结石、各种肾病、中风、心脏病、瘫痪、肺结核、支气管炎、颈椎病、痛风、胃病、腰椎、妇科、儿科、肛肠痔瘘、急慢性前列腺炎等侗族地区的常发病和多发病。

  岑氏家族四代行医，第四代侗医药传承人岑礼崇为诊所主治大夫，他是黔东南苗族侗族自治州政府认定的州级非物质文化遗产项目侗医药"过路黄药制作工艺"的代表性传承人。岑礼崇在肝病和儿科病治疗方面有独特优势，受到侗族患者的广泛赞誉。他的《侗药医治"疗毒"（小儿手口足病）》一文被收入《中国医学创新发展》一书。

  岑氏侗医药诊所以岑氏祖传侗药秘方为基础，使用黔东南州侗族聚居区的野生药材，制备了一批供诊所自己使用的制剂，取得了良好的疗效。

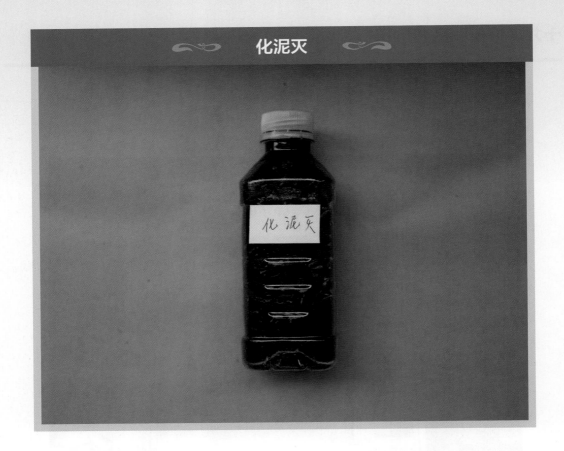

【药品名称】化泥灭 Huanimie

【处方组成】化泥灭。

【功能主治】小儿发烧、发痧。

【用法用量】外用。擦脑门太阳穴、胸部、背上，哪里抽筋擦哪里，擦10～30分钟。颈椎酸痛的拿药水放在布包，慢慢捶30分钟以上。男人40岁以上身体不强，每天擦两次，连擦三天，身体就强了。

【禁　　忌】禁止内服。

【生产单位】岑氏侗医药诊所

　　　　　　本制剂仅限本医疗机构使用

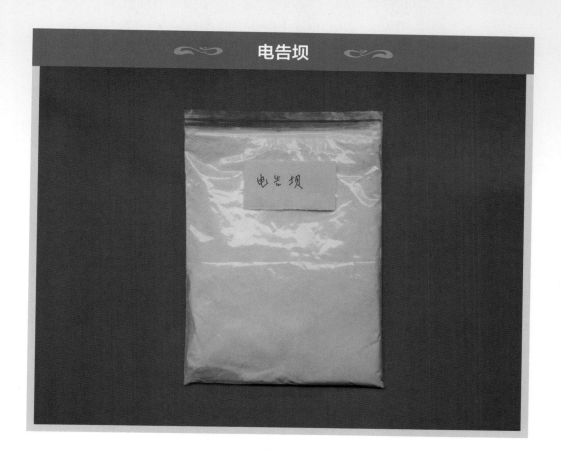

【药品名称】电告坝 Diangaoba

【处方组成】电告坝。

【功能主治】治肾结石。

【用法用量】一次5克，一日3次。开水冲服。

【生产单位】岑氏侗医药诊所

　　　　　　本制剂仅限本医疗机构使用

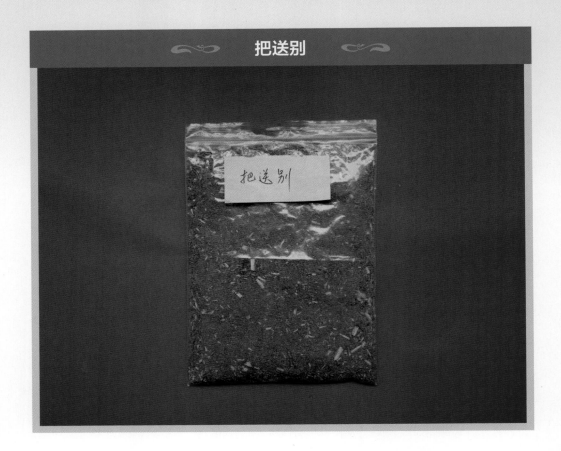

【药品名称】把送别 Basongbie

【处方组成】把送别。

【功能主治】脑中风，心脑血管疾病。

【用法用量】用葱花根煮水冲服。一次5克，一日3次。

【生产单位】岑氏侗医药诊所

　　　　　　本制剂仅限本医疗机构使用

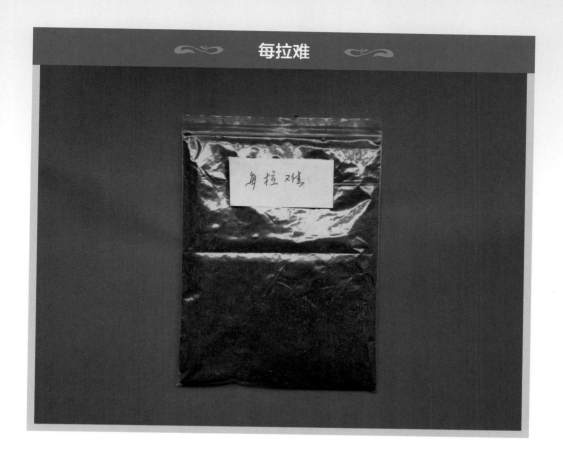

【药品名称】每拉难Meila'nan

【处方组成】每拉难。

【功能主治】乙肝。

【用法用量】取5克药粉放入蒸鸡蛋中。一日3次。

【生产单位】岑氏侗医药诊所

本制剂仅限本医疗机构使用

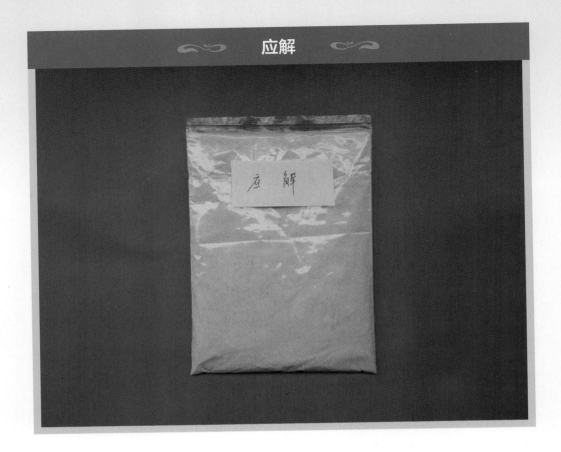

【药品名称】应解 Yingjie

【处方组成】应解。

【功能主治】治胆结石。

【用法用量】用过路黄煮水冲服。一次3克，一日3次。

【生产单位】岑氏侗医药诊所

　　　　　　本制剂仅限本医疗机构使用

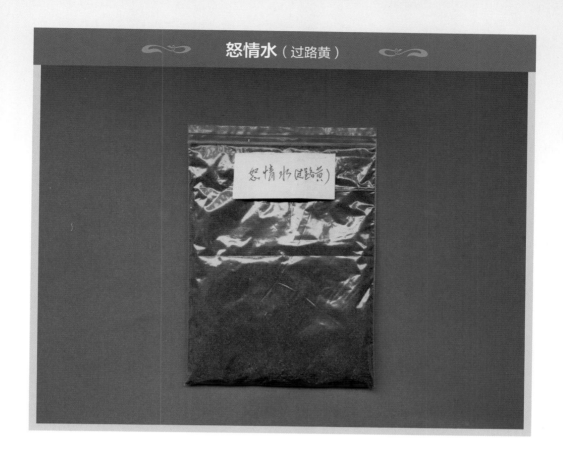

怒情水（过路黄）

【药品名称】 怒情水（过路黄） Nuqingshui

【处方组成】 怒情水（过路黄）。

【功能主治】 用于热淋，砂淋，黄疸，肝胆结石，尿路结石，痛肿疔疮，毒蛇咬伤。

【用法用量】 1.胆结石：金钱草30g、鲜鬼针草60g，载叶铁扫帚30g。水煎服。2.热淋，砂淋：①金钱草30g。水煎服。②金钱草、车前草、海金沙各30g，水煎服。3.胆囊炎：金钱草50g、虎杖15g，水煎服。如有疼痛加郁金15g。4.肾结石：金钱草、车前草各15g，滑石30g，生地、续断、桑寄生各12g，补骨脂、杜仲、丹参、香附各10g。水煎服。5.黄疸型肝炎：①金钱草、蒲公英、板蓝根各30g，水煎服。②金钱草、茵陈、虎杖各10g，紫金牛15g，仙鹤草12g，水煎服。6.蕈中毒、药物中毒：鲜金钱草60g，水煎服。7.坐骨神经痛：取生过路黄捣烂敷患处。8.肝硬化腹水：取生/干的过路黄适量研成粉，酒调成糊状，贴肚脐，固定好，三天一换。

【生产单位】 岑氏侗医药诊所

本制剂仅限本医疗机构使用

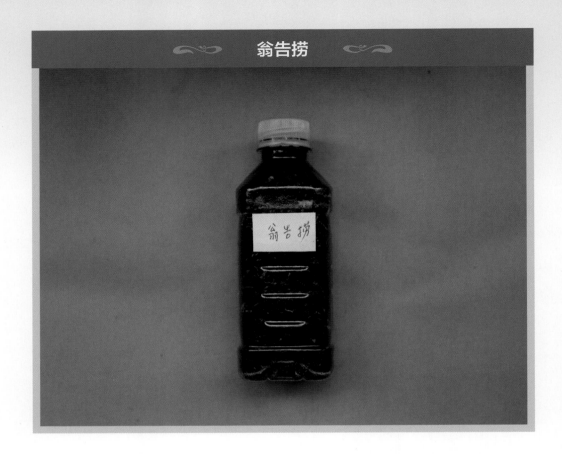

翁告捞

【药品名称】翁告捞 Wenggaolao

【处方组成】翁告捞。

【功能主治】治腰椎、骨质增生。

【用法用量】外用。

【禁　　忌】严禁口服。

【生产单位】岑氏侗医药诊所

　　　　　　本制剂仅限本医疗机构使用

二十、武鸣区中（壮）医医院

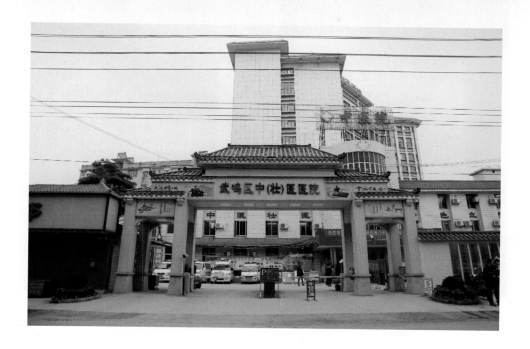

　　武鸣区中（壮）医医院是一所集医疗、教学、科研、预防、养生保健、康复为一体的国家二级甲等中医医院，是医保定点医院。医院在岗职工447人，实际开放床位441张。

　　医院开设有壮医科、治未病科、骨伤科、脾胃病科、针灸推拿科、内科心病科、外科、妇科、儿科等科室。其中，壮医科为国家中医药管理局"十二五"重点专科培育项目，这是广西县级中医民族医医院唯一一家获得国家级项目的科室，同时科室被作为"广西黄氏壮医针灸流派传承工作室"二级工作站进行建设，成为广西县级中医医院民族医重点专科建设和发展的典范；壮医科、针灸推拿科和妇科为自治区基层中医民族医重点专科；脾胃病科为中国初级卫生保健基金会重点帮扶中医专科。

　　医院有30多个协定处方，其中治未病科有9个泡脚方，4个酒剂，3个膏剂等；壮医科有治疗颈椎病的千葛颗粒等。

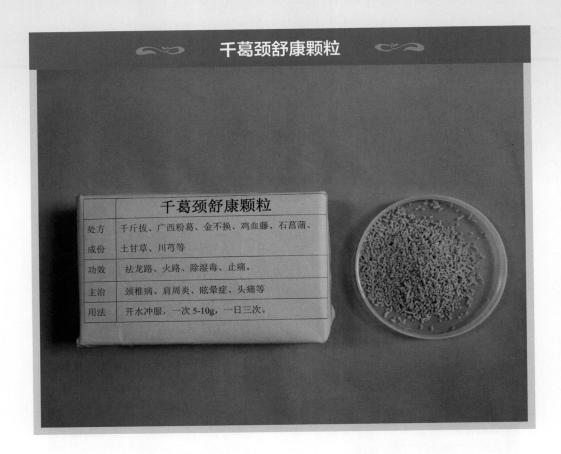

【药品名称】 千葛颈舒康颗粒 Qiange Jingshukang Keli

【处方组成】 千斤拔、广西粉葛、金不换、鸡血藤、石菖蒲、土甘草、川芎等。

【功能主治】 祛龙路、火路，除湿毒、止痛。用于颈椎病，肩周炎，眩晕症，头痛等。

【用法用量】 开水冲服，一次5～10g，一日3次。

【生产单位】 武鸣区中（壮）医医院

本制剂仅限本医疗机构使用

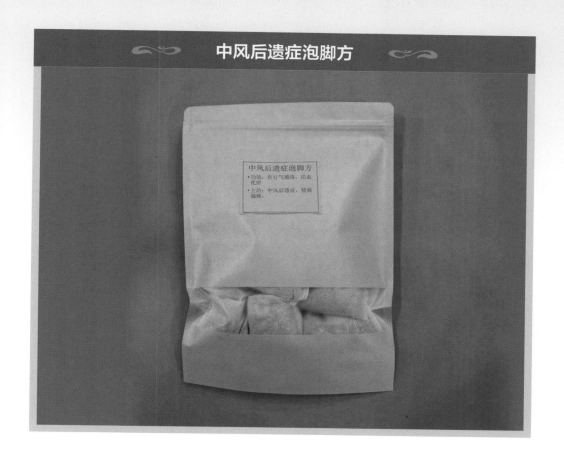

【药品名称】中风后遗症泡脚方 Zhongfeng Houyizheng Paojiao Fang

【处方组成】牛大力、宽筋藤等。

【功能主治】行气通络，活血化瘀。主治中风后遗症，肢麻偏瘫。

【用法用量】将足浴药包放入热水中，温度约40℃。每日睡前泡脚20～30分钟。

【生产单位】武鸣区中（壮）医医院

本制剂仅限本医疗机构使用

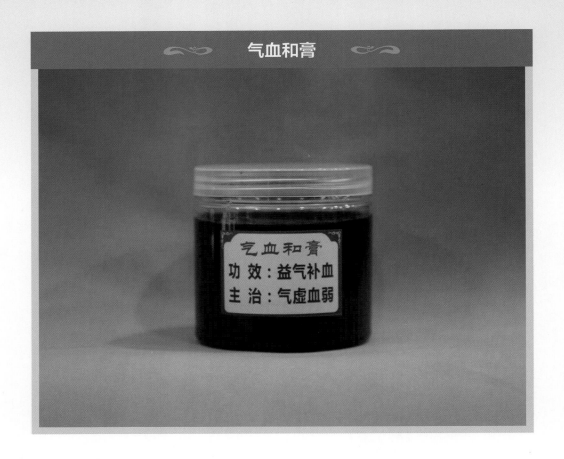

气血和膏

气血和膏
功效：益气补血
主治：气虚血弱

【药品名称】气血和膏Qixuehe Gao

【处方组成】丹参、白术、生地、茯苓、当归、熟地、党参。

【功能主治】益气补血。主治气虚血弱。

【用法用量】水煎浓缩，蜂蜜制膏；每日2次，每次约10～15克，开水20～30mL冲和温服；宜早餐前、晚餐前服用，如感胃肠不适，餐后1小时服，约30天服完。

【注意事项】1.冰箱冷藏室保存，久不服放冰冻室，每次取膏避免将水分带入，以防发霉变质；2.发热、咳嗽痰多、经期、急性腹痛腹泻等情况，应暂时停服，待上述急性疾病治愈后再服用膏方；3.服用膏方时应少食生冷、油腻、煎炸、辛辣、海鲜之品；4.膏方中有人参、黄芪等应忌食萝卜、莱菔子等耗气食物，服含何首乌的膏方要忌猪、羊血及铁剂品；5.膏方不能与牛奶同服；阴虚便秘、潮热者忌辛辣刺激性食物；阳虚便溏、畏寒者忌吃生冷食物；6.如霉变，服用不适请电话咨询。

【生产单位】武鸣区中（壮）医医院

本制剂仅限本医疗机构使用

风湿调理散

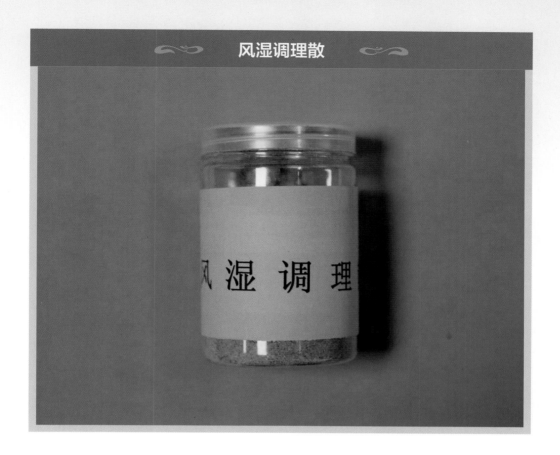

【药品名称】风湿调理散 Fengshi Tiaoli San

【处方组成】海风藤、透骨草、八角枫、伸筋草、威灵仙、白芥子、川乌、宽筋藤、牛膝、艾叶、泽兰、白芷、两面针、大风艾、冰片、骨碎补、麻骨风。

【功能主治】祛风毒，除湿毒，散寒毒，通路消肿止痛。用于风寒湿毒引起的关节肿胀疼痛。

【用法用量】配合陈醋、米酒调匀，加热湿敷于患处。

【禁　　忌】皮肤过敏者或有溃烂者慎用。

【生产单位】武鸣区中（壮）医医院

本制剂仅限本医疗机构使用

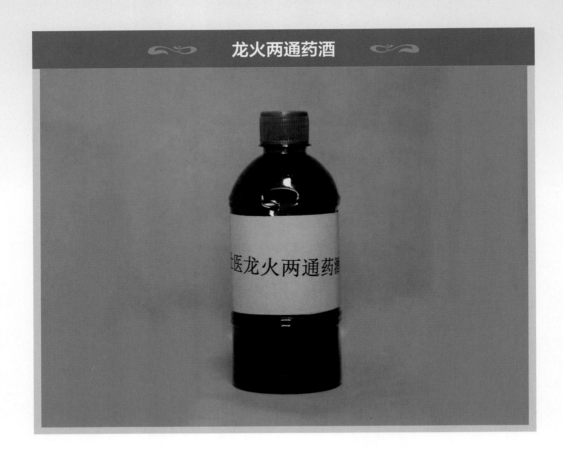

【药品名称】龙火两通药酒 Longhuo Liangtong Yaojiu

【处方组成】当归、牛膝、红花、三七粉、川乌、草乌、木瓜、五加皮、三棱、桑枝、桂枝、海桐皮、苏木、大黄、血竭、羌活、独活、鸡血藤、川芎、两面针、冰片等。

【功能主治】祛风毒，除湿毒，疏通龙路、火路，舒筋止痛。用于风寒湿毒引起颈肩腰腿痛，慢性劳损，软组织损伤等。

【用法用量】浸泡50°米酒1个月后，外涂患处。

【生产单位】武鸣区中（壮）医医院

本制剂仅限本医疗机构使用

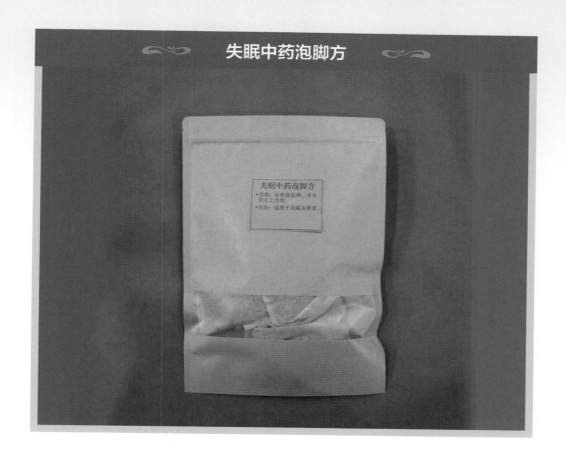

【药品名称】失眠中药泡脚方 Shimian Zhongyao Paojiao Fang

【处方组成】首乌藤、鸡血藤等。

【功能主治】养血安神，引火归元。适用于失眠多梦者。

【用法用量】将足浴药包放入热水中，温度约40℃。每日睡前泡脚20～30分钟。

【生产单位】武鸣区中（壮）医医院

　　　　　　本制剂仅限本医疗机构使用

外风湿烫疗散（Ⅰ号方）

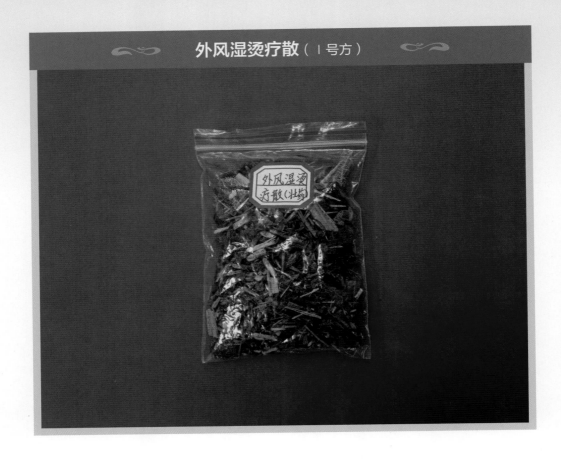

【药品名称】外风湿烫疗散（Ⅰ号方） Waifengshi Tangliao San

【处方组成】艾叶、桂枝、千年健、伸筋草、千斤拔等十九味。

【功能主治】温通经络，祛风除湿，活血止痛，健筋骨，利关节。用于风湿痹痛，淤血寒凝，跌打损伤，陈旧伤，筋骨痛，关节不利等症。

【规　　格】200g/包。

【用法用量】外用。将药包（200g/包）加冷水2升浸润15分钟，煮沸后，改文火煮10分钟，放置水温以患者个体能承受为度（不致烫伤），将药袋取出，挤出部分水分后热敷患处（如热敷前，在药液加入3～5毫升痛必灵效果更佳）。冷却后，再煮热如上法热敷，每次热敷30分钟，每日1～2次，每包使用1～2天。

【禁　　忌】1.跌打损伤24小时内禁用；2.怀孕妇女禁用；3.未明确诊断的肿瘤病人慎用；4.恶性肿瘤禁用；5.对此药物过敏者禁用，过敏体质禁用。

【注意事项】外用药物，禁止内服！

【生产单位】武鸣区中（壮）医医院

　　　　　　本制剂仅限本医疗机构使用

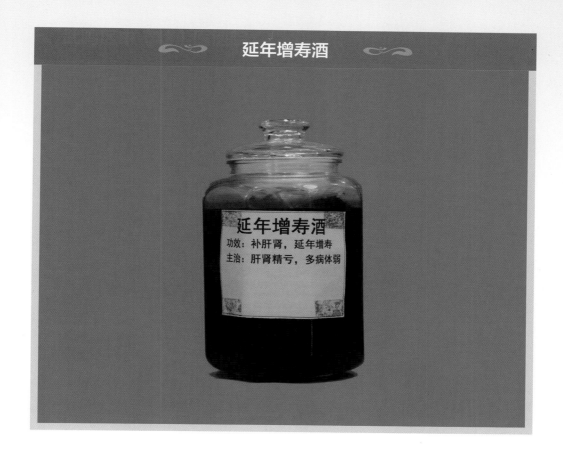

【药品名称】 延年增寿酒 Yannian Zengshou Jiu

【处方组成】 杜仲、牛大力等。

【功能主治】 补肝肾，延年增寿。主治肝肾精亏，多病体弱。

【用法用量】 内服。

【生产单位】 武鸣区中（壮）医医院

  本制剂仅限本医疗机构使用

壮王黑金膏

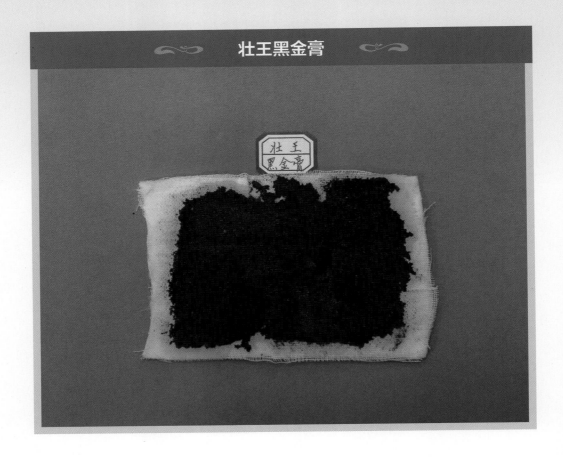

【药品名称】壮王黑金膏 Zhuangwang Heijin Gao

【处方组成】栀子、血竭、黄柏、没药、冰片、木瓜、大黄、土鳖虫、桃仁。

【功能主治】活血通络，消肿止痛，接骨续筋。主治软组织损伤，骨折1、2期损伤。

【用法用量】外用。

【生产单位】武鸣区中（壮）医医院

本制剂仅限本医疗机构使用

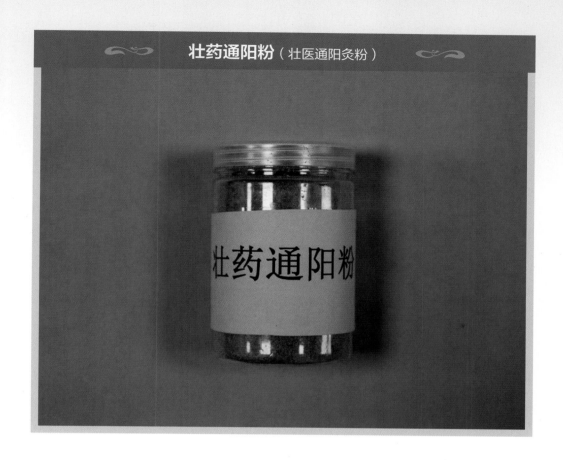

壮药通阳粉（壮医通阳灸粉）

【药品名称】壮药通阳粉（壮医通阳灸粉） Zhuangyao Tongyang Fen

【处方组成】八角枫根、广艾叶、白芷、川椒、川乌、白芥子、元胡、肉桂、细辛、淫羊藿、桂枝等。

【功能主治】通阳调虚，温经散寒。用于虚寒引起的怕冷、麻木、酸累、疼痛等不适。

【用法用量】配合姜汁、米酒调匀，加热湿敷于患处，同时配合艾炷温灸。

【禁　　忌】皮肤过敏者或有溃烂者慎用。

【生产单位】武鸣区中（壮）医医院

本制剂仅限本医疗机构使用

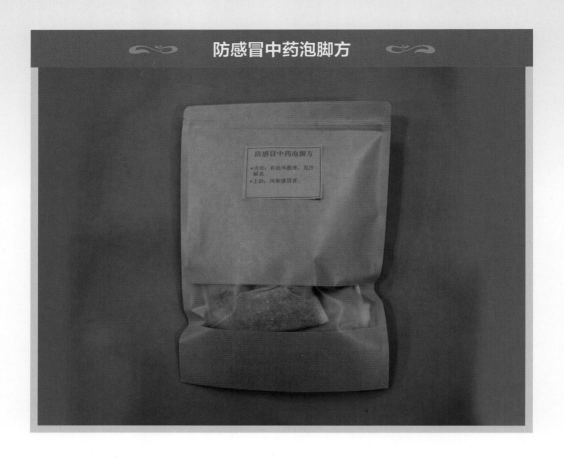

【药品名称】防感冒中药泡脚方 Fangganmao Zhongyao Paojiao Fang

【处方组成】辛夷、白芷等。

【功能主治】祛风散寒，发汗解表。主治风寒感冒者。

【用法用量】将足浴药包放入热水中，温度约40℃。每日睡前泡脚20～30分钟。

【生产单位】武鸣区中（壮）医医院

本制剂仅限本医疗机构使用

抗疲劳中药泡脚方

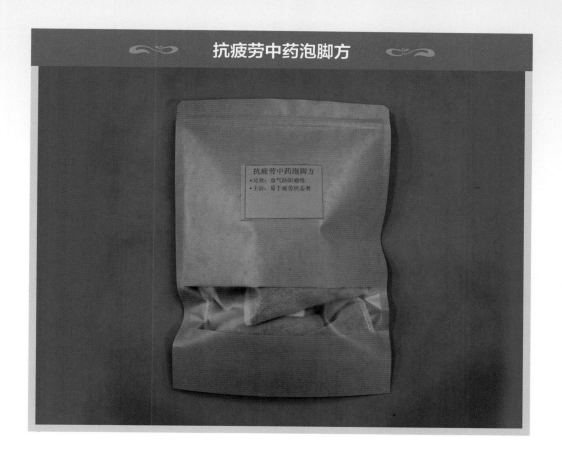

抗疲劳中药泡脚方
- 功效：益气助阳通络
- 主治：易于疲劳状态者

【药品名称】抗疲劳中药泡脚方 Kangpilao Zhongyao Paojiao Fang

【处方组成】扶芳藤等。

【功能主治】益气助阳通络。主治易于疲劳状态者。

【用法用量】将足浴药包放入热水中，温度约40℃。每日睡前泡脚20～30分钟。

【生产单位】武鸣区中（壮）医医院

　　　　　　本制剂仅限本医疗机构使用

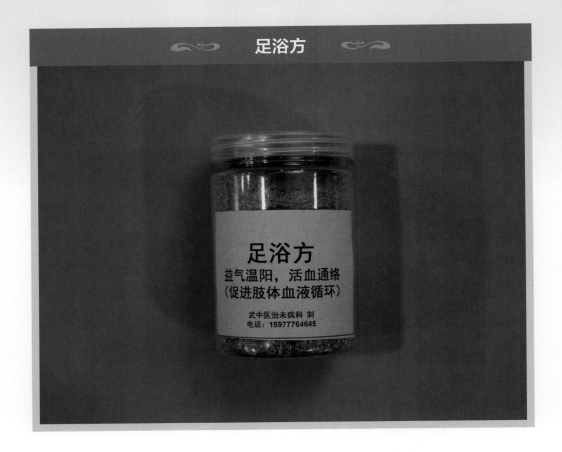

【药品名称】足浴方（中药足浴方）Zuyu Fang

【处方组成】丹参、苏木、泽兰、乳香、没药、忍冬藤。

【功能主治】益气温阳，活血通络。主治虚劳，失眠，痹症，改善肢体血液循环。

【用法用量】将足浴药包放入热水中，温度约40℃。每日睡前泡脚20～30分钟。

【注意事项】1.注意卫生，将水桶清洁干净；2.注意控制水温，若水温过高，则起泡、烫伤，若水温过低，效果不佳；3.注意浸泡时间，不宜超过半小时；4.患皮肤疾病者及过敏体质人群慎用；孕期及哺乳期妇女禁用。

【生产单位】武鸣区中（壮）医医院

本制剂仅限本医疗机构使用

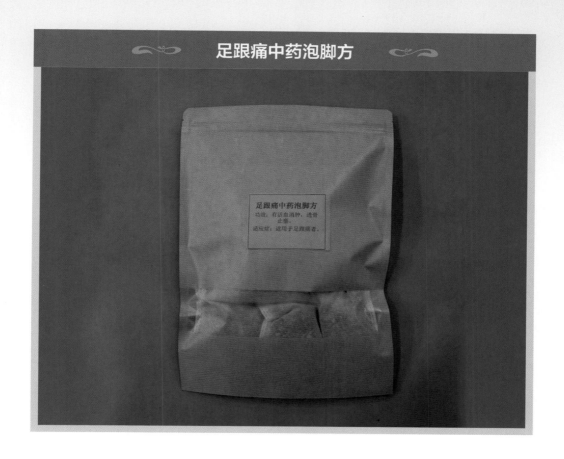

足跟痛中药泡脚方

功效：有活血消肿，透骨
止痛。

适应症：适用于足跟痛者。

【药品名称】足跟痛中药泡脚方Zugentong Zhongyao Paojiao Fang

【处方组成】杜仲、透骨草等。

【功能主治】活血消肿，透骨止壅。适用于足跟痛者。

【用法用量】将足浴药包放入热水中，温度约40℃。每日睡前泡脚20～30分钟。

【生产单位】武鸣区中（壮）医医院

本制剂仅限本医疗机构使用

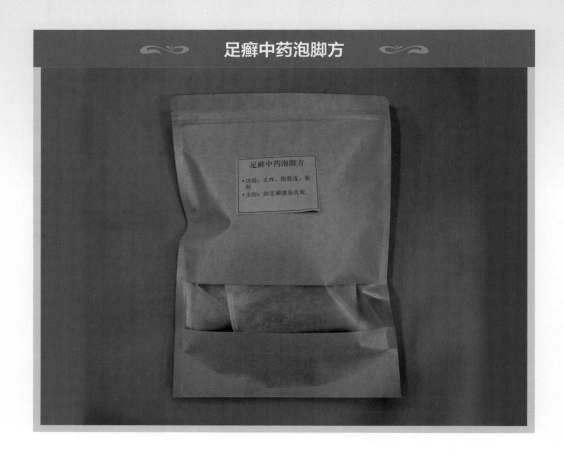

【药品名称】足癣中药泡脚方 Zuxuan Zhongyao Paojiao Fang

【处方组成】蛇床子等。

【功能主治】止痒，防脱皮，祛湿。主治足癣感染良效。

【用法用量】将足浴药包放入热水中，温度约40℃。每日睡前泡脚20～30分钟。

【生产单位】武鸣区中（壮）医医院

本制剂仅限本医疗机构使用

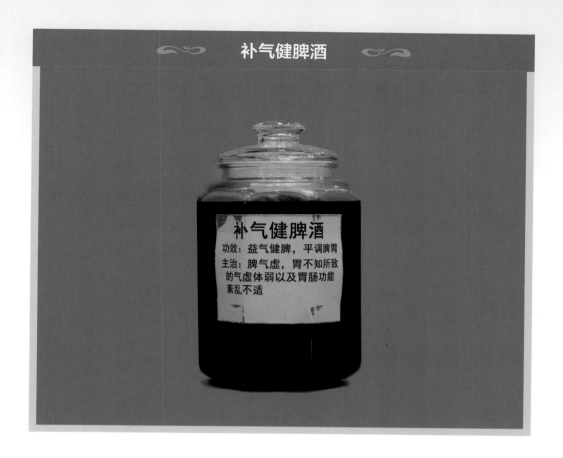

补气健脾酒

功效：益气健脾，平调脾胃
主治：脾气虚，胃不知所致
的气虚体弱以及胃肠功能
紊乱不适

【药品名称】补气健脾酒 Buqi Jianpi Jiu

【处方组成】白术、黄芪、扶芳藤等。

【功能主治】益气健脾，平调脾胃。主治脾气虚，胃不知所致的气虚体弱以及胃肠功能紊乱
不适。

【用法用量】内服。

【生产单位】武鸣区中（壮）医医院

本制剂仅限本医疗机构使用

补阳养身酒

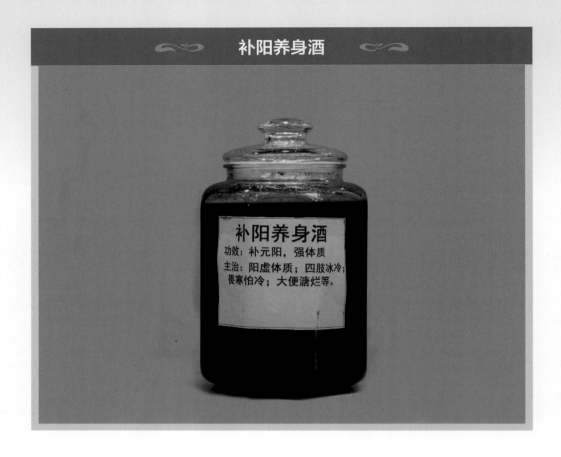

【药品名称】补阳养身酒 Buyang Yangshen Jiu

【处方组成】淫羊藿、附子、千斤拔等。

【功能主治】补元阳,强体质。用于阳虚体质;四肢冰冷,畏寒怕冷,大便溏烂等。

【用法用量】内服。

【生产单位】武鸣区中(壮)医医院

本制剂仅限本医疗机构使用

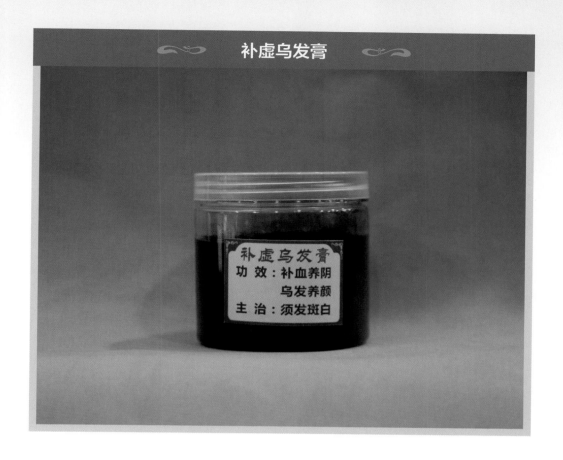

补虚乌发膏

功 效：补血养阴
　　　乌发养颜
主 治：须发斑白

【药品名称】补虚乌发膏Buxu Wufa Gao

【处方组成】茯苓、党参、枸杞子、熟地、牛膝、丹参、砂仁、何首乌、黄芪。

【功能主治】补血养阴，乌发养颜。主治须发斑白。

【用法用量】水煎浓缩，蜂蜜制膏：每日2次，每次约10～15克，开水20～30mL冲和温服；宜早餐前、晚餐前服用，如感胃肠不适，餐后1小时服，约30天服完。

【注意事项】1.冰箱冷藏室保存，久不服放冰冻室，每次取膏避免将水分带入，以防发霉变质；2.发热、咳嗽痰多、经期、急性腹痛腹泻等情况，应暂时停服，待上述急性疾病治愈后再服用膏方；3.服用膏方时应少食生冷、油腻、煎炸、辛辣、海鲜之品；4.膏方中有人参、黄芪等应忌食萝卜、莱菔子等耗气食物，服含何首乌的膏方要忌猪、羊血及铁剂品；5.膏方不能与牛奶同服，阴虚便秘、潮热者忌辛辣刺激性食物，阳虚便溏、畏寒者忌吃生冷食物；6.如霉变，服用不适请电话咨询。

【生产单位】武鸣区中（壮）医医院

本制剂仅限本医疗机构使用

苓术增白散

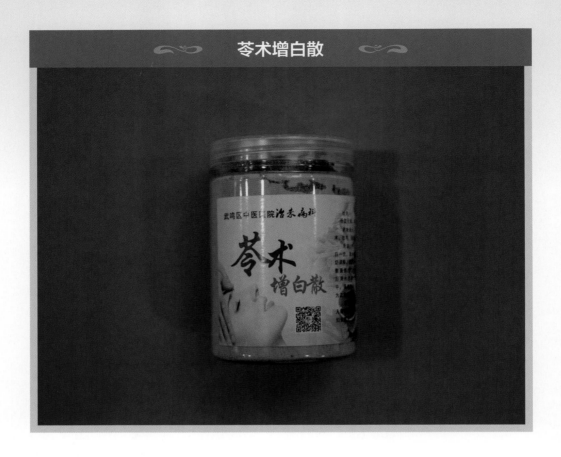

【药品名称】苓术增白散 Lingzhu Zengbai San

【处方组成】茯苓、白术、白芍、没药等。

【功能主治】活血化瘀，美白养颜。

【规　　格】100g/瓶。

【用法用量】一日一次或隔日一次，清水或酸奶牛奶调糊，每次2～3小勺敷面部15～20分钟，使用后清水洗净。使用过程中，偶有微辣以及面红，为正常现象。

【注意事项】过敏体质者慎用；孕期及哺乳期妇女禁用。

【生产单位】武鸣区中（壮）医医院

　　　　　　本制剂仅限本医疗机构使用

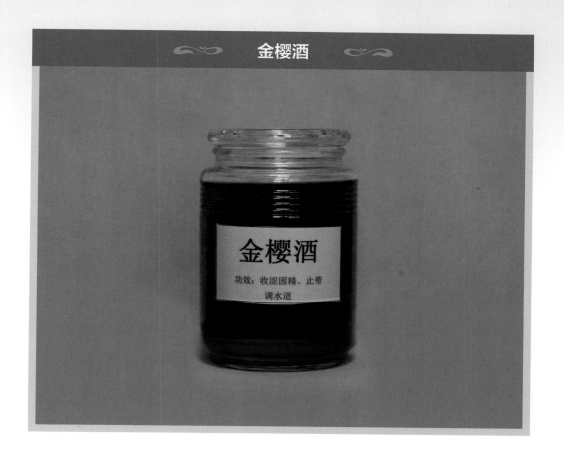

【药品名称】金樱酒 Jinying Jiu

【处方组成】金樱果、冰糖等。

【功能主治】收涩固精，止带调水道。

【用法用量】口服，一次20～30mL。

【生产单位】武鸣区中（壮）医医院

　　　　　　本制剂仅限本医疗机构使用

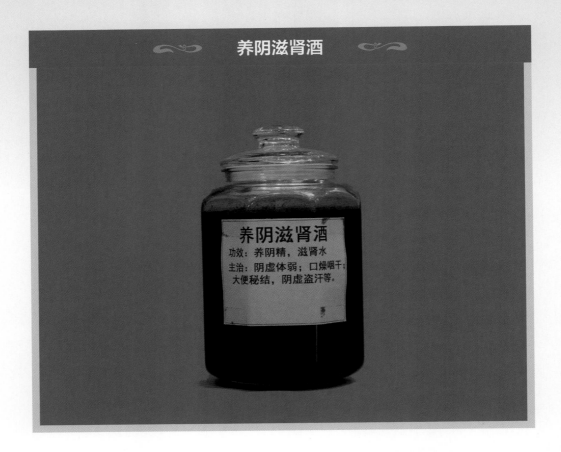

【药品名称】养阴滋肾酒 Yangyin Zishen Jiu

【处方组成】熟地、牛膝等。

【功能主治】养阴精，滋肾水。主治阴虚体弱，口燥咽干，大便秘结，阴虚盗汗等。

【用法用量】内服。

【生产单位】武鸣区中（壮）医医院

本制剂仅限本医疗机构使用

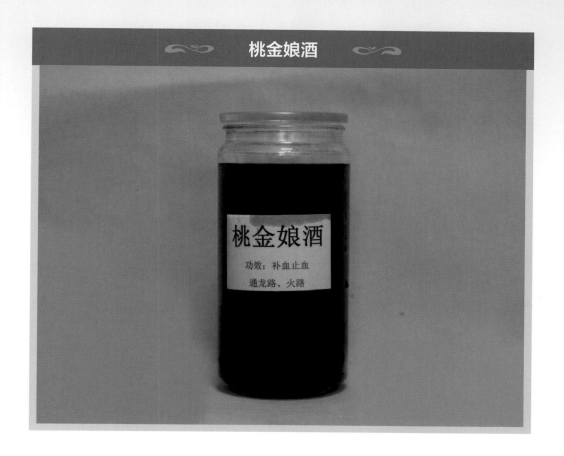

【药品名称】桃金娘酒 Taojinniang Jiu

【处方组成】桃金娘、冰糖等。

【功能主治】止血补血，通龙路、火路。

【用法用量】口服，一次20～30mL。

【生产单位】武鸣区中（壮）医医院

        本制剂仅限本医疗机构使用

高血压中药泡脚方

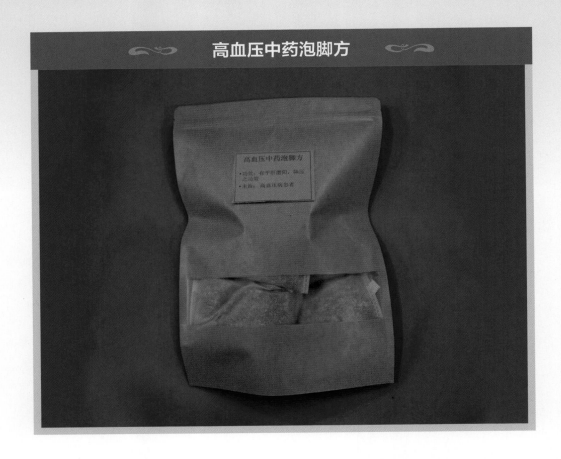

【药品名称】高血压中药泡脚方 Gaoxueya Zhongyao Paojiao Fang

【处方组成】茯神等。

【功能主治】平肝潜阳，降压。主治高血压。

【用法用量】将足浴药包放入热水中，温度约40℃。每日睡前泡脚20～30分钟。

【生产单位】武鸣区中（壮）医医院

本制剂仅限本医疗机构使用

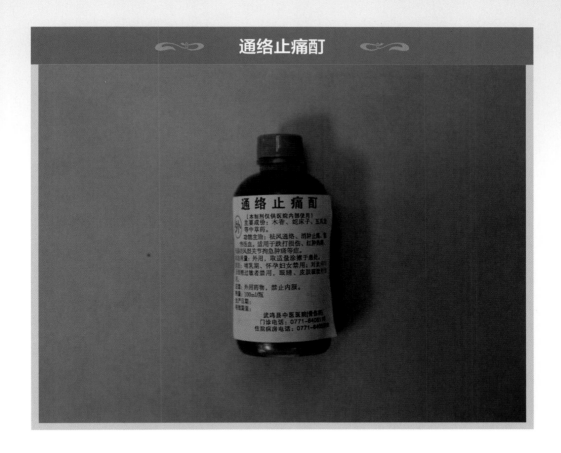

【药品名称】通络止痛酊 Tongluo Zhitong Ding

【处方组成】木香、蛇床子、五爪龙等。

【功能主治】祛风通络、消肿止痛，散瘀活血。适用于跌打损伤，红肿热痛，风湿类风湿关节肿痛等症。

【规　　格】100mL/瓶。

【用法用量】外用，取适量涂擦于患处。

【禁　　忌】哺乳期、怀孕妇女禁用；对此药物及酒精过敏者禁用；眼睛、皮肤破溃处禁用。

【注意事项】外用药物，禁止内服。

【生产单位】武鸣区中（壮）医医院

本制剂仅限本医疗机构使用

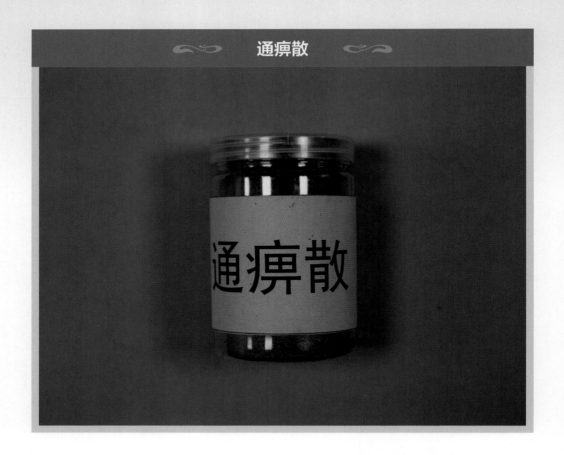

通痹散

【药品名称】通痹散 Tongbi San

【处方组成】肿节风、黄连、虎杖、黄柏、大黄、土茯苓、泽泻、蒲公英、土牛膝、栀子等。

【功能主治】清热解毒，消肿。用于湿热肿毒引起的关节红肿热痛。

【用法用量】配合陈醋调匀，湿敷于患处。

【禁　　忌】皮肤过敏者或有溃烂者慎用。

【生产单位】武鸣区中（壮）医医院

　　　　　　本制剂仅限本医疗机构使用

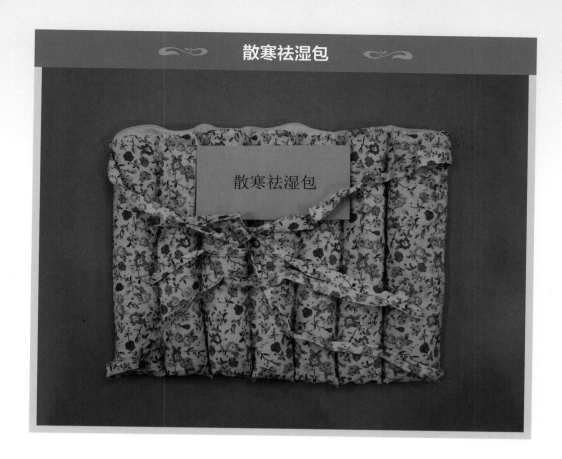

散寒祛湿包

【药品名称】散寒祛湿包 Sanhan Qushi Bao

【处方组成】丁香、归附子等。

【功能主治】活血化瘀，散寒祛湿，温经通络，温补肾阳，消肿止痛。主治畏寒怕风，体虚鼻炎，四肢冰冷，胃寒腹痛，腹泻，宫寒经少，经色暗有血块，膝累，腰软，肘酸，颈硬，关节劳损等多种病症。

【用法用量】用微波炉高火热3～5分钟，敷于患处。

【生产单位】武鸣区中（壮）医医院

本制剂仅限本医疗机构使用

筋伤通路散

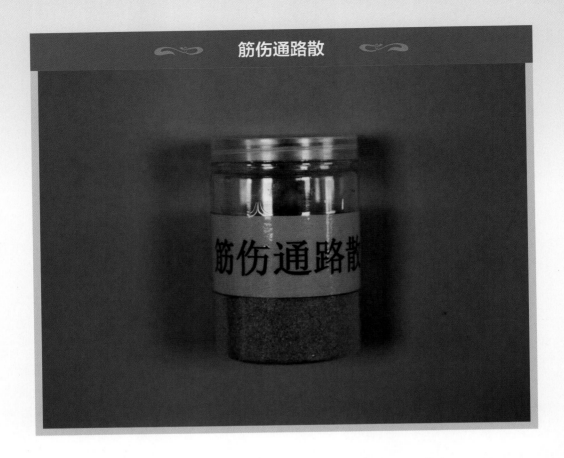

【药品名称】筋伤通路散 Jinshang Tonglu San

【处方组成】肿节风、赤芍、八角枫根、肉桂、小叶榕、乳香、大驳骨、伸筋草、续断、自然铜、苏木、骨碎补、杜仲、白芷、朱砂根、丢了棒、生地、冰片等。

【功能主治】通龙路、火路，祛瘀消肿，舒筋止痛。用于跌打损伤引起的关节红肿热痛。

【用法用量】配合高度酒、陈醋调匀，湿敷于患处。

【生产单位】武鸣区中（壮）医医院

本制剂仅限本医疗机构使用

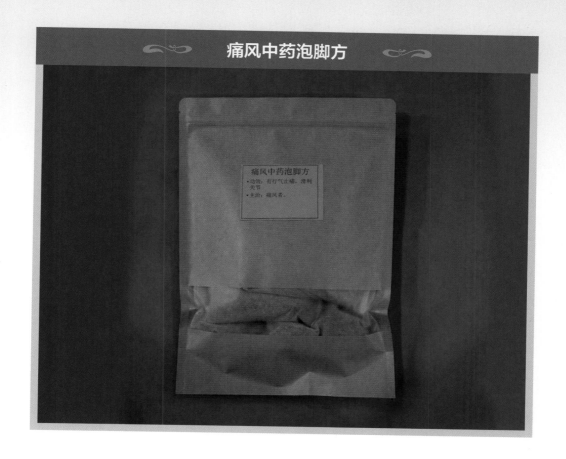

痛风中药泡脚方

痛风中药泡脚方
功效：有行气止痛，滑利关节
主治：痛风者。

【药品名称】痛风中药泡脚方 Tongfeng Zhongyao Paojiao Fang

【处方组成】苏叶、宽筋藤等。

【功能主治】有行气止痛，滑利关节。主治痛风。

【用法用量】将足浴药包放入热水中，温度约40℃。每日睡前泡脚20～30分钟。

【生产单位】武鸣区中（壮）医医院

　　　　　　本制剂仅限本医疗机构使用

痛经中药泡脚方

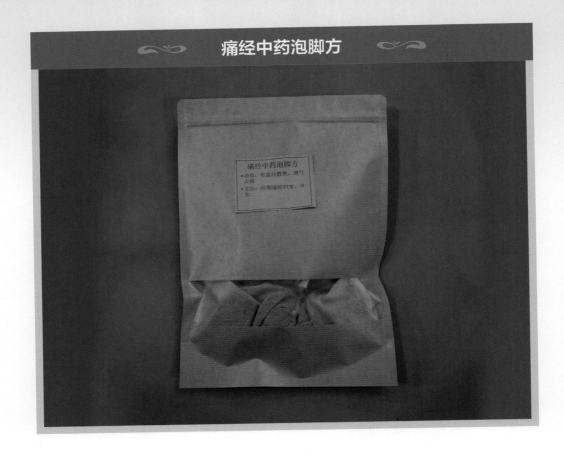

【**药品名称**】痛经中药泡脚方 Tongjing Zhongyao Paojiao Fang

【**处方组成**】当归、透骨草等。

【**功能主治**】温经散寒，理气止痛。主治妇女、少女经期痛经。

【**用法用量**】将足浴药包放入热水中，温度约40℃。每日睡前泡脚20～30分钟。

【**生产单位**】武鸣区中（壮）医医院

本制剂仅限本医疗机构使用

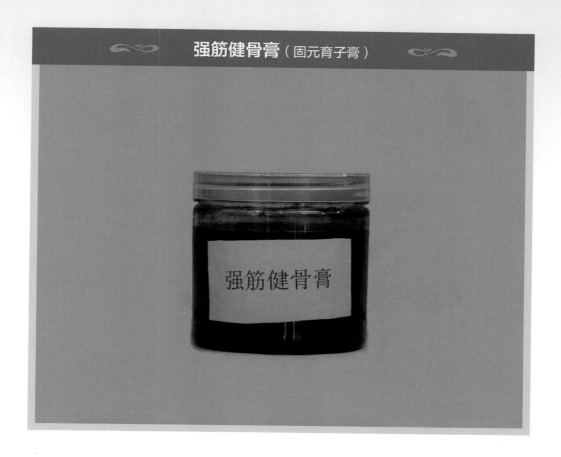

强筋健骨膏（固元育子膏）

【药品名称】强筋健骨膏（固元育子膏） Qiangjin Jiangu Gao

【处方组成】包乾天、熟地等。

【功能主治】补元滋肾，益精养血。用于元气亏虚，精血不足。

【用法用量】10g/次，2次/天。

【生产单位】武鸣区中（壮）医医院

　　　　　　本制剂仅限本医疗机构使用

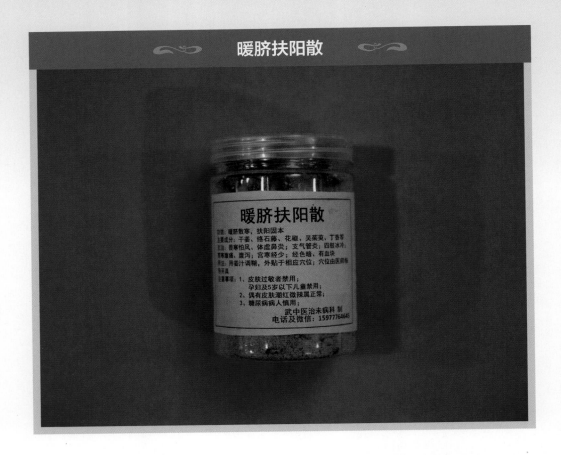

【药品名称】暖脐扶阳散Nuanqi Fuyang San

【处方组成】干姜、络石藤、花椒、吴茱萸、丁香等。

【功能主治】暖脐散寒，扶阳固本。主治畏寒怕风，体虚鼻炎，支气管炎，四肢冰冷，胃寒腹痛，腹泻，宫寒经少，经色暗、有血块。

【用法用量】用姜汁调糊，外贴于相应穴位；穴位由医师指导。

【注意事项】1.皮肤过敏者禁用，孕妇及5岁以下儿童禁用；2.偶有皮肤潮红微辣属正常；3.糖尿病病人慎用。

【生产单位】武鸣区中（壮）医医院

本制剂仅限本医疗机构使用

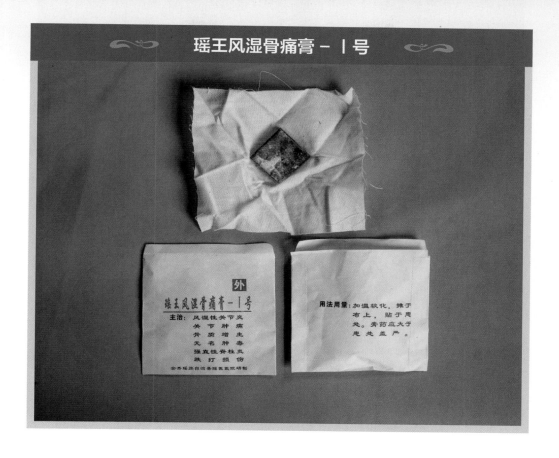

【药品名称】瑶王风湿骨痛膏-Ⅰ号 Yaowang Fengshi Gutong Gao

【处方组成】瑶药秘方。

【功能主治】风湿性关节炎,关节肿痛,骨质增生,无名肿毒,强直性脊柱炎,跌打损伤。

【用法用量】加温软化,摊于布上,贴于患处。膏药应大于患处盖严。

【生产单位】金秀瑶族自治县瑶医药研究所,金秀瑶族自治县瑶医医院

　　　　　　本制剂仅限本医疗机构使用

瑶圣神酒（瑶王酒）

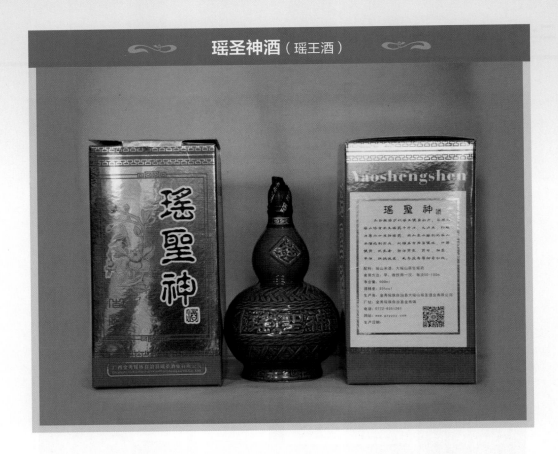

【药品名称】瑶圣神酒（瑶王酒）Yaosheng Shenjiu

【处方组成】瑶山米酒、大瑶山原生瑶药等。

【功能主治】具有强身健体、壮腰、健肾、抗衰老、防治肾虚、肾亏、阳痿、早泄、性欲减退、延年益寿等功效。

【用法用量】早、晚饮用一次，每次50～100mL。

【生产单位】金秀瑶族自治县瑶医药研究所，金秀瑶族自治县瑶医医院

本制剂仅限本医疗机构使用

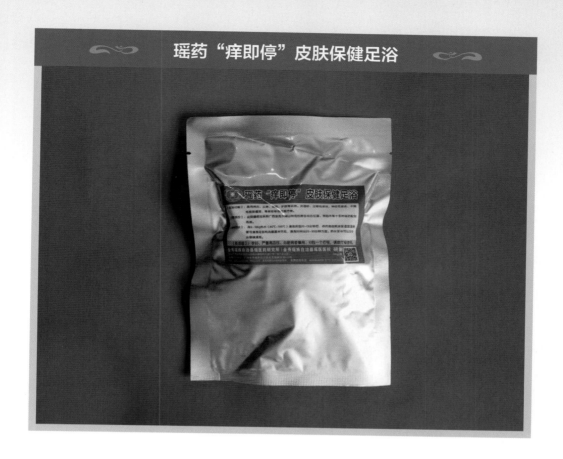

瑶药"痒即停"皮肤保健足浴

【药品名称】瑶药"痒即停"皮肤保健足浴 Yaoyao Yangjiting Pifubaojian Zuyu

【处方组成】古红藤、熊胆木等十多种瑶药配制而成。

【功能主治】消炎，止痒，润肤，护肤等。对湿疹、过敏性皮炎、神经性皮炎、干燥性皮肤瘙痒、荨麻疹等有显著疗效。

【用法用量】用5～10kg热水（80～100℃）浸泡药包10～15分钟后，待药液自然凉至适宜温度便可浸泡足部和洗膝盖关节处，浸泡时间以20～30分钟为宜。药水变冷可以加热水继续浸泡。

【生产单位】金秀瑶族自治县瑶医药研究所，金秀瑶族自治县瑶医医院

本制剂仅限本医疗机构使用

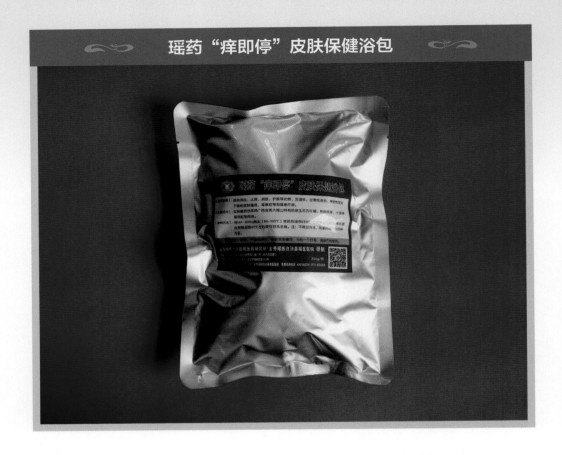

【药品名称】瑶药"痒即停"皮肤保健浴包 Yaoyao Yangjiting Pifubaojian Yubao

【处方组成】古红藤、熊胆木等十多种瑶药配制而成。

【功能主治】消炎，止痒，润肤，护肤等。对湿疹、过敏性皮炎、神经性皮炎、干燥性皮肤瘙痒、荨麻疹等有显著疗效。

【用法用量】约用50～70kg开水（约100℃）将药包浸泡25分钟后，挤出药汁拌匀，待水温度适宜便可泡洗全身及患处。可用淋浴。

【禁　　忌】患有高血压、心脏病者慎用。

【生产单位】金秀瑶族自治县瑶医药研究所，金秀瑶族自治县瑶医医院

本制剂仅限本医疗机构使用

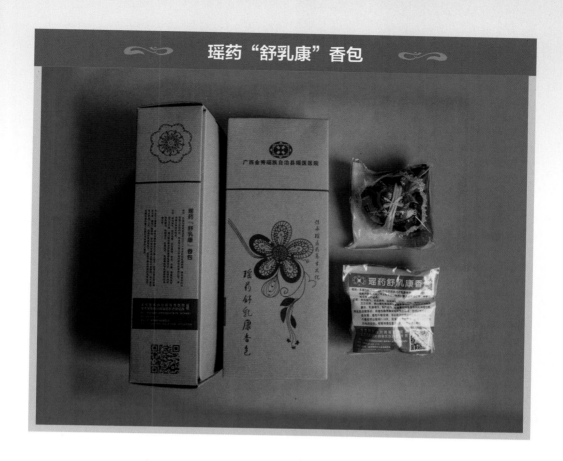

瑶药"舒乳康"香包

【药品名称】瑶药"舒乳康"香包 Yaoyao Shurukang Xiangbao

【处方组成】红楚、浸堆崩艾等瑶药组成。

【功能主治】理气，活血消痛，软坚散结，抗炎，杀菌，增强机体免疫力。通过香包散发药味浸透乳腺组织，达到防治消除乳腺炎、乳腺增生、乳腺结节、乳腺囊肿等乳腺疾病的功效。

【用法用量】将香包佩戴胸前白天晚上均可，也可以放在枕边或者车里，香包不能受潮，孕妇对中草药过敏者不宜使用。每个香包可以使用7~10天，泡澡时将香包取下，保持干燥。经期将香包置于肚脐处可有效防止痛经。

【生产单位】金秀瑶族自治县瑶医药研究所，金秀瑶族自治县瑶医医院

本制剂仅限本医疗机构使用

瑶药风湿骨痛外擦酒

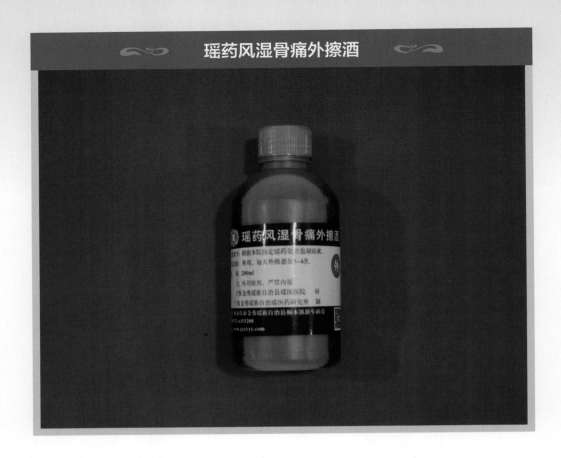

【药品名称】瑶药风湿骨痛外擦酒 Yaoyao Fengshigutong Waica Jiu

【处方组成】血风、入骨风、九层风、牛七风、扭骨风、爬墙风、独角风、麻骨风、九节风、走马风等二十多种。

【功能主治】驱风祛湿，舒筋通络，散寒止痛。用于风湿骨痛，风湿、类风湿性关节炎，坐骨神经痛，肩周炎及风湿痹症引起的各种腰腿痛疾病。

【用法用量】外用，每天外擦患处3～4次。

【禁　　忌】禁止内服。

【生产单位】金秀瑶族自治县瑶医药研究所，金秀瑶族自治县瑶医医院

　　　　　　本制剂仅限本医疗机构使用

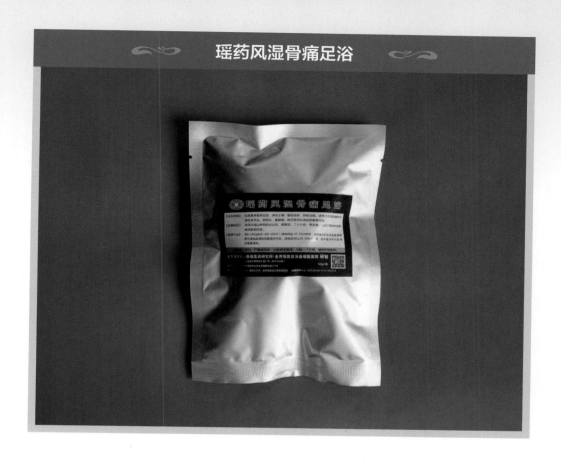

【药品名称】瑶药风湿骨痛足浴 Yaoyao Fengshi Gutong Zuyu

【处方组成】过山风、透骨消、二十八症、黑血藤、土砂仁等。

【功能主治】驱风祛湿，消炎止痛，散结祛瘀，舒筋活络。适用于风湿骨痛，类风湿性关节炎，肩周炎，腰腿痛，跌打损伤后遗症的康复外洗。

【用法用量】用5～10kg热水（80～100℃）浸泡药包10～15分钟后，待药液自然凉至适宜温度，便可浸泡足部和洗膝盖关节处，浸泡时间以20～30分钟为宜，药水变冷可以加热水继续浸泡。

【生产单位】金秀瑶族自治县瑶医药研究所，金秀瑶族自治县瑶医医院

本制剂仅限本医疗机构使用

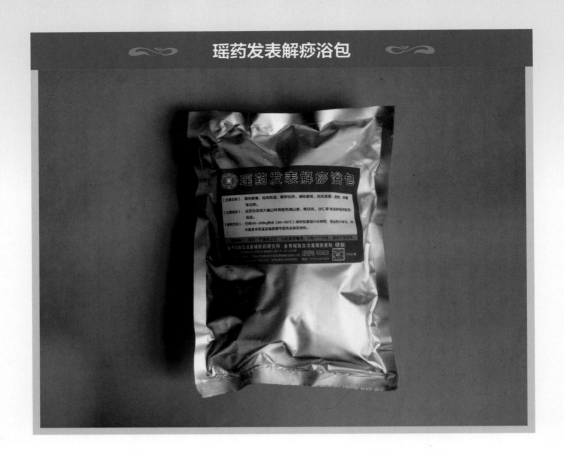

瑶药发表解痧浴包

【药品名称】瑶药发表解痧浴包 Yaoyao Fabiao Jiesha Yubao

【处方组成】满山香、鸭仔风、砂仁草等。

【功能主治】清热解毒，祛风除湿，解痧祛痧，清除疲劳，伤风感冒，消暑等。

【用法用量】约用50～70kg开水（约100℃）将药包浸泡25分钟后，挤出药汁拌匀，待水温度适宜便可泡洗全身及患处。可用淋浴。

【禁　　忌】患有高血压、心脏病者慎用。

【生产单位】金秀瑶族自治县瑶医药研究所，金秀瑶族自治县瑶医医院

　　　　　　本制剂仅限本医疗机构使用

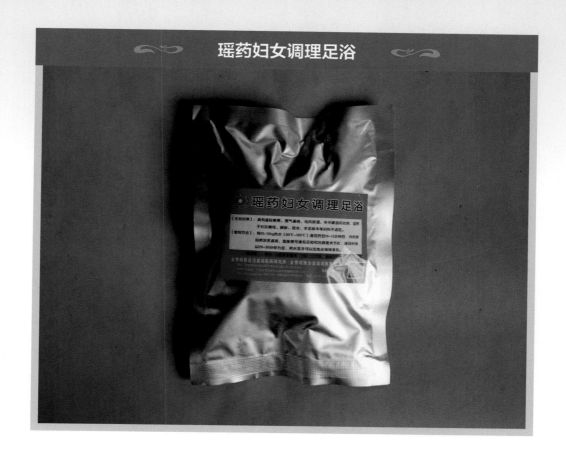

【药品名称】瑶药妇女调理足浴 Yaoyao Funü Tiaoli Zuyu

【处方组成】一身保暖、黄花倒水莲、益母草、土党参等十几种。

【功能主治】温经散寒，理气通络，祛风除湿，补元缓宫。适用于妇女痛经、腰胀、宫冷、手足麻木等妇科不适症。

【用法用量】用5～10kg热水（80～100℃）浸泡药包10～15分钟后，待药液自然凉至适宜温度便可浸泡足部和洗膝盖关节处，漫泡时间以20～30分钟为宜，药水变冷可以加热水继续浸泡。

【生产单位】金秀瑶族自治县瑶医药研究所，金秀瑶族自治县瑶医医院

本制剂仅限本医疗机构使用

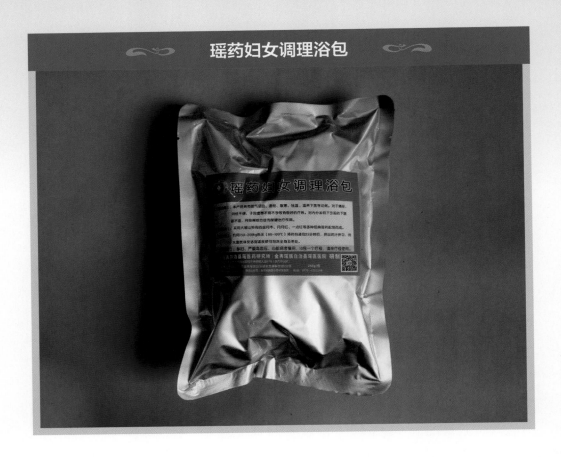

【药品名称】瑶药妇女调理浴包Yaoyao Funü Tiaoli Yubao

【处方组成】牛耳风、下山虎、二十四症等十多种。

【功能主治】温经散寒，理气通络，祛风除湿，补元暖宫。适用于妇女痛经、腰胀、宫冷、手足麻木等妇科不适症。

【用法用量】用50～100kg开水将药包浸泡25分钟后，挤出药汁拌匀，待水温度适宜便可泡洗全身及患处，泡洗时间为20～30分钟为宜，可用淋浴。

【生产单位】金秀瑶族自治县瑶医药研究所，金秀瑶族自治县瑶医医院

本制剂仅限本医疗机构使用

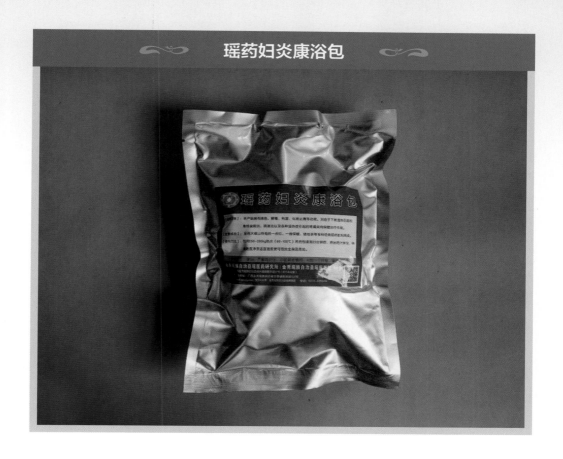

【药品名称】瑶药妇炎康浴包 Yaoyao Fuyankang Yubao

【处方组成】九层皮、三叉苦、熊胆木等十多种。

【功能主治】清热解霉，调和气血，活血散瘀，消炎。适用于妇科各种不适症。

【用法用量】用50～100kg开水将药包漫泡25分钟后，挤出药汁拌匀，待水温度适宜便可泡洗全身及患处，泡洗时间为20～30分钟为宜，可用淋浴。

【生产单位】金秀瑶族自治县瑶医药研究所，金秀瑶族自治县瑶医医院
本制剂仅限本医疗机构使用

瑶药抗骨质增生外擦酒

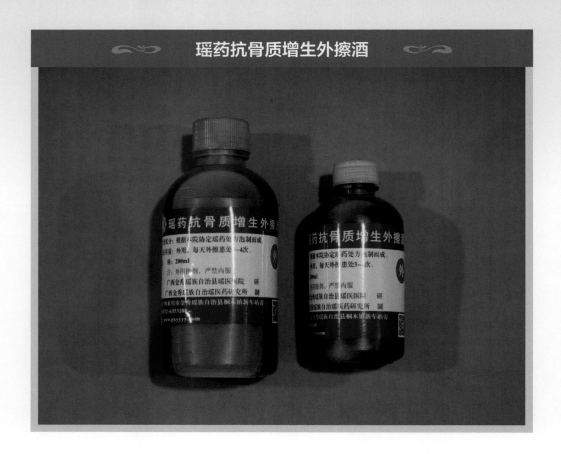

【药品名称】瑶药抗骨质增生外擦酒 Yaoyao Kangguzhizengsheng Waicajiu

【处方组成】出山虎、上山虎、进山虎、红九牛、青九牛、小钻、黑钻、九龙钻二十多种。

【功能主治】温经散寒，通络止痛，软坚化结。用于腰椎骨质增生，颈椎骨质增生及其它骨质增生疾患。

【用法用量】外用，每天外擦患处3～4次。

【禁　　忌】禁止内服。

【生产单位】金秀瑶族自治县瑶医药研究所，金秀瑶族自治县瑶医医院

　　　　　　本制剂仅限本医疗机构使用

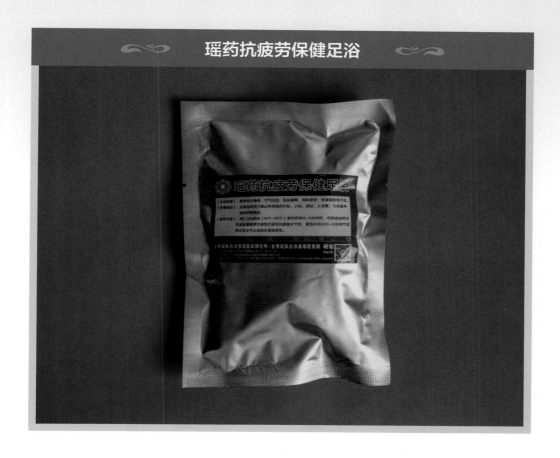

瑶药抗疲劳保健足浴

【药品名称】瑶药抗疲劳保健足浴 Yaoyao Kangpilao Baojian Zuyu

【处方组成】大钻、小钻、铜钻、小发散、九龙藤等。

【功能主治】祛风通络，行气活血，强筋健骨，消除疲劳，改善睡眠等。

【用法用量】用5～10kg热水（80～100℃）浸泡药包10～15分钟后，待药液自然凉至适宜温度便可浸泡足部和洗膝盖关节处，浸泡时间以20～30分钟为宜，药水变冷可以加热水继续浸泡。

【生产单位】金秀瑶族自治县瑶医药研究所，金秀瑶族自治县瑶医医院

本制剂仅限本医疗机构使用

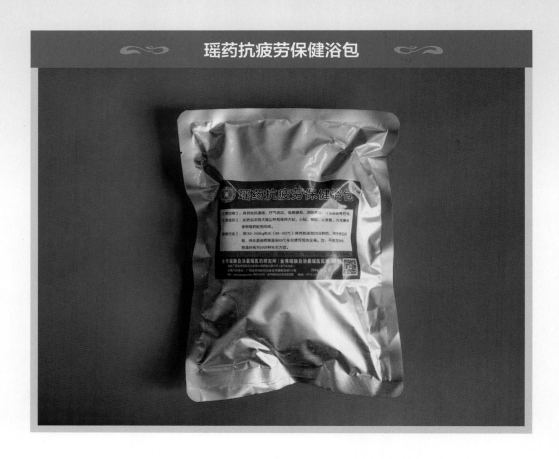

【药品名称】瑶药抗疲劳保健浴包 Yaoyao Kangpilao Baojian Yubao

【处方组成】大钻、小发散、九龙藤等。

【功能主治】祛风通络，行气活血，强筋健骨，消除疲劳，改善睡眠等。

【用法用量】约用50～70kg开水（约100℃）将药包浸泡25分钟后，挤出药汁拌匀，待水温度适宜便可泡洗全身及患处。可用淋浴。

【禁　　忌】患有高血压、心脏病者慎用。

【生产单位】金秀瑶族自治县瑶医药研究所，金秀瑶族自治县瑶医医院

本制剂仅限本医疗机构使用

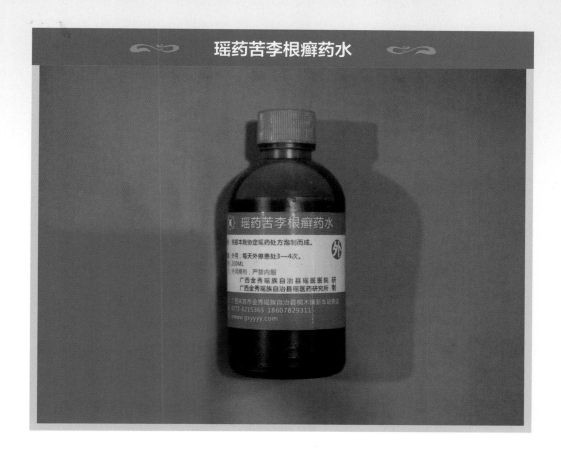

瑶药苦李根癣药水

【药品名称】瑶药苦李根癣药水 Yaoyao Kuligenxuan Yaoshui

【处方组成】经典瑶药虎类、风类等驱风、消炎、止痒原生态瑶药。

【功能主治】杀菌，祛风，消炎，止痒。用于体癣，股癣，手足癣，牛皮癣（银屑病），慢性湿疹，香港脚等。

【用法用量】外用，每天外擦患处2～3次。局部糜烂、溃疡不得使用。

【禁　　忌】禁止内服。

【生产单位】金秀瑶族自治县瑶医药研究所，金秀瑶族自治县瑶医医院
　　　　　　本制剂仅限本医疗机构使用

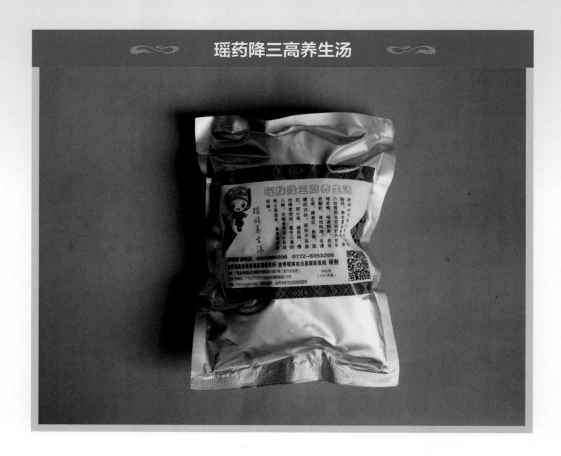

【药品名称】瑶药降三高养生汤 Yaoyao Jiangsangao Yangshengtang

【处方组成】鸭脚风、野生葛麻藤根、野六谷等。

【功能主治】发表解肌，清热除烦、生津止渴，降低血压、血脂、血糖。适用于高血压，冠心病、糖尿病，慢性脾虚泄泻，夏令口渴多饮的人群，长期食用可以有效防止高血压、高血脂和糖尿病。

【用法用量】炖老鸭。

【生产单位】金秀瑶族自治县瑶医药研究所，金秀瑶族自治县瑶医医院

本制剂仅限本医疗机构使用

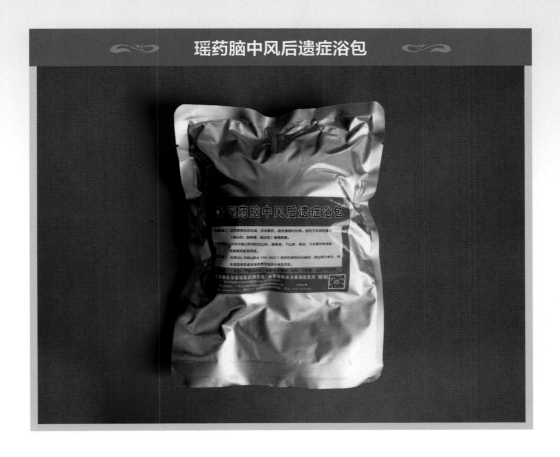

瑶药脑中风后遗症浴包

【药品名称】瑶药脑中风后遗症浴包（瑶药脑中风后遗症保健浴包）

　　　　　　Yaoyao Naozhongfeng Houyizheng Yubao

【处方组成】半边风、麻骨风、伸筋藤等二十多种经典瑶药。

【功能主治】祛风除湿，活血散瘀，温经通络。适用于中风后遗症（脑出血、脑梗塞、脑血栓），偏瘫等。

【用法用量】约用50～70kg开水（100℃）将药包浸泡25分钟后，挤出药汁拌匀，待水温度适宜便可泡洗全身及患处。

【禁　　忌】患有高血压、心脏病者慎用。

【生产单位】金秀瑶族自治县瑶医药研究所，金秀瑶族自治县瑶医医院

　　　　　　本制剂仅限本医疗机构使用

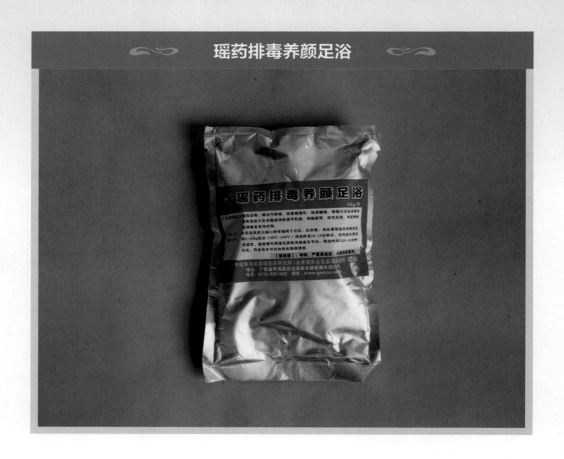

【药品名称】瑶药排毒养颜足浴 Yaoyao Paiduyangyan Zuyu

【处方组成】千日红、红玫瑰、鸡血藤等瑶药。

【功能主治】通经活络，出汗排毒，改善微循环，促进睡眠，增强内分泌系统功能和免疫力，具有提高神经调节机能，消除疲劳，结实皮肤，恢复弹性，延缓衰老等功效。

【用法用量】用5～10kg热水（80～100℃）浸泡药包10～15分钟后，待药液自然凉至适宜温度，便可浸泡足部和洗膝盖关节处，浸泡时间以20～30分钟为宜，药水变冷可以加热水继续浸泡。

【生产单位】金秀瑶族自治县瑶医药研究所，金秀瑶族自治县瑶医医院
本制剂仅限本医疗机构使用

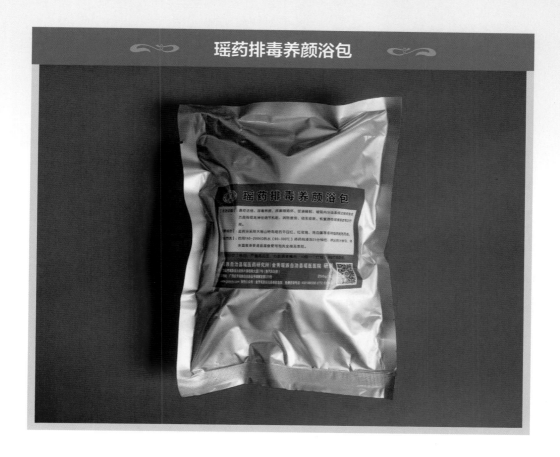

瑶药排毒养颜浴包

【药品名称】瑶药排毒养颜浴包 Yaoyao Paiduyangyan Yubao

【处方组成】千日红、红玫瑰、鸡血藤等瑶药。

【功能主治】通经活络，出汗排毒，改善微循环，促进睡眠，增强内分泌系统功能和免疫力，提高神经调节机能，消除疲劳，结实皮肤，恢复弹性，延缓衰老等疗效。

【用法用量】约用50～70kg开水（约100℃）将药包浸泡25分钟后，挤出药汁拌匀，待水温度适宜便可泡洗全身及患处。可用淋浴。

【禁　　忌】患有高血压、心脏病者慎用。

【生产单位】金秀瑶族自治县瑶医药研究所，金秀瑶族自治县瑶医医院
　　　　　　本制剂仅限本医疗机构使用

瑶药清肝利胆茶

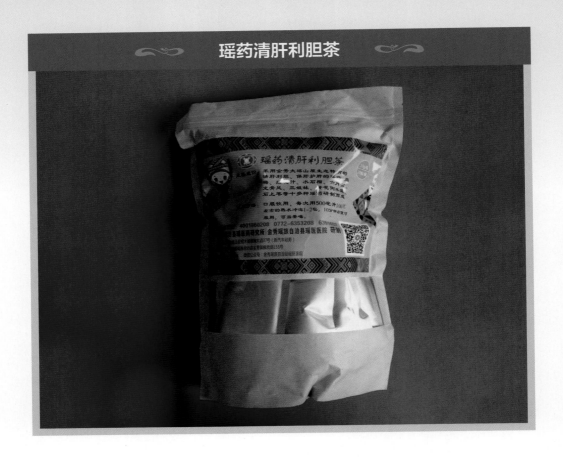

【药品名称】瑶药清肝利胆茶 Yaoyao Qingganlidan Cha

【处方组成】水石榴、绣花针、龙骨风、三姐妹、黄花倒水莲、石上苇等十多种瑶药。

【功能主治】清热利湿，解毒，清肝利胆，保肝护肝，利尿通淋。对黄疸肝炎、慢性肝炎、肝胆湿热等症有较好的疗效。长期服用可有预防高血压、高血脂、高血糖的作用。

【用法用量】口服饮用，每次用500毫升100℃左右的热水冲泡1～2包，10分钟后便可服用，可当茶喝。

【生产单位】金秀瑶族自治县瑶医药研究所，金秀瑶族自治县瑶医医院
本制剂仅限本医疗机构使用

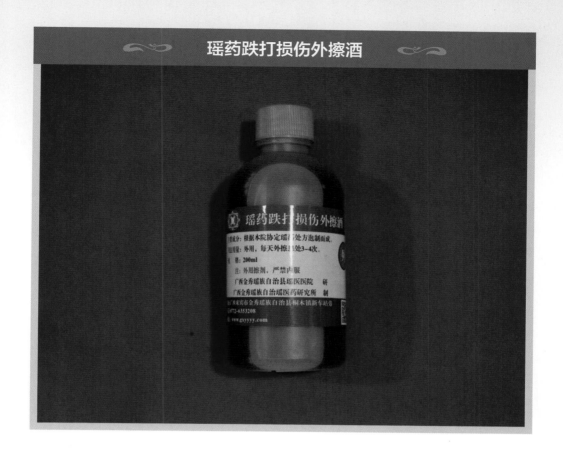

瑶药跌打损伤外擦酒

【药品名称】瑶药跌打损伤外擦酒 Yaoyao Diedasunshang Waicajiu

【处方组成】经典瑶药"五虎、九牛、十八钻、七十二风"之精华泡制而成。

【功能主治】舒筋活络，活血祛瘀，消肿止痛。用于肌肉酸痛，筋骨疼痛，跌打损伤，骨折，损伤后遗症，腰骨刺痛，腰肌劳损。

【用法用量】外用，每天擦或敷患处2～3次。

【禁　　忌】禁止内服。

【生产单位】金秀瑶族自治县瑶医药研究所，金秀瑶族自治县瑶医医院

本制剂仅限本医疗机构使用

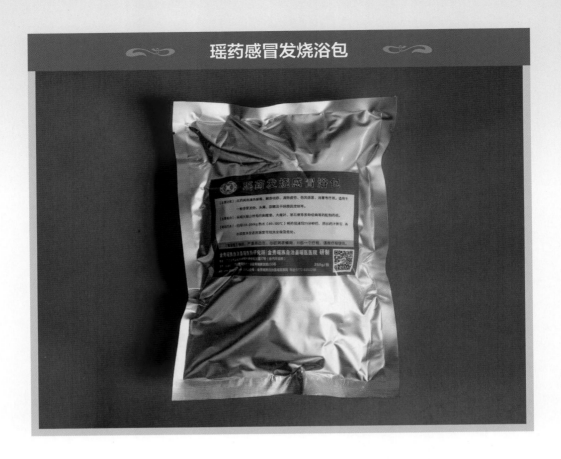

【药品名称】 瑶药感冒发烧浴包 Yaoyao Ganmao Fashao Yubao

【处方组成】 神筋藤、松筋草、糯米风等二十种经典瑶药。

【功能主治】 温经散寒，舒筋活络。适用于筋骨疼痛，肢体拘挛，关节僵硬，屈伸不利，腰腿疼痛，股肉萎缩，外伤和骨折后关节功能障碍等。

【用法用量】 用50～100kg开水将药包浸泡25分钟后，挤出药汁拌匀，待水温度适宜便可泡洗全身及患处，泡洗时间为20～30分钟为宜，可用淋浴。

【生产单位】 金秀瑶族自治县瑶医药研究所，金秀瑶族自治县瑶医医院

本制剂仅限本医疗机构使用

瑶族一身保暖养生汤

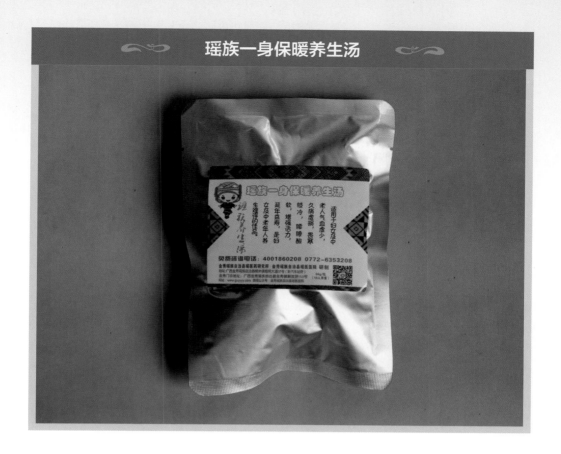

【药品名称】瑶族一身保暖养生汤Yaozu Yishenbaonuan Yangshengtang

【处方组成】一身保暖、黄花倒水莲、千斤拔、牛大力、当归藤等。

【功能主治】清补滋阴，补肝益肾，补气活血，强身健体。适用于中老人气血虚少，久病虚损，
　　　　　　畏寒肢冷，腰膝酸软。增强活力，延年益寿，是妇女及中老年人养生佳品。

【用法用量】炖土鸡。

【生产单位】金秀瑶族自治县瑶医药研究所，金秀瑶族自治县瑶医医院
　　　　　　本制剂仅限本医疗机构使用

瑶族五爪金龙灵芝汤

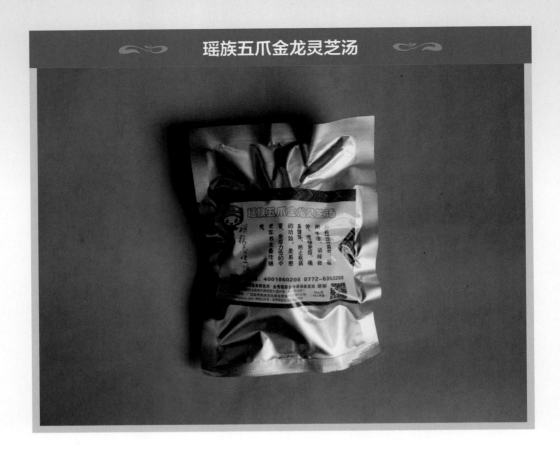

【药品名称】瑶族五爪金龙灵芝汤 Yaozu Wuzhuajinlong Lingzhitang

【处方组成】五爪金龙、野生灵芝等。

【功能主治】健脾益气，滋阴生津，消除疲劳，增强免疫，强身健体，防止疾病。是易感冒、免疫力低的中老年养生最佳膳食。

【用法用量】炖猪瘦肉。

【生产单位】金秀瑶族自治县瑶医药研究所，金秀瑶族自治县瑶医医院

本制剂仅限本医疗机构使用

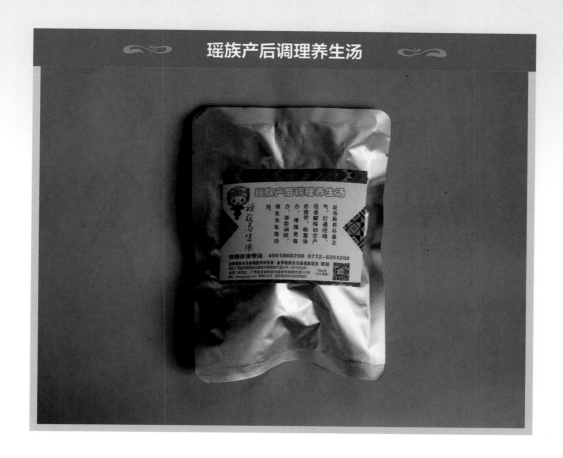

【药品名称】瑶族产后调理养生汤 Yaozu Chanhou Tiaoli Yangshentang

【处方组成】裙头当、秤砣果、野生牛大力等。

【功能主治】补益正气，打通经络，迅速解除妇女产后疲劳，恢复体力，增强免疫力，美白润肤，催乳生乳等。

【用法用量】炖鸡肉。

【生产单位】金秀瑶族自治县瑶医药研究所，金秀瑶族自治县瑶医医院

本制剂仅限本医疗机构使用

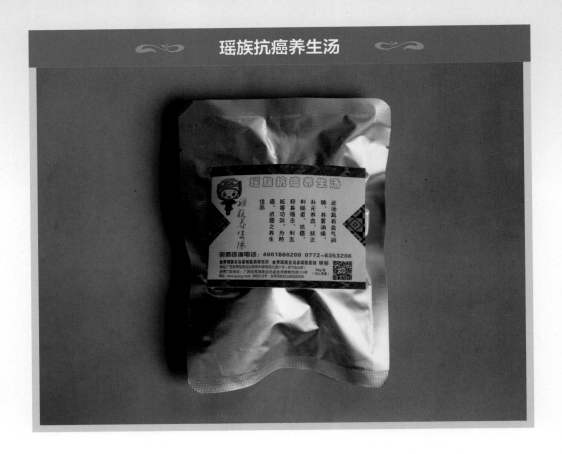

【药品名称】瑶族抗癌养生汤 Yaozu Kang'ai Yangshengtang

【处方组成】野金刚、野生灵芝、穿心草等。

【功能主治】益气润肺，养胃润燥，补元养血，扶正利肠道、抗癌、轻身强志、利五脏等。为防癌、抗癌之养生佳品。

【用法用量】炖龙骨。

【生产单位】金秀瑶族自治县瑶医药研究所，金秀瑶族自治县瑶医医院

本制剂仅限本医疗机构使用

瑶族养脑提神汤

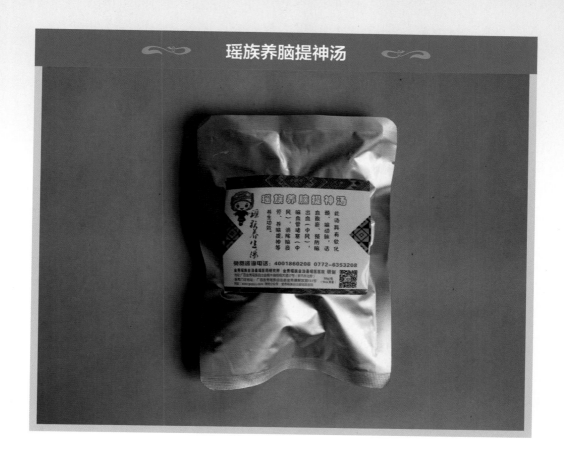

【药品名称】瑶族养脑提神汤 Yaozu Yangnaotishen Tang

【处方组成】了刁竹、野茅根、千斤拔、野丹参等。

【功能主治】软化颈、脑动脉，活血散瘀、预防脑出血（中风），脑血管堵塞（中风），消除脑
疲劳、养神提神等。

【用法用量】炖龙骨。

【生产单位】金秀瑶族自治县瑶医药研究所，金秀瑶族自治县瑶医医院

本制剂仅限本医疗机构使用

瑶族养颜活血养生汤

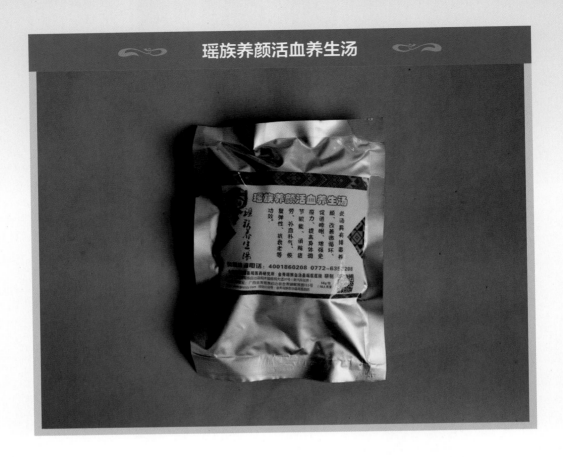

【药品名称】瑶族养颜活血养生汤 Yaozu Yangyanhuoxue Yangshengtang

【处方组成】野生牛大力、野生灵芝、走马胎、黄花倒水莲等。

【功能主治】出汗排毒，改善微循环，促进睡眠，增强内分泌系统功能和免疫力，提高神经调节机能，消除疲劳，紧实皮肤，恢复弹性，抗衰老等。

【用法用量】炖鸡肉。

【生产单位】金秀瑶族自治县瑶医药研究所，金秀瑶族自治县瑶医医院

本制剂仅限本医疗机构使用

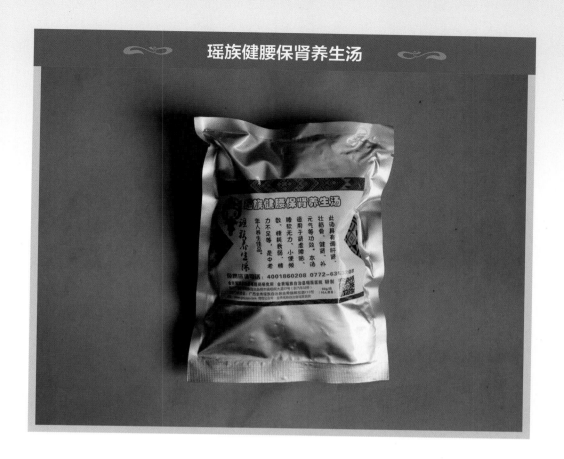

瑶族健腰保肾养生汤

【药品名称】瑶族健腰保肾养生汤 Yaozu Jianyao Baoshen Yangshengtang

【处方组成】狼狗尾、牛尾结、红杜仲等。

【功能主治】调肝肾，壮筋骨，健肾，补元气等。适用于肾虚腰胀，膝软无力，小便频数，精耗衰弱，精力不足等，是中老年人养生佳品。

【用法用量】炖龙骨。

【生产单位】金秀瑶族自治县瑶医药研究所，金秀瑶族自治县瑶医医院

本制剂仅限本医疗机构使用

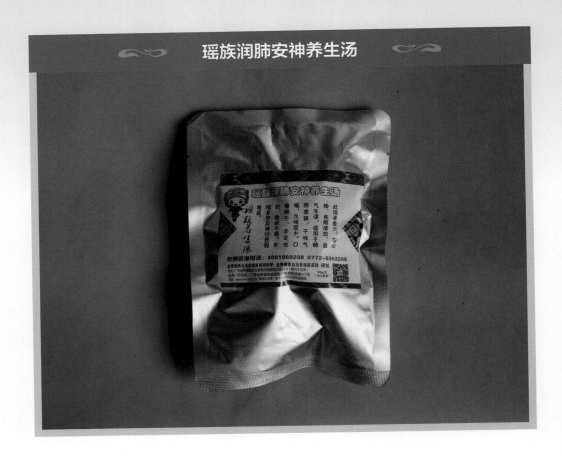

瑶族润肺安神养生汤

【药品名称】瑶族润肺安神养生汤 Yaozu Runfeianshen Yangshengtang

【处方组成】地胆头、秤砣藤、野百合、红枣等。

【功能主治】清虚火，安心神，养阴清热，益气生津。适用于肺阴虚损，干咳气喘，久咳痰少，
口燥咽干，手足发热，食欲不振，失眠多梦及神经衰弱等症。

【用法用量】炖猪肺。

【生产单位】金秀瑶族自治县瑶医药研究所，金秀瑶族自治县瑶医医院
本制剂仅限本医疗机构使用

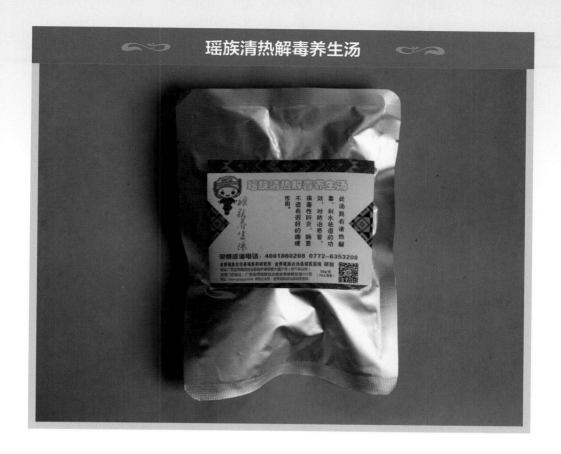

瑶族清热解毒养生汤

【药品名称】瑶族清热解毒养生汤 Yaozu Qingrejiedu Yangshengtang

【处方组成】瑶药秘方。

【功能主治】清热解毒，利水祛湿。对防治感冒，病毒性肝炎，肠胃不适有很好的调理作用。

【用法用量】50g/包，10人用量。

【生产单位】金秀瑶族自治县瑶医药研究所，金秀瑶族自治县瑶医医院

　　　　　　本制剂仅限本医疗机构使用

二十二、金秀县瑶医褚清纯诊所

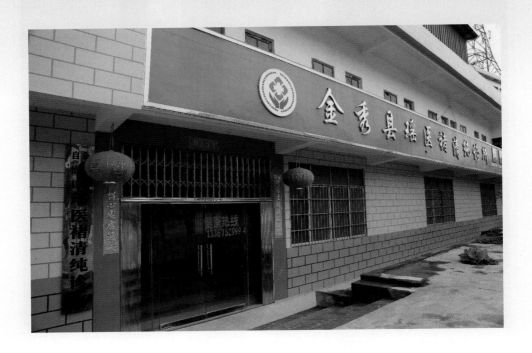

　　金秀县瑶医褚清纯诊所是一家以获"广西瑶医药非物质文化遗产传承人"和"广西乡村名中医"称号的褚清纯为代表的瑶医药团队，专门使用大瑶山原生瑶药和瑶医特色疗法为广大群众提供健康服务的瑶医药特色诊所。该诊所成立于改革开放初期的1982年，有着30多年使用瑶医药治疗各种疑难病症的悠久历史。

　　瑶医专家褚清纯于1965年到金秀瑶族自治县头排镇下塘大队（村民委）任赤脚医生，在长达18年赤脚医生的生涯中，积累了丰富的瑶医药临床经验，挖掘、整理、研究了大量的民间瑶医药偏方、秘方、验方。1982年改革开放时，大队卫生室解散，他就成立了褚氏瑶医诊所，积极推广使用瑶医药为广大群众提供健康服务。

　　在50多年对瑶族民间医药的研究和实践中，他总结了用瑶医药治疗各种顽固性皮肤病（包括神经性皮炎、牛皮癣、荨麻疹、带状疱疹后遗症等）、肿瘤、肝病（肝硬化腹水、肝囊肿等）、风湿、类风湿性关节炎、颈椎病、腰椎病、妇科疾病、阳痿、慢性前列腺炎、重度口腔溃疡、慢性咽喉炎、脉管炎、胃病（糜烂性胃炎、浅表性胃炎等）、慢性肾炎、水火烫烧伤、鼻炎、脚板底痛（骨质增生）等几十种疗效确切的瑶医药偏方、秘方。鉴于他在瑶医药上的成就，2011年他被命名为"自治区级非物质文化遗产项目瑶族医药代表性传承人"；2012年被自治区卫生厅授予"广西乡村名中医"荣誉称号；2011年被金秀县卫生局聘为金秀县瑶医医院瑶医药专家。

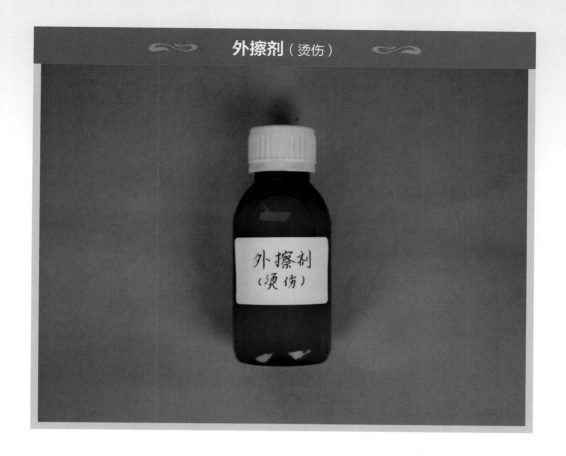

外擦剂（烫伤）

【药品名称】外擦剂（烫伤）Waicaji

【处方组成】水萝卜、过塘藕等。

【功能主治】用于烫伤、烧伤等。

【用法用量】外擦或口服。

【生产单位】金秀瑶族自治县瑶医褚清纯诊所

　　　　　　本制剂仅限本医疗机构使用

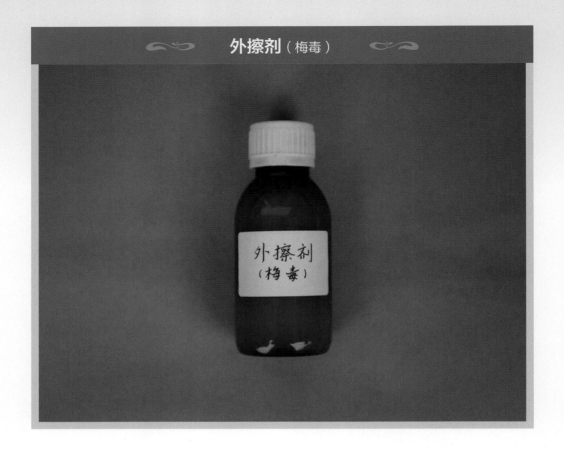

外擦剂（梅毒）

【药品名称】外擦剂（梅毒）Waicaji

【处方组成】入地蜈蚣、黑筋藤等。

【功能主治】用于梅毒。

【用法用量】取适量外用。

【生产单位】金秀瑶族自治县瑶医褚清纯诊所

　　　　　　本制剂仅限本医疗机构使用

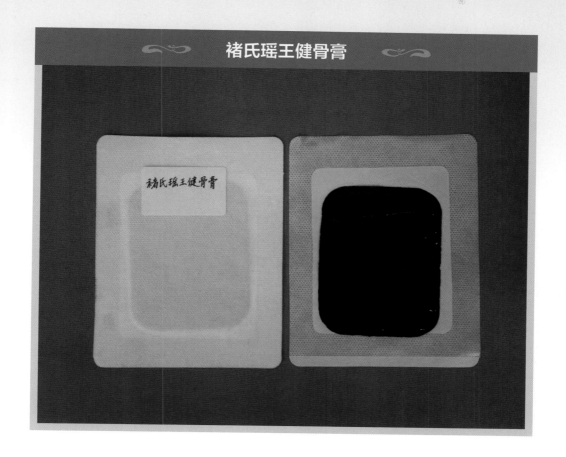

褚氏瑶王健骨膏

【药品名称】褚氏瑶王健骨膏 Chushi Yaowang Jiangu Gao

【处方组成】山霸王、三钱三、穿破石、半枫荷等94味。

【功能主治】用于腰椎、关节疼痛，甲亢等。

【用法用量】贴于患处，一贴贴20天。

【生产单位】金秀瑶族自治县瑶医褚清纯诊所

　　　　　　本制剂仅限本医疗机构使用

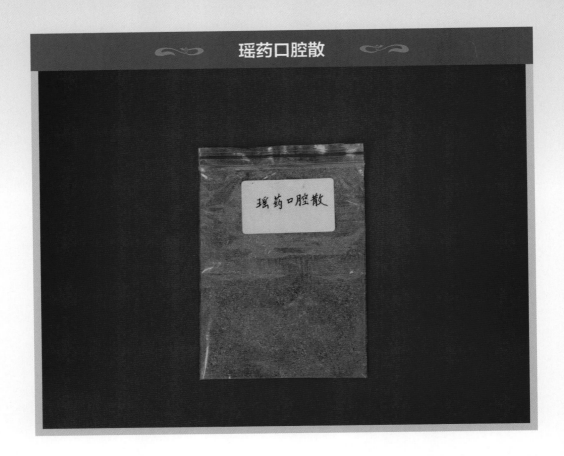

【药品名称】瑶药口腔散 Yaoyao Kouqiang San

【处方组成】石丝草、鱼腥草等。

【功能主治】口腔溃疡，甲状腺等。

【用法用量】泡水喝，泡水含。

【生产单位】金秀瑶族自治县瑶医褚清纯诊所

　　　　　　本制剂仅限本医疗机构使用

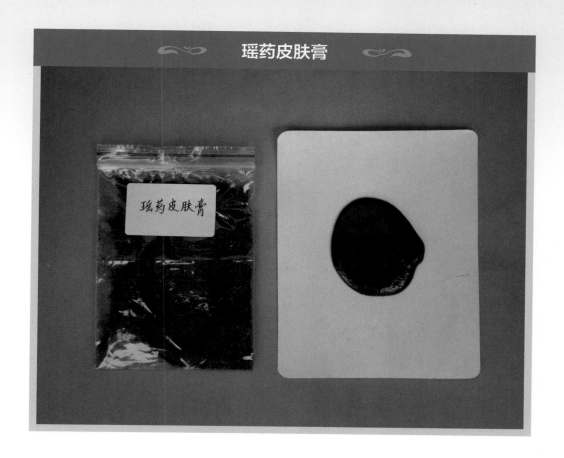

瑶药皮肤膏

【药品名称】瑶药皮肤膏Yaoyao Pifu Gao

【处方组成】大风茶、山胡椒等。

【功能主治】用于带状疱疹，湿疹，痤疮等。

【用法用量】取适量外用。

【生产单位】金秀瑶族自治县瑶医褚清纯诊所

　　　　　　本制剂仅限本医疗机构使用

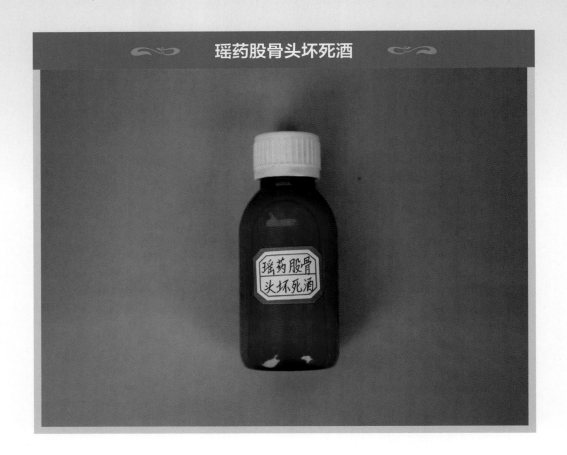

【药品名称】瑶药股骨头坏死酒Yaoyao Gugutouhuaisi Jiu

【处方组成】九节风、红叶枝等。

【功能主治】用于股骨头坏死等。

【用法用量】取适量外用。

【生产单位】金秀瑶族自治县瑶医褚清纯诊所

　　　　　　本制剂仅限本医疗机构使用

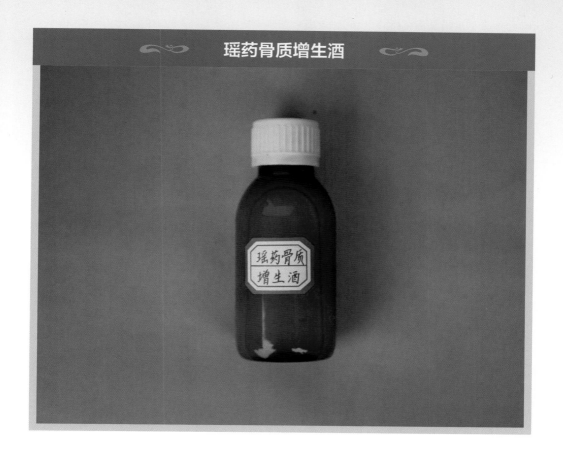

瑶药骨质增生酒

【药品名称】瑶药骨质增生酒Yaoyao Guzhizengsheng Jiu

【处方组成】九节风、红叶枝等。

【功能主治】用于骨质增生等。

【用法用量】取适量外用。

【生产单位】金秀瑶族自治县瑶医褚清纯诊所

　　　　　　本制剂仅限本医疗机构使用

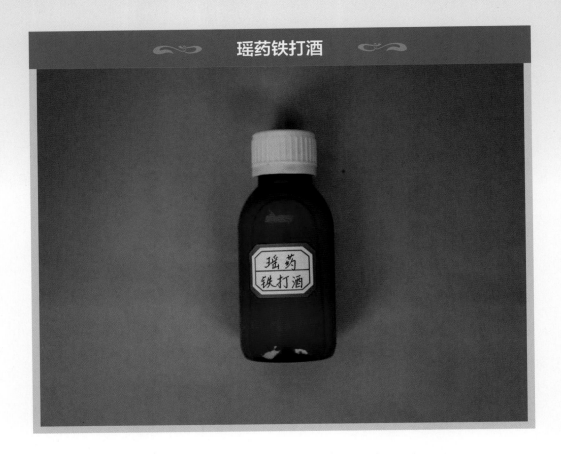

【药品名称】瑶药铁打酒 Yaoyao Tieda Jiu

【处方组成】十八进、九节风等。

【功能主治】用于骨伤，各种疼痛。

【用法用量】外用。

【生产单位】金秀瑶族自治县瑶医褚清纯诊所

　　　　　　本制剂仅限本医疗机构使用

二十三、延边朝医医院

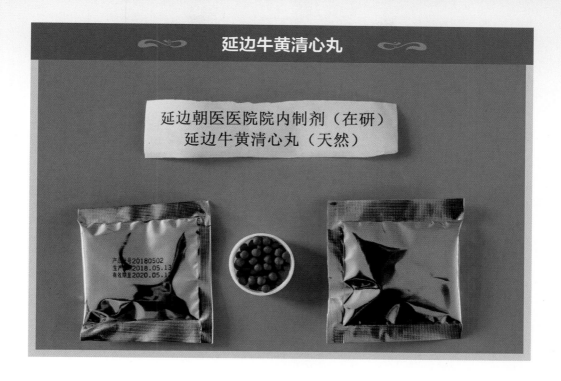

【药品名称】延边牛黄清心丸 Yanbian Niuhuang Qingxin Wan

【执行标准】1977版吉林省药品标准

【处方组成】黄芩、黄柏、郁金、石膏、连翘、滑石、黄连、桔梗、栀子、甘草、大黄、朱砂、
冰片、牛黄、羚羊角共15味。

【性　　状】本品为类圆球形；气清凉；味苦、辛。

【功能主治】解热清心，化痰安神。用于心宫内热，痰迷心窍，癫痫惊狂，烦躁不安，神志不
清，口干舌燥。

【规　　格】每丸重3.5g。

【用法用量】1次1丸，1日2次，温开水送下。

【注意事项】孕妇慎用。

【贮　　藏】放阴凉干燥处。

【生产单位】延边朝医医院
　　　　　　本制剂仅限本医疗机构使用

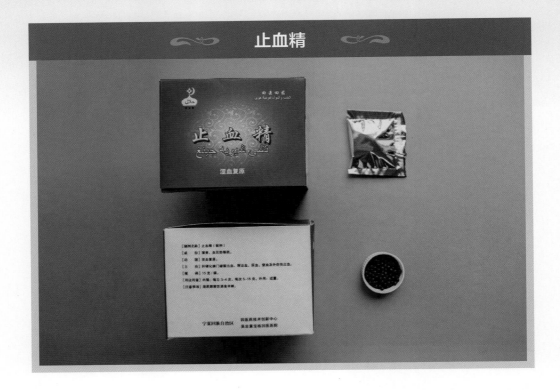

【药品名称】止血精 Zhixuejing

【《医疗机构制剂许可证》编号】宁20150001Z

【处方组成】蒲黄、血见愁等。

【性　　状】本品为棕褐色粉末，气清香。

【功能主治】涩血复原。用于各种内脏出血，尤宜于消化道和肝脾门脉破裂之出血。

【规　　格】15克/袋。

【用法用量】内服：每日3～4次，每次5～15克；外用：适量。

【注意事项】服药期禁饮酒食辛辣。

【贮　　藏】密闭，防潮，存放于阴凉干燥处。

【生产单位】宁夏吴忠黄宝栋回医医院

　　　　　　本制剂仅限本医疗机构使用

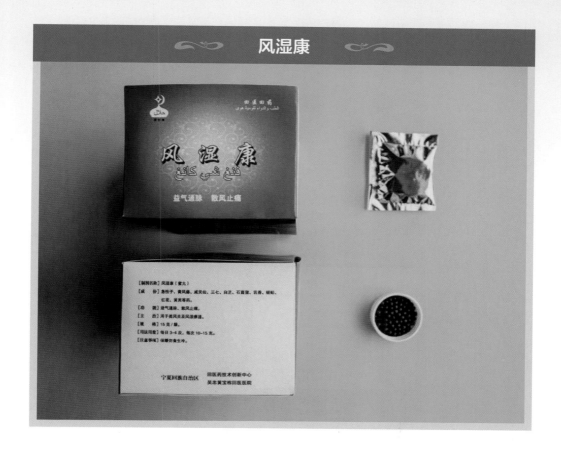

【药品名称】风湿康 Fengshikang

【《医疗机构制剂许可证》编号】宁²20150001Z

【执行标准】宁夏回族自治区食品药品监督管理局医疗机构制剂质量标准

【处方组成】急性子、青风藤、威灵仙、三七、白芷、石菖蒲、乳香、蜈蚣、红花、黄芪等。

【性　　状】本品为棕色蜜丸；气微香。

【功能主治】散风寒，通经脉，止痛疼，除强直。用于各类风湿引发关节肢体疼痛，尤宜于类风湿关节炎。

【规　　格】15g/袋。

【用法用量】一般风湿，一日3次，一次10克；类风湿关节炎，一日4次，一次5～10克。

【注意事项】不食生冷，避风保温。

【贮　　藏】密闭，防潮，存放于阴凉干燥处。

【生产单位】宁夏吴忠黄宝栋回医医院

　　　　　　　本制剂仅限本医疗机构使用

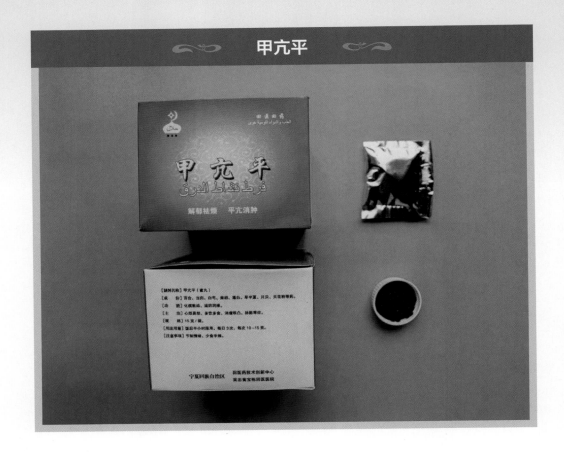

【药品名称】甲亢平Jiakangping

【《医疗机构制剂许可证》编号】宁20150001Z

【处方组成】百合、当归、白芍、柴胡、薤白、旱半夏、川贝、天花粉等。

【性　　状】本品为黑棕色蜜丸；气微香，味微酸。

【功能主治】行气散瘀，软坚散结，平亢复原。用于因情志不畅，气机受阻所致甲状腺功能亢
　　　　　　进，或结节肿大所致胸闷，气急，咽喉堵塞，眼凸，口渴引饮，心烦易怒，或躁狂
　　　　　　不安等症。

【规　　格】15克/袋。

【用法用量】饭后半小时服用。每日3次，每次10～15克。

【注意事项】不动怒，少生气，平衡心理，稳定情绪少食辛辣。

【贮　　藏】密闭，防潮，存放于阴凉干燥处。

【生产单位】宁夏吴忠黄宝栋回医医院

　　　　　　本制剂仅限本医疗机构使用

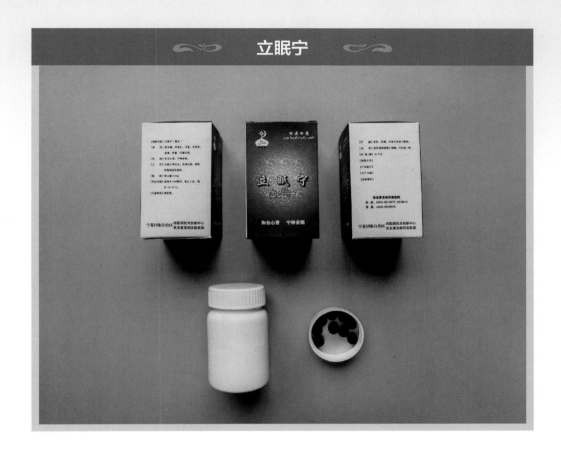

【药品名称】立眠宁 Limianning

【《医疗机构制剂许可证》编号】宁20150001Z

【处方组成】夜交藤、炒枣仁、丹参、合欢花、龙骨、牡蛎、代赫石等。

【性　　状】本品为黑褐色蜜丸。

【功能主治】合和心肾、宁神安眠。长期心肾失交、思虑过度、惊恐所致顽固失眠症。

【规　　格】每丸重0.54g。

【用法用量】饭前半小时服用。每日3次，每次10～20丸。

【注意事项】忌饮酒。

【贮　　藏】密闭，防潮，存放在阴凉干燥处。

【生产单位】宁夏吴忠黄宝栋回医医院

　　　　　　本制剂仅限本医疗机构使用

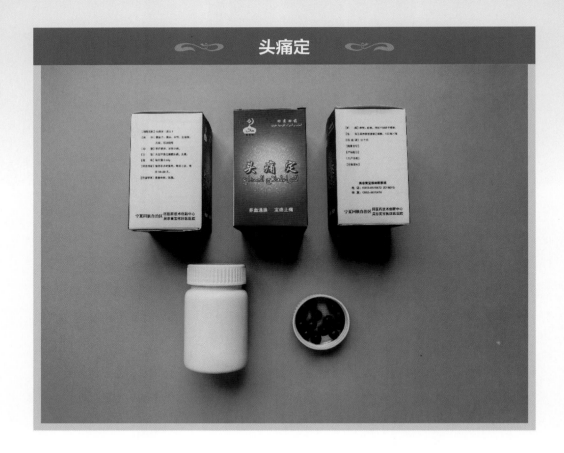

头痛定

【药品名称】头痛定Toutongding

【《医疗机构制剂许可证》编号】宁20150001Z

【处方组成】覆盆子、藁本、白芍、生地黄、天麻、石决明等。

【性　　状】本品为棕色蜜丸。

【功能主治】养血通脉，定痉止痛。久治不愈之顽固头痛、头晕。

【规　　格】每丸重0.54g。

【用法用量】饭后半小时服用，每日3次，每次10～20丸。

【注意事项】禁忌辛辣、饮酒。

【贮　　藏】密闭，防潮，存放在阴凉干燥处。

【生产单位】宁夏吴忠黄宝栋回医医院

　　　　　　本制剂仅限本医疗机构使用

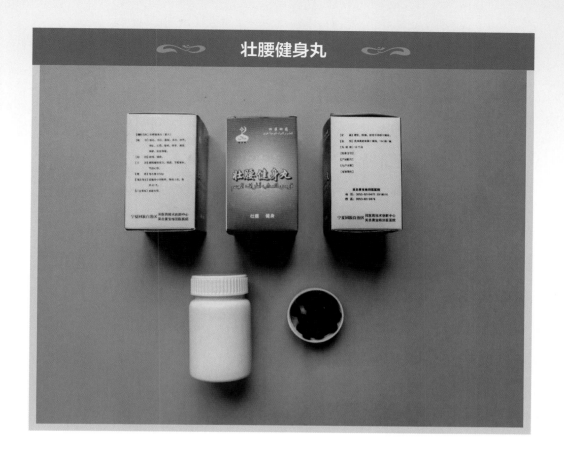

【药品名称】壮腰健身丸 Zhuangyao Jianshen Wan

【《医疗机构制剂许可证》编号】宁20150001Z

【处方组成】木瓜、桑枝、当归、赤芍、桃仁、红花、桂枝、细辛、通草、狗脊、炙甘草等。

【性　　状】本品为棕色蜜丸。

【功能主治】壮腰健身。主治腰膝酸软无力、疼痛、下肢麻木、气短心悸。

【规　　格】每丸重0.54g。

【用法用量】饭前半小时服用。每日2次，每次20丸。

【注意事项】感冒勿服。

【贮　　藏】密闭，防潮，存放在阴凉干燥处。

【生产单位】宁夏吴忠黄宝栋回医医院

　　　　　　本制剂仅限本医疗机构使用

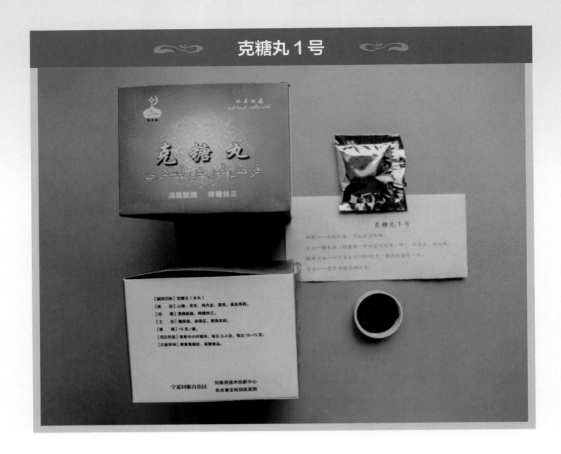

【药品名称】克糖丸1号 Ketangwan Yihao

【《医疗机构制剂许可证》编号】宁20150001Z

【处方组成】山楂、灵芝、鸡内金、生黄芪、黄连等。

【性　　状】本品为黑棕色水丸；气微酸，味香。

【功能主治】消脂脱胰，清血涤浊降糖。主治糖尿病（隐匿期一种和显现期第一种），消渴症，高血脂。

【规　　格】15克/袋。

【用法用量】餐前后各服一次。一日3～6次，一次10～15克。

【注意事项】禁食高脂高糖饮食。

【贮　　藏】密闭，防潮，存放于阴凉干燥处。

【生产单位】宁夏吴忠黄宝栋回医医院

　　　　　　本制剂仅限本医疗机构使用

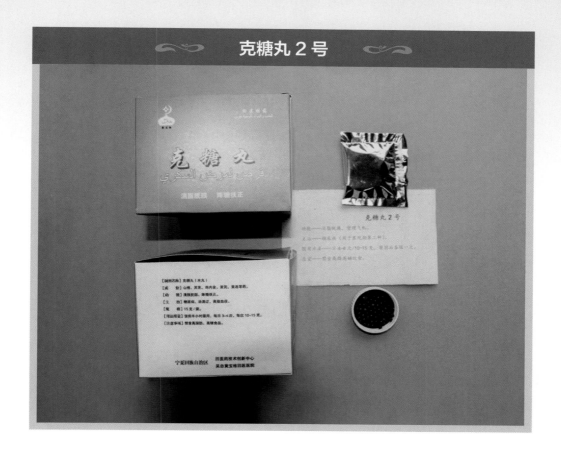

克糖丸2号

【药品名称】克糖丸2号 Ketangwan Erhao

【《医疗机构制剂许可证》编号】宁20150001Z

【处方组成】木瓜、杜仲、防风、生甘草等。

【性　　状】本品为黑棕色水丸；气微酸，味香。

【功能主治】消脂脱胰，燮理气机。主治糖尿病（用于显现期第二种）。

【规　　格】15克/袋。

【用法用量】餐前后各服一次。一日4～6次，一次10～15克。

【注意事项】禁食高脂高糖饮食。

【贮　　藏】密闭，防潮，存放于阴凉干燥处。

【生产单位】宁夏吴忠黄宝栋回医医院

　　　　　　本制剂仅限本医疗机构使用

肝炎平

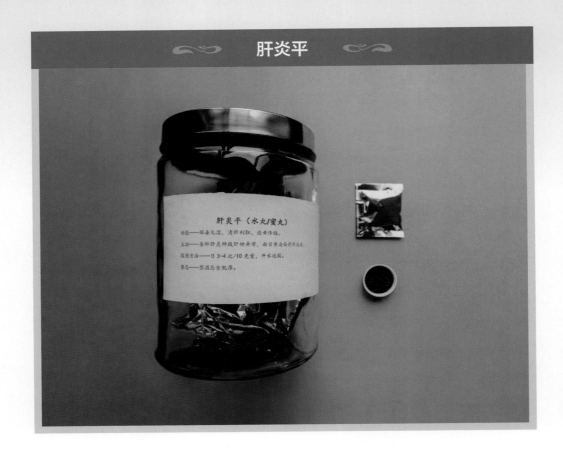

【药品名称】肝炎平Ganyanping

【《医疗机构制剂许可证》编号】宁20150001Z

【处方组成】秘方。

【功能主治】解毒化湿，清肝利胆，退黄降酶。主治各种肝炎所致肝功异常，面目黄染西药不效者。

【用法用量】一日3～4次，一次10克，开水送服。

【注意事项】禁酒忌食肥厚。

【贮　　藏】密闭，防潮，存放于阴凉干燥处。

【生产单位】宁夏吴忠黄宝栋回医医院

本制剂仅限本医疗机构使用

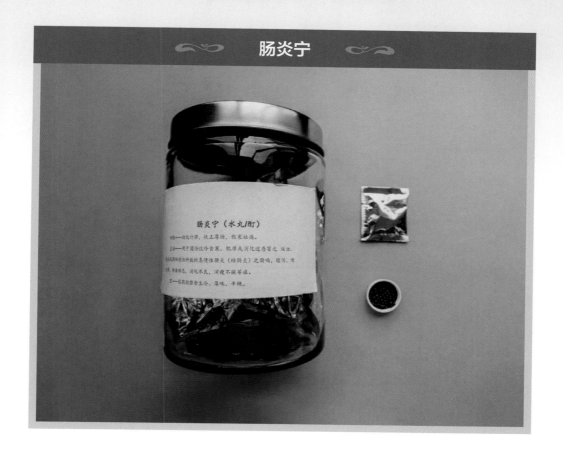

肠炎宁

【**药品名称**】肠炎宁 Changyanning

【**《医疗机构制剂许可证》编号**】宁20150001Z

【**处方组成**】炒山药、枸杞子、诃子、荜茇、肉豆蔻、补骨脂等。

【**功能主治**】助化行滞，扶正厚肠，散寒祛痛。用于因伤饮冷食寒、肥厚或消化道感冒之误治、失治及药物损伤所致的急慢性肠炎（结肠炎）之肠鸣，腹泻，便次多，疼痛难忍，消化不良，消瘦不寐等症。

【**用法用量**】饭后半小时温开水送服。一次10～15克，一日3次。

【**注意事项**】服药期间禁食生冷、厚味、辛辣。

【**贮　　藏**】密闭，防潮，存放于阴凉干燥处。

【**生产单位**】宁夏吴忠黄宝栋回医医院

　　　　　　本制剂仅限本医疗机构使用

乳岩散

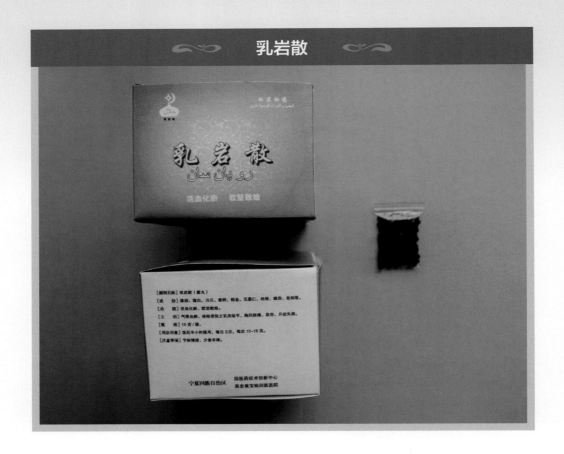

【药品名称】乳岩散Ruyan San

【《医疗机构制剂许可证》编号】宁20150001Z

【处方组成】柴胡、薤白、川贝、香附、郁金、瓜蒌仁、桔梗、蜂房、皂刺等。

【性　　状】本品为黑棕色蜜丸；气微香。

【功能主治】宣气机，通脉络，散结块。长期负性心理，情志不畅，致使气机紊乱，水火失衡，血脉凝滞，聚结成形（结节或肿块），而致乳房胀满疼痛，太息寐差，易怒心烦诸症。

【规　　格】15克/袋。

【用法用量】饭后半小时服用。每日3次，每次10～15克。

【注意事项】节制情绪、少食辛辣。

【贮　　藏】密闭，防潮，存放于阴凉干燥处。

【生产单位】宁夏吴忠黄宝栋回医医院

　　　　　　本制剂仅限本医疗机构使用

骨刺粉

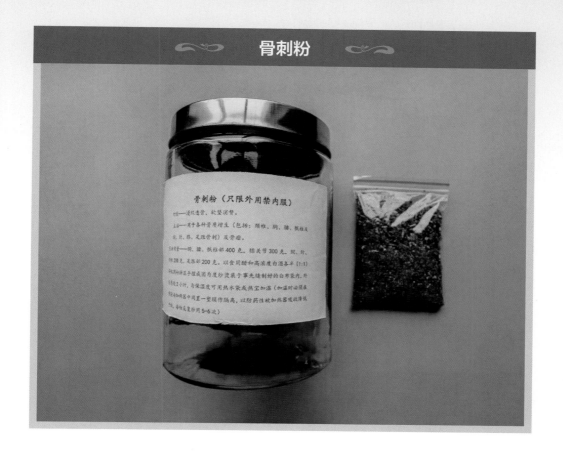

【药品名称】骨刺粉（只限外用禁内服） Guci Fen

【《医疗机构制剂许可证》编号】宁20150001Z

【处方组成】生黄芪、生甘草、松节、羊骨头、生牡蛎等。

【功能主治】浸肌透骨，软坚消赘。用于各种骨质增生（包括：颈椎、胸、腰、骶椎及腕、肘、膝、足跟骨刺）及骨瘤。

【用法用量】胸、腰、骶椎部400克，膝关节300克，腕、肘、颈椎200克，足跟部200克。以食用醋和高浓度白酒各半（1:1）将粗药粉拌湿手捏成团为度炒烫装于事先缝制好的白布袋内，外敷患处2小时，为保温度可用热水袋或热宝加温（加温时必须在药袋与加热器中间置一塑膜作隔离，以防药性被加热器吸收降低疗效，每份反复炒用5～6次）。

【贮　　藏】密闭，防潮，存放于阴凉干燥处。

【生产单位】宁夏吴忠黄宝栋回医医院

　　　　　　本制剂仅限本医疗机构使用

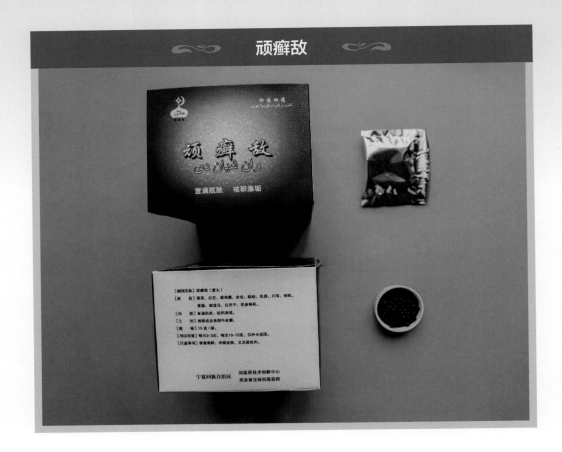

【药品名称】顽癣敌 Wanxuandi

【《医疗机构制剂许可证》编号】宁20150001Z

【处方组成】黄芪、白芷、鹿角霜、全虫、蜈蚣、乳香、川芎、枯矾、青黛、制首乌、白芥子、
苦参等。

【性　　状】本品为棕色蜜丸；气微香。

【功能主治】宣通肌肤，祛积涤垢。用于局部或全身型牛皮癣。

【规　　格】15克/袋。

【用法用量】每日2～3次，每次10～15克，白开水送服。

【注意事项】禁食海鲜、辛辣发物，尤其是驼肉。

【贮　　藏】密闭，防潮，存放于阴凉干燥处。

【生产单位】宁夏吴忠黄宝栋回医医院
　　　　　　本制剂仅限本医疗机构使用

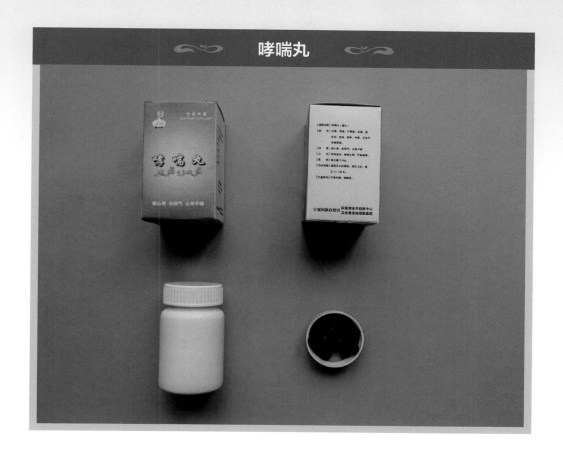

【药品名称】哮喘丸Xiaochuan Wan

【《医疗机构制剂许可证》编号】宁20150001Z

【处方组成】沙参、丹参、补骨脂、黄麻、款冬花、桂枝、细辛、半夏、五味子、浮萍草等。

【性　　状】本品为棕色蜜丸。

【功能主治】调心肾，和肺气，止咳平喘。主治呼吸迫促，胸闷心悸，气急哮喘。

【规　　格】每丸重0.54g。

【用法用量】饭后半小时服用，每日3次，每次10～20丸。

【注意事项】不食辛辣、禁烟酒。

【贮　　藏】密闭，防潮，存放在阴凉干燥处。

【生产单位】宁夏吴忠黄宝栋回医医院

　　　　　　本制剂仅限本医疗机构使用

痛经止痛丸

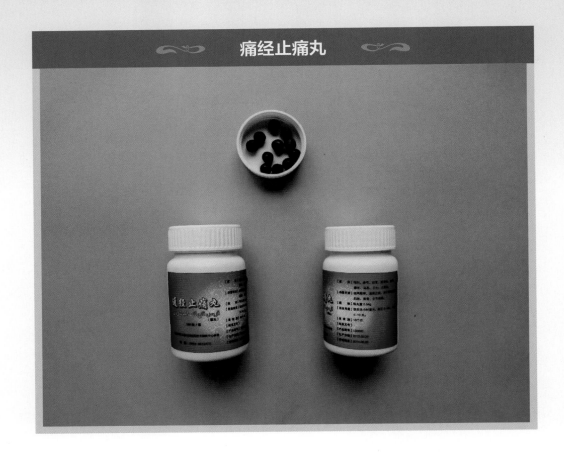

【药品名称】痛经止痛丸 Tongjing Zhitong Wan

【《医疗机构制剂许可证》编号】宁20150001Z

【处方组成】当归、赤芍、红花、威灵仙、附子、秦艽、乌药、三七、土鳖虫。

【性　　状】本品为黑褐色蜜丸。

【功能主治】祛风散寒，通经止痛。用于风寒湿痹之肌肤、筋骨、关节疼痛。

【规　　格】每丸重0.54g。

【用法用量】饭后半小时服用。每日3～4次，每次5～10丸。

【注意事项】服药期间不食寒凉品。

【贮　　藏】密闭，防潮，存放在阴凉干燥处。

【生产单位】宁夏吴忠黄宝栋回医医院

　　　　　　本制剂仅限本医疗机构使用

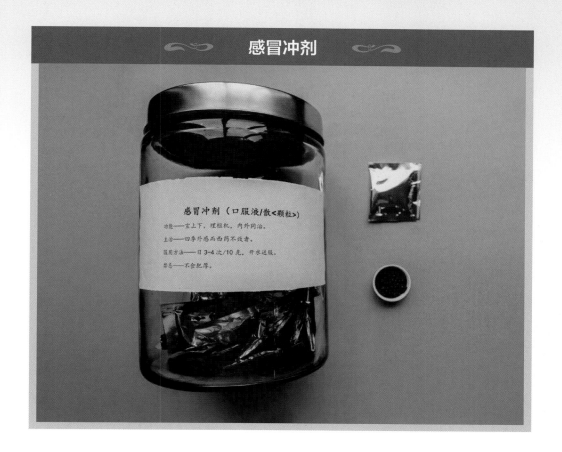

感冒冲剂

感冒冲剂（口服液/散<颗粒>）

功能——宣上下，理枢机，内外同治。

主治——四季外感而西药不效者。

适用方法——一日 3～4 次/10 克，开水送服。

禁忌——不食肥厚。

【药品名称】感冒冲剂Ganmao Chongji

【《医疗机构制剂许可证》编号】宁20150001Z

【处方组成】秘方。

【功能主治】宣上下，理枢机，内外同治。主治四季外感而西药不效者。

【用法用量】一日3～4次，每次10克，开水送服。

【注意事项】不食肥厚。

【贮　　藏】密闭，防潮，存放于阴凉干燥处。

【生产单位】宁夏吴忠黄宝栋回医医院

　　　　　　本制剂仅限本医疗机构使用

缩脾软肝丸

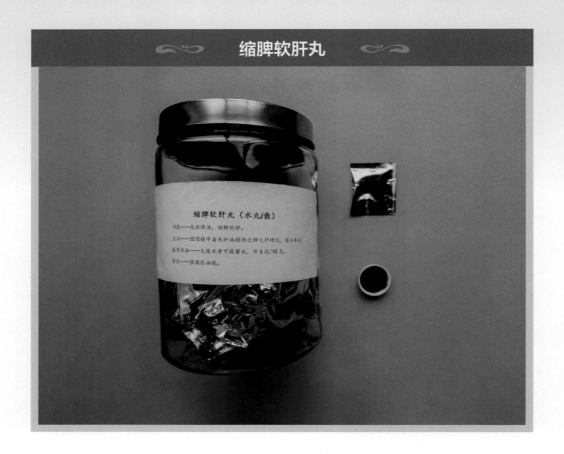

【药品名称】缩脾软肝丸 Suopi Ruangan Wan

【《医疗机构制剂许可证》编号】宁20150001Z

【处方组成】秘方。

【功能主治】化瘀降浊，缩脾软肝。主治因酒精中毒或肝病损伤之脾大肝硬化，腹水等症。

【用法用量】无腹水者可服蜜丸，一日3次，每次10克。

【注意事项】禁酒忌油腻。

【贮　　藏】密闭，防潮，存放于阴凉干燥处。

【生产单位】宁夏吴忠黄宝栋回医医院

　　　　　　本制剂仅限本医疗机构使用

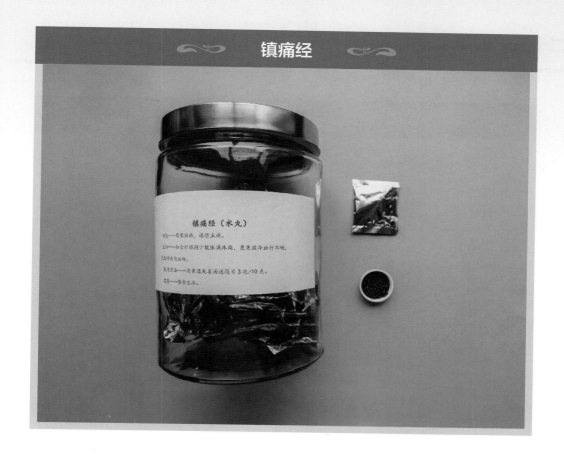

【药品名称】镇痛经 Zhentongjing

【《医疗机构制剂许可证》编号】宁20150001Z

【处方组成】柴胡、醋香附、艾叶、白术、云苓等药

【功能主治】散寒祛瘀，通经止痛。主治妇女行经期少腹胀满疼痛，畏寒肢冷血行不畅，色黯滞夹杂血块。

【用法用量】用黄酒或姜汤送服，一日3次，一次10克。

【注意事项】禁食生冷。

【贮　　藏】密闭，防潮，存放于阴凉干燥处。

【生产单位】宁夏吴忠黄宝栋回医医院

本制剂仅限本医疗机构使用

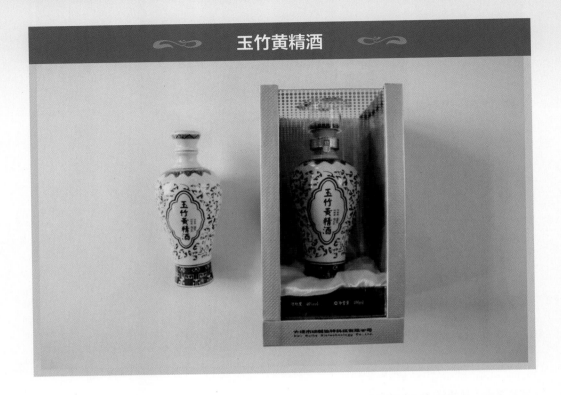

【药品名称】玉竹黄精酒 Yuzhu Huangjing Jiu

【处方组成】云南小曲清香型白酒、玉竹、黄精、栀子。

【功能主治】清热，平肝，解毒。

【用法用量】适量饮用。

【注意禁忌】尚不明确。

【贮　　藏】密封、避光，置阴凉干燥处。

【生产单位】云南大理瑞鹤药业有限公司

　　　　　　本制剂仅限本医疗机构使用

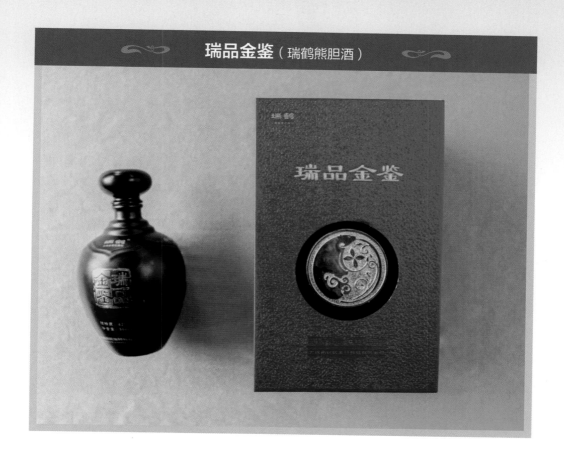

瑞品金鉴（瑞鹤熊胆酒）

【药品名称】瑞品金鉴（瑞鹤熊胆酒）Ruipin Jinjian

【处方组成】云南小曲清香型白酒、金熊胆、枸杞子、栀子、单晶冰糖。

【功能主治】清热解毒，清肝明目，消炎。内含熊胆粉、不伤肝。

【用法用量】适量饮用。

【注意禁忌】尚不明确。

【贮　　藏】密封、避光，置阴凉干燥处。

【生产单位】云南大理瑞鹤药业有限公司

　　　　　　本制剂仅限本医疗机构使用

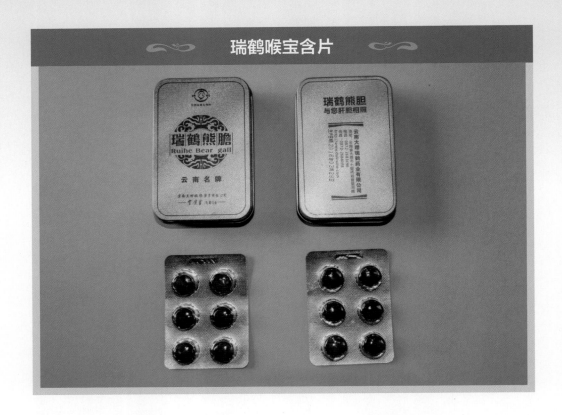

【药品名称】瑞鹤喉宝含片 Ruihe Houbao Hanpian

【处方组成】熊胆汁、薄荷脑、蔗糖。

【功能主治】清热解毒，消炎。咽炎，咽部不适，咽部异物感，咽燥发痒咳嗽，痰滞，口苦口臭，舌干胸闷等均可含服。

【用法用量】一天1～2次，一次1片，含服。

【注意禁忌】三岁以下儿童须捣碎冲服。

【贮　　藏】置阴凉、干燥处保存。

【生产单位】云南大理瑞鹤药业有限公司

本制剂仅限本医疗机构使用

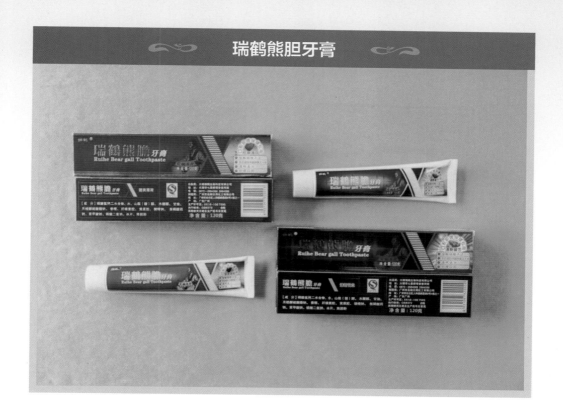

瑞鹤熊胆牙膏

【药品名称】瑞鹤熊胆牙膏 Ruihe Xiongdan Yagao

【生产许可证号】XK16-1087595

【执行标准】GB8372

【处方组成】熊胆粉、硅油、菊花、硬脂酸镁等。

【功能主治】缓解咽喉不适，减轻牙龈肿痛及牙痛，清热去火，护理口腔。

【规　　格】120g/支。

【用法用量】早晚刷牙。

【生产单位】云南大理瑞鹤药业有限公司

　　　　　　本制剂仅限本医疗机构使用

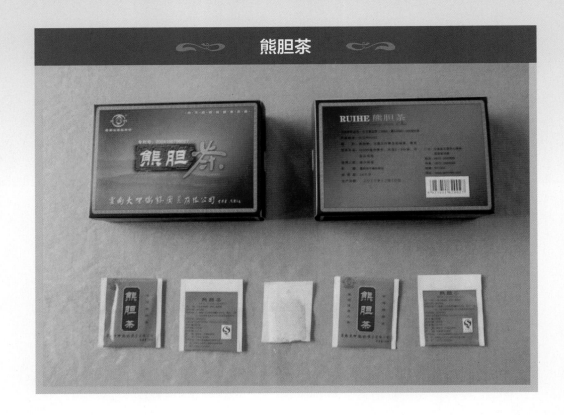

熊胆茶

【药品名称】熊胆茶Xiongdan Cha

【卫生许可证号】云卫食证字（2006）第532901-000905号

【产品标准】Q/DRH002

【处方组成】熊胆粉、云南大叶绿茶、菊花。

【适用人群】老少皆宜。

【用法用量】以300毫升沸水，冲泡2～3分钟，可多次冲泡。

【贮　　藏】置阴凉、干燥处保存。

【有 效 期】24个月。

【生产单位】云南大理瑞鹤药业有限公司

　　　　　　本制剂仅限本医疗机构使用

熊胆酒

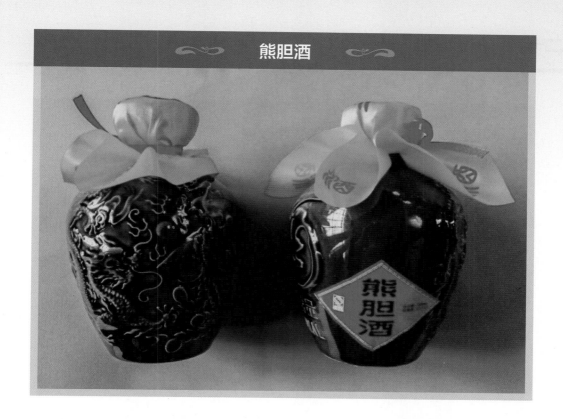

【药品名称】熊胆酒 Xiongdan Jiu

【处方组成】金熊胆、稻米。

【功能主治】清热解毒，增强免疫力。

【用法用量】适量饮用。

【注意禁忌】尚不明确。

【贮　　藏】密封、避光，置阴凉干燥处。

【生产单位】云南大理瑞鹤药业有限公司

　　　　　　本制剂仅限本医疗机构使用

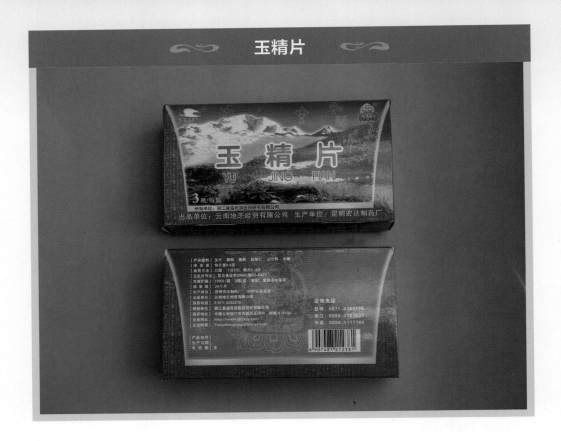

【药品名称】玉精片 Yujing Pian

【卫生许可证】昆卫食证字（2005）第03-0427

【处方组成】玉竹、黄精、葛根、益智仁、三七粉、木糖。

【功能主治】调理人体气阴平衡，精血平衡，五脏生理功能平衡，旨在养生保健，调理人体的正常生理功能和免疫抗病能力。适宜于肺虚燥咳及病后恢复期的人群。

【规　　格】每片重0.4克。

【用法用量】口服。1日2次，每次3～4片。

【贮　　藏】密封置阴凉处保存。

【包　　装】100片/瓶；3瓶/盒。

【有 效 期】24个月。

【生产单位】昆明宏达制药厂（GMP认证企业）

【出品单位】云南地芝经贸有限公司

【研制单位】丽江星盛民族医药研究有限公司

本制剂仅限本医疗机构使用

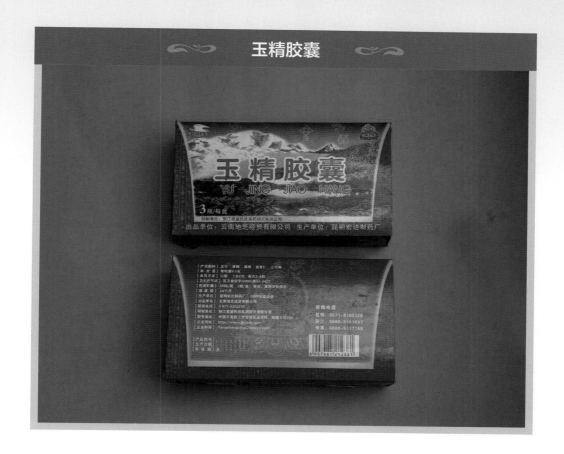

【药品名称】玉精胶囊 Yujing Jiaonang

【卫生许可证】昆卫食证字（2005）第03-0427号

【处方组成】玉竹、黄精、葛根、益智仁、三七粉等。

【性　　状】本品为胶囊剂，内容物为棕褐色粉粒；气微，味甜苦。

【功能主治】调理人体气阴平衡，精血平衡，五脏生理功能平衡，旨在养生保健，调理人体的正常生理功能和免疫抗病能力。适宜于肺虚燥咳及病后恢复期的人群。

【规　　格】每片重0.5克，60粒/瓶。

【用法用量】口服1日2次，每次3～4粒。

【有 效 期】24个月。

【生产单位】昆明宏达制药厂GMP认证企业

【出品单位】云南地芝经贸有限公司

【研制单位】丽江星盛民族医药研究有限公司

　　　　　　本制剂仅限本医疗机构使用

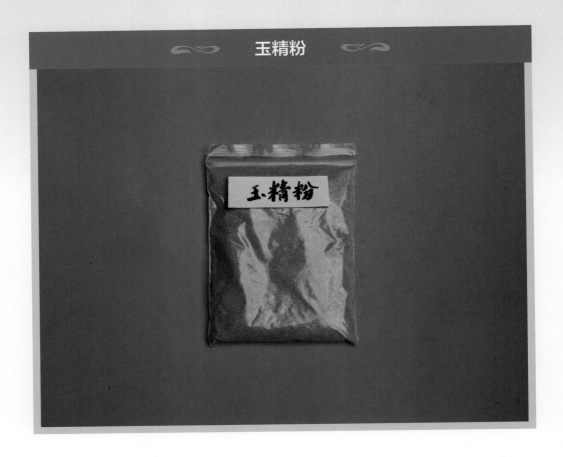

玉精粉

【药品名称】玉精粉 Yujing Fen

【处方组成】玉竹、黄精、葛根、益智仁、三七粉等。

【功能主治】补肾填精，生精补血，强健筋骨。主治股骨头缺血性坏死（虚寒型），适用于精血亏虚所致的贫血、气虚乏力，易疲劳，睡眠差等病症。适用于男女肾阳虚、肾精不足所致的阳痿不坚，宫寒经少，畏寒肢冷，关节冷痛等病症。

【用法用量】一天服2次，一次3克，早晚各服一次。

【禁　　忌】1.孕妇禁服。2.本品含人参等温补成分，感冒初期，体内有炎症，中医实热症患者禁服。3.苔黄舌红湿热症，阴虚火旺症，容易上火的人群慎服。

【注意事项】1.本品药性温补，适用于肾精不足、寒型体质人群，体健青少年人群慎服。2.服本品无特殊的饮食禁忌。3.用于久病伤及精血，气血亏虚所致的阴虚火旺症（加服六味地黄丸一次9克，一天3次），服本品若出现口腔痛、咽喉痛，加服排毒化肿片，一次5片，一天3次。

【贮　　藏】密封，置阴凉干燥处保存。

【包　　装】瓶装，60克/瓶。

【监制出品单位】丽江纳西东巴医馆

　　　　　本制剂仅限本医疗机构使用

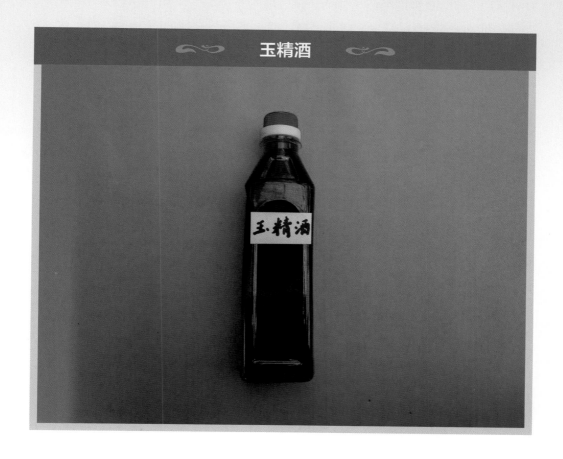

玉精酒

【药品名称】玉精酒 Yujing Jiu

【处方组成】玉竹、黄精、葛根、益智仁、三七粉等。

【功能主治】调理人体气阴平衡，精血平衡，五脏生理功能平衡，旨在养生保健，调理人体的正常生理功能和免疫抗病能力。适宜于肺虚燥咳及病后恢复期的人群。

【用法用量】口服。

【生产单位】昆明宏达制药厂（GMP认证企业）

【出品单位】云南地芝经贸有限公司

【研制单位】丽江星盛民族医药研究有限公司

本制剂仅限本医疗机构使用

杨氏胃友灵

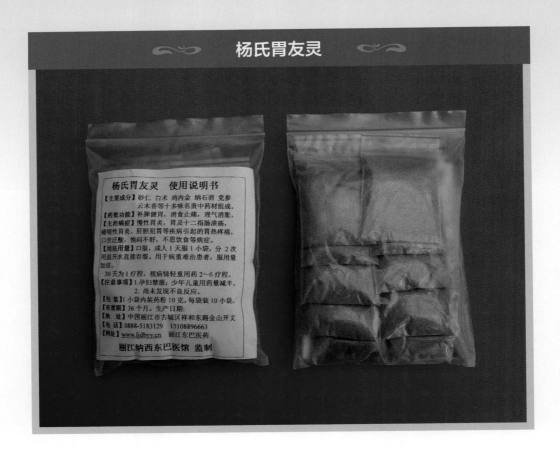

【药品名称】杨氏胃友灵 Yangshi Weiyouling

【处方组成】砂仁、白术、鸡内金、纳石消、党参、云木香等。

【功能主治】补脾健胃，消食止痛，理气消胀。用于慢性胃炎，胃及十二指肠溃疡，萎缩性胃炎、肝胆犯胃等疾病引起的胃热疼痛，口苦泛酸，饱闷不舒，不思饮食等病症。

【用法用量】口服，成人1天服1小袋，分2次用温开水直接吞服。用于病重难治患者，服用量加倍。30天为1疗程，视病情轻重用药2～6疗程。

【注意事项】1. 孕妇禁服；少年儿童用药量减半。2. 尚未发现不良反应。

【包　　装】1小袋内装药粉10克，每袋装10小袋。

【有 效 期】36个月。

【生产单位】丽江纳西东巴医馆

本制剂仅限本医疗机构使用

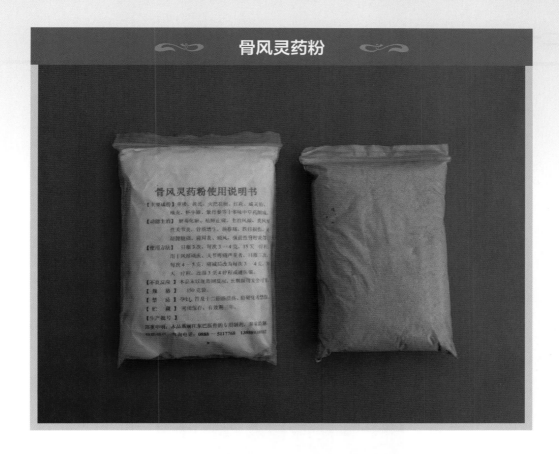

【药品名称】骨风灵药粉 Gufengling Yaofen

【处方组成】重楼、黄芪、火把花根、红花、威灵仙、地龙、怀牛膝、紫丹参等。

【功能主治】解毒化瘀，祛痹止痛。主治风湿，类风湿性关节炎，骨质增生，颈椎痛，跌打损伤，风湿腰腿痛、肩周炎、痛风，强直性脊柱炎等。

【用法用量】日服3次，每次3～4克，15天一疗程，用于风湿顽疾、关节疼痛严重者，日服3次，每次4～5克，痛减后改为每次3～4克，3天一疗程，连服3～4疗程或遵医嘱。

【不良反应】本品未发现毒副反应，长期服用安全可靠。

【禁　　忌】孕妇、胃及十二指肠溃疡患者、肝硬化者禁服。

【贮　　藏】密闭保存。

【有 效 期】三年。

【生产单位】东巴医馆

　　　　　　郑重申明：本品系丽江东巴医馆的专用制剂

　　　　　　本制剂仅限本医疗机构使用

二十七、王震河中医诊所（纳西药）

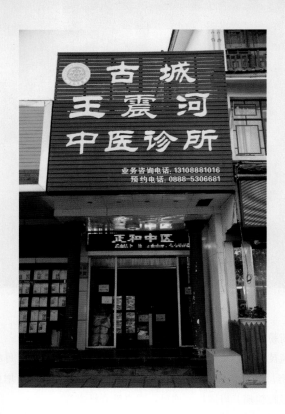

　　王震河，纳西医药第十九代代表性传承人，马来西亚万家济中药集团特别顾问，丽江市民族医药协会副主席、秘书长，丽江市民族医药协会常务理事会副理事长、秘书长，中医主任医师，丽江正和堂中医门诊主任。擅长专病：心肺疾病、胃肠道病、肾病、肝病、风湿等。开发制剂：西榄利咽冲剂、烟熏鼻吸秘方等。主要用药：西参、滇橄榄等。

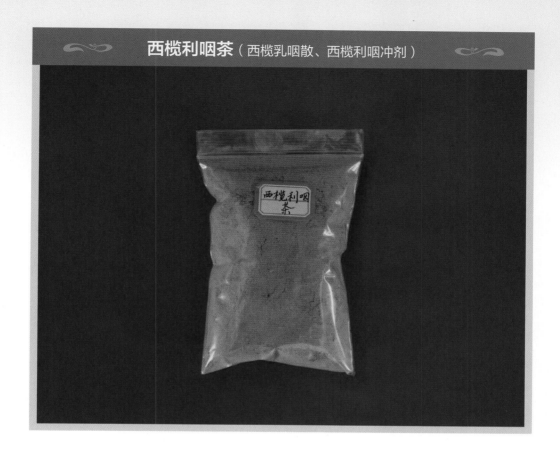

西榄利咽茶（西榄乳咽散、西榄利咽冲剂）

【药品名称】西榄利咽茶（西榄乳咽散、西榄利咽冲剂）Xilanliyan Cha

【处方组成】西参、滇橄榄等。

【功能主治】治疗喉咙疼痛，咽炎，扁桃腺炎等。

【用法用量】一次一小勺，泡水喝。

【生产单位】王震河中医诊所

　　　　　　本制剂仅限本医疗机构使用

咽熏鼻吸秘方

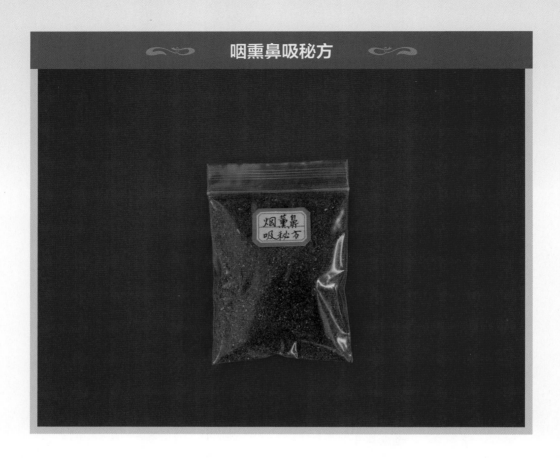

【药品名称】咽熏鼻吸秘方Yanxunbixi Mifang

【处方组成】白芷、藁本、白胶香。

【性　　状】灰黑色药粉。

【功能主治】通络开窍，行气止痛，芳香醒脑。用于偏头痛（血管神经性头痛），足阳明经，足少阳经，足厥阴经，头痛以及各种鼻渊导致头痛和顽固性头痛。

【用法用量】取出药品适量，用火烘热，捏成拇指大小药球，置于盏中，在避风室内将药球点燃，使烟柱直上，患者大呼一口气，屏住呼吸，将痛侧鼻孔正对烟柱，深吸药烟，反复2～3次，5～10分钟内缓解疼痛。每天使用一枚（用后以盖将药球火闷灭，用时点燃，日用三次），根据病情好转程度，可连续使用3～5天，以达根治效果。

【不良反应】尚不明确。

【禁　　忌】少儿、孕妇及年老体衰者禁用。

【生产单位】王震河中医诊所

　　　　　　本制剂仅限本医疗机构使用

二十八、三都水族自治县水族医院

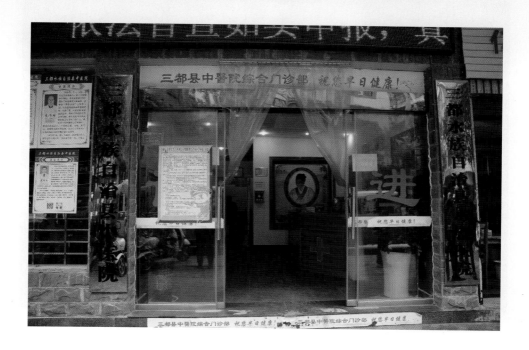

三都水族自治县水族医院，也称三都水族自治县中医院，也是三都水族自治县水族医药研究所，建于2017年，汇集水族医药文化专家，由三都县名水医坐诊，是集水医特色诊疗、水医药针灸推拿、水医药理论研究、水医药从业人员培养为一体的水医医院。位于三都汽车站附近原凤凰宾馆的三都中医院综合门诊部，只是三都县水族医院的一部分，坐落在三合街道猴场新区晨光村的水族医院大楼正在建设中。预计总投资2亿元，开放床位300张。

院长韦宗元，水族，1956年生，是家传水族草药第六代传承人之一。1980年毕业于贵阳中医学院医疗系，曾任三都县人民医院副院长、中医院院长。长期走访水族名医，探求水族医药，将水族单验方与现代医学相结合，擅长治疗内科心脑血管病、中风引起的偏瘫、截瘫、面瘫，急慢性肝炎、肝硬化腹水、肝内胆管结石，急慢性肾炎、肾结石，骨伤科、骨髓炎、骨结核，颈腰椎骨质增生，风湿，类风湿，痔疮，哮喘，急慢性胃炎及各种皮肤病。对妇科病，男科病治疗亦有一定的临床经验。

医院将水医与中医相结合，利用水族地区的地产药材，在骨关节炎、腰椎肩椎疼痛治疗方面，研制出水族消痛散、水族推拿膏等水族药院内制剂，临床运用取得了良好疗效，受到水族群众的欢迎。

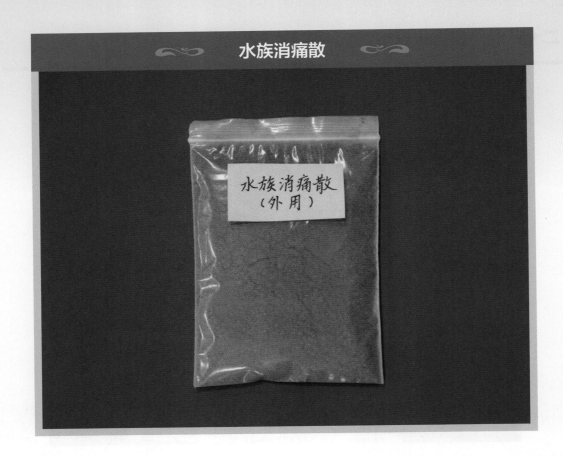

水族消痛散

水族消痛散
（外用）

【药品名称】水族消痛散 Shuizu Xiaotong San

【处方组成】绿枇杷、草乌、三角枫、鸡血藤、槐树寄生草等。

【功能主治】消炎，止痛，镇痛。用于骨关节疼痛，风湿病，腰椎、颈椎疼痛等。

【用法用量】加70%～75%酒精，敷于患处，再用电磁波治疗仪烘烤1小时。

【生产单位】三都水族自治县水族医院

本制剂仅限本医疗机构使用

水族推拿膏

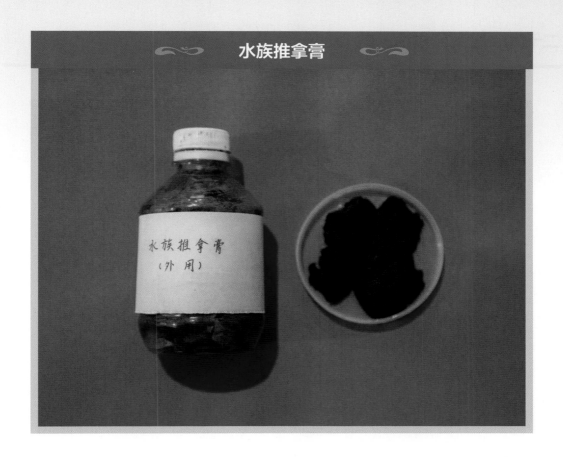

【药品名称】水族推拿膏 Shuizu Tuina Gao

【处方组成】蜈蚣、风牛草等。

【功能主治】通络，化瘀。用于骨关节、腰椎、肩椎疼痛等。

【用法用量】外用。敷于患处，用理筋手法轻揉。

【生产单位】三都水族自治县水族医院

　　　　　　本制剂仅限本医疗机构使用

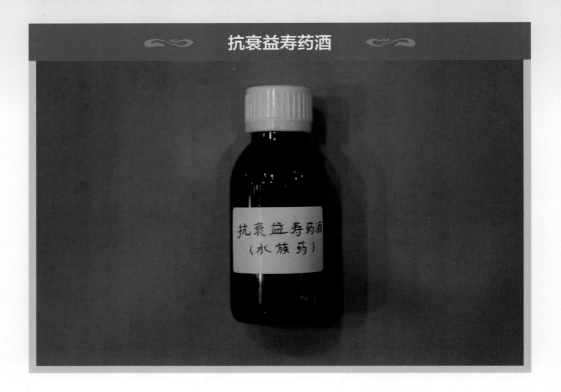

抗衰益寿药酒

【药品名称】抗衰益寿药酒 Kangshuai Yishou Yaojiu

【处方组成】红景天、黑骨藤等。

【功能主治】宁心安神，补虚益寿。主治失眠，神经衰弱，体质虚弱。

【用法用量】取少量内服。失眠症：睡前半小时左右服2两。

【生产单位】贵州省黔南州中医医院

本制剂仅限本医疗机构使用

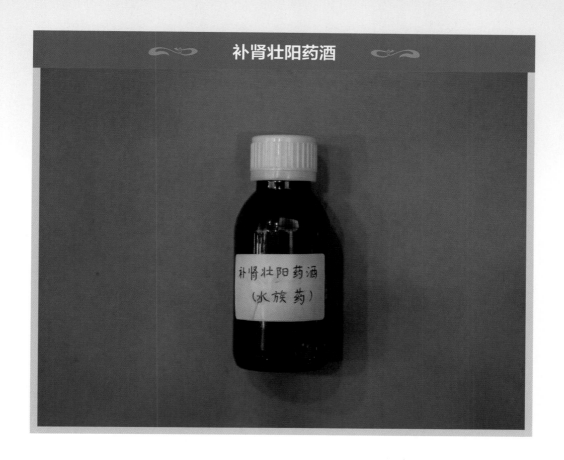

补肾壮阳药酒

【药品名称】补肾壮阳药酒Bushen Zhuangyang Yaojiu

【处方组成】淫羊藿（铁打柱）、八戟天、夜关门等。

【功能主治】补肾壮阳，助性。主治阳痿，遗精。

【用法用量】取1～2两内服；亦可外用。

【生产单位】贵州省黔南州中医医院

　　　　　　本制剂仅限本医疗机构使用

鸡胚地龙散

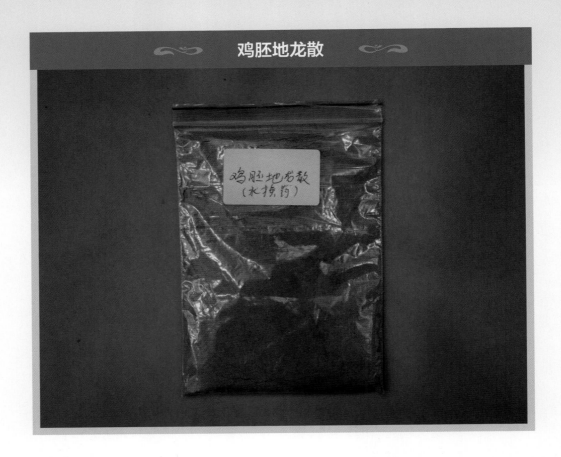

【药品名称】鸡胚地龙散 Jipei Dilong San

【处方组成】鸡胚、地龙、虎杖等。

【功能主治】接骨疗伤，通络止痛。主治各种跌打损伤，骨折。

【用法用量】取适量外用。

【生产单位】贵州省黔南州中医医院

本制剂仅限本医疗机构使用

通痹散

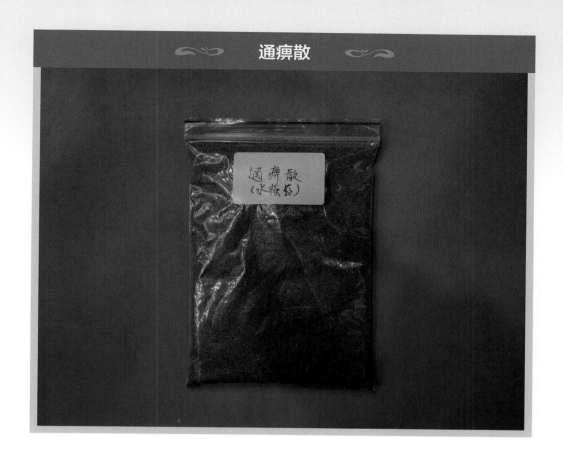

【药品名称】通痹散 Tongbi San

【处方组成】生筋草、透骨草等。

【功能主治】活血通络，祛风止痛。主治各种风湿，类风湿，骨关节疼痛。

【用法用量】外敷。

【生产单位】贵州省黔南州中医医院

本制剂仅限本医疗机构使用

接骨散

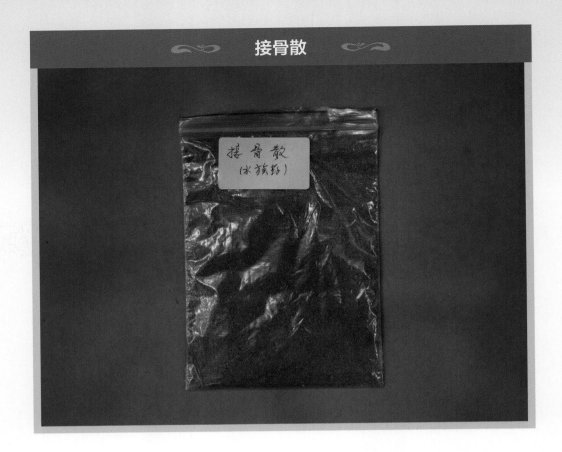

【药品名称】接骨散 Jiegu San

【处方组成】续断、爬岩姜、鹿衔草等。

【功能主治】续筋接骨。主治各种骨折。

【用法用量】外敷，一天一换。

【生产单位】贵州省黔南州中医医院

　　　　　　本制剂仅限本医疗机构使用

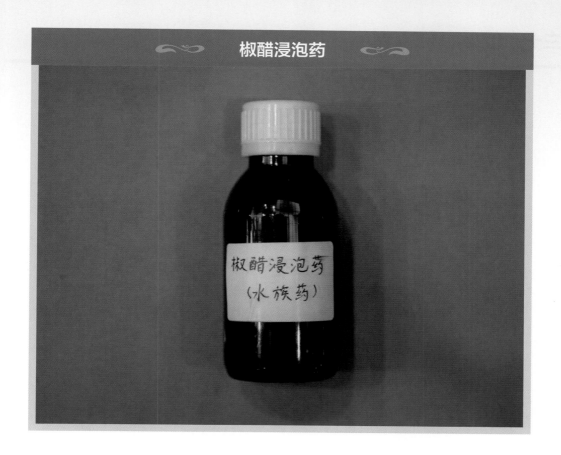

椒醋浸泡药

【药品名称】椒醋浸泡药 Jiaocu Jinpao Yao

【处方组成】花椒、木棉花、陈醋等。

【功能主治】治手癣，足癣，体癣，真菌感染等。

【用法用量】浸泡，外用。

【生产单位】贵州省黔南州中医医院

　　　　　　本制剂仅限本医疗机构使用

三十、北川中羌医医院

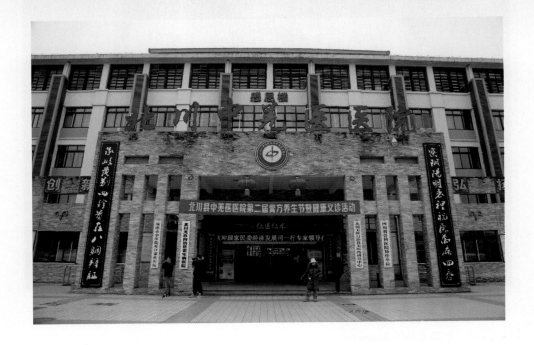

  北川中羌医医院是一所中羌医特色浓厚、临床科室齐全、医学人才济济，集医、教、研、中西医结合、民族医学为一体的二级甲等中羌医医院。

  医院拥有省级重点专科：骨伤科；市级重点专科：老年病科、针灸科、疼痛科。

  医院成立于2014年，目前拥有协定处方50多个。

二乌骨刺酒

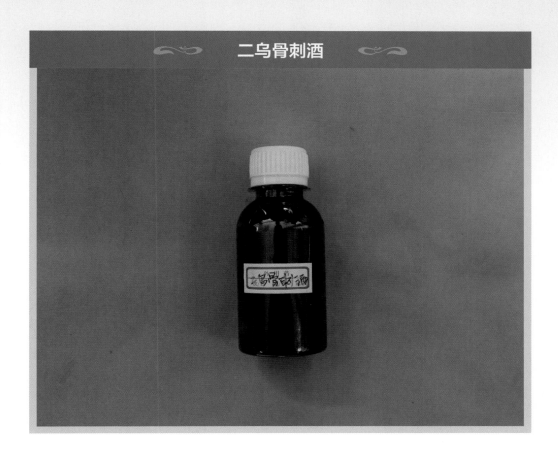

【药品名称】二乌骨刺酒 Erwu Guci Jiu

【处方组成】制川乌、制草乌、羌活等。

【功能主治】温经化湿，理气活血，搜风通络，缓急止痛。主治各部位骨质增生，风湿性关节炎，骨关节退变、冷痛等。

【用法用量】取本药酒50mL，食醋50mL，加入开水1000～1500mL，先熏洗再浸泡患处，每次30分钟，每日1～2次，洗后再用此药酒涂擦患处15分钟。10天为1疗程。或：口服，每次5～15mL。

【注意事项】1.如有皮肤溃烂则禁用；2.过敏者禁用。

【生产单位】北川羌族自治县中羌医医院，北川羌医药研究中心

本制剂仅限本医疗机构使用

七味降糖茶

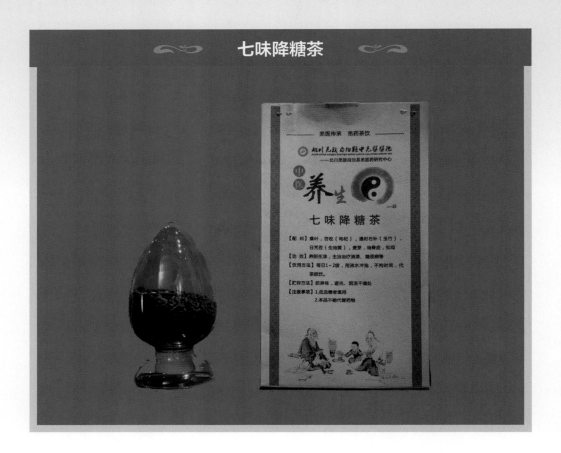

【药品名称】七味降糖茶Qiwei Jiangtang Cha

【处方组成】桑叶，苦枚（枸杞），遇时石补（玉竹），日芫孜（生地黄），麦芽，地骨皮，知母。

【功能主治】养阴生津。主治消渴、糖尿病等。

【用法用量】每日1～2袋，用沸水冲泡，不拘时间，代茶频饮。

【注意事项】1.低血糖者慎用。2.本品不能代替药物。

【贮　　藏】防异味，避光、阴凉干燥处。

【生产单位】北川羌族自治县中羌医医院，北川羌医药研究中心

　　　　　　本制剂仅限本医疗机构使用

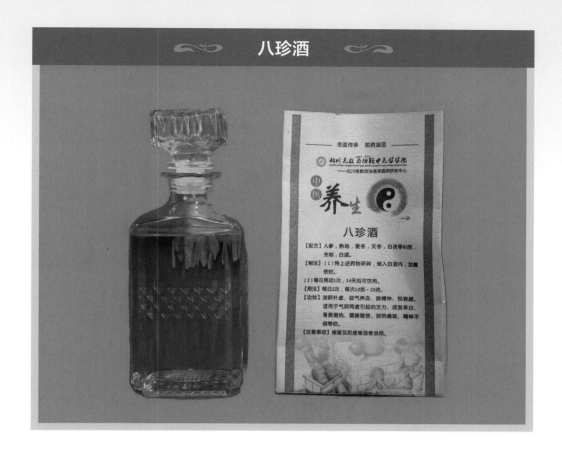

【药品名称】八珍酒 Bazhen Jiu

【处方组成】人参，熟地，麦冬，天冬，白茯苓，生地，白酒。

【功能主治】滋阴补虚，益气养血，振精神，悦容颜。适用于气阴两虚引起的乏力，须发早白，骨蒸潮热，腰膝酸楚，肺热燥咳，精神不振等症。

【用法用量】口服。每日2次，每次10～20克。

【注意事项】感冒及阳虚寒湿者忌用。

【生产单位】北川羌族自治县中羌医医院，北川羌医药研究中心
　　　　　　本制剂仅限本医疗机构使用

三味降脂茶

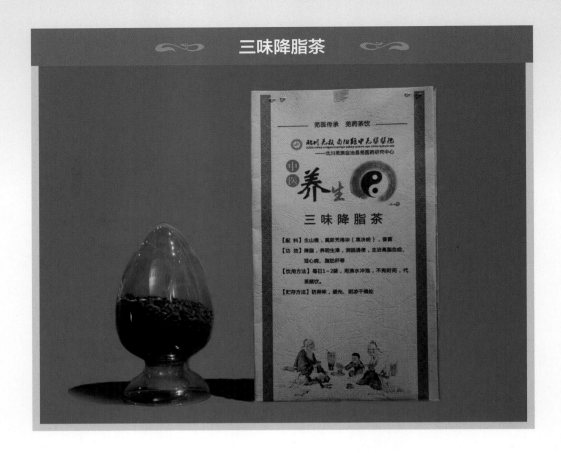

【药品名称】三味降脂茶 Sanwei Jiangzhi Cha

【处方组成】生山楂，莫斯茏得毕（草决明），姜黄。

【功能主治】降脂，养阴生津，润肠通便。主治高脂血症，冠心病，脂肪肝等。

【用法用量】每日1～2袋，用沸水冲泡，不拘时间，代茶频饮。

【贮　　藏】防异味，避光、阴凉干燥处。

【生产单位】北川羌族自治县中羌医医院，北川羌医药研究中心

　　　　　　本制剂仅限本医疗机构使用

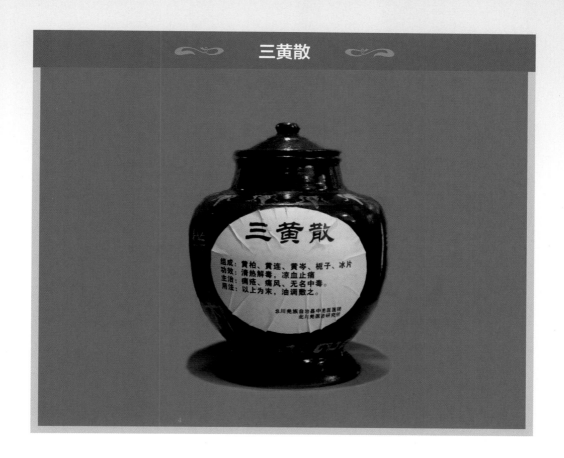

【药品名称】三黄散 Sanhuang San

【处方组成】黄柏、黄连、黄芩、栀子、冰片。

【功能主治】清热解毒，凉血止痛。用于痈疽，痛风，无名中毒。

【用法用量】以上为末，油调敷之。

【生产单位】北川羌族自治县中羌医医院，北川羌医药研究中心

　　　　　　本制剂仅限本医疗机构使用

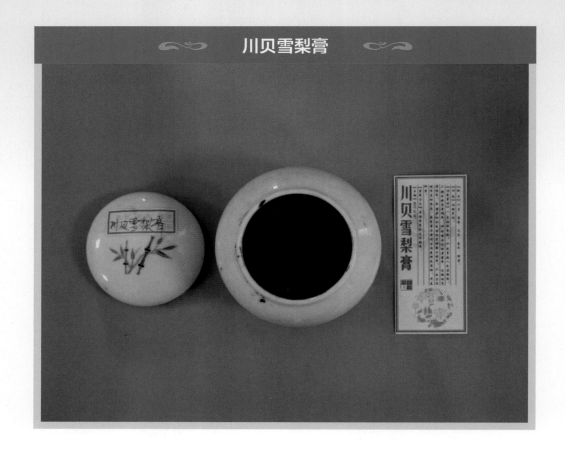

【药品名称】川贝雪梨膏Chuanbei Xueli Gao

【处方组成】川贝、雪梨、天冬、麦冬、蜂蜜。

【功能主治】润肺养阴。

【用法用量】直接食用或兑水饮用。

【注意事项】1.忌油腻食物。2.感冒病人不宜服用。3.糖尿病患者慎用。4.对本品过敏者禁用，过敏体质者慎用。5.本品性状发生改变时禁止使用。6.如正在使用其他药品，使用本品前请咨询医师或药师。开盖即食。

【生产单位】北川羌族自治县中羌医医院，北川羌医药研究中心

本制剂仅限本医疗机构使用

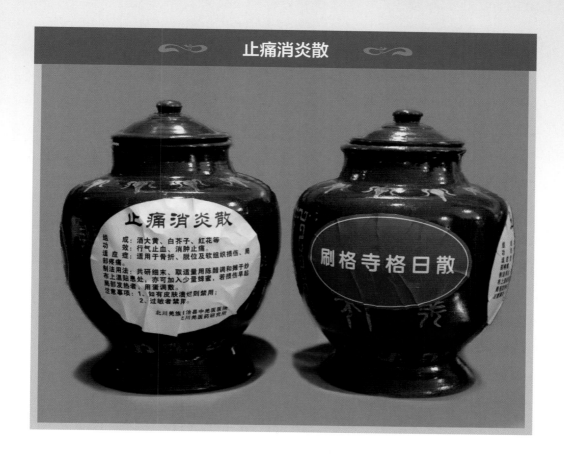

止痛消炎散

【药品名称】止痛消炎散 Zhitong Xiaoyan San

【处方组成】酒大黄、白芥子、红花等。

【功能主治】行气止血，消肿止痛。适用于骨折，脱位及软组织损伤，局部疼痛。

【用法用量】共研细末、取适量用陈醋调和摊于纱布上温贴患处，亦可加入少量蜂蜜，若损伤早
起局部发热者，用蛋调敷。

【注意事项】1.如有皮肤溃烂则禁用；2.过敏者禁用。

【生产单位】北川羌族自治县中羌医医院，北川羌医药研究中心
本制剂仅限本医疗机构使用

丹参酒

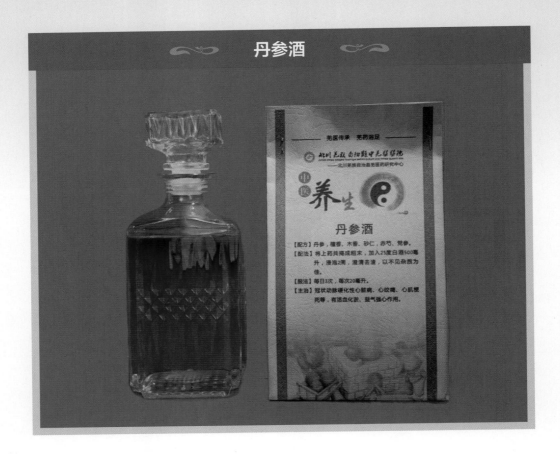

【药品名称】丹参酒 Danshen Jiu

【处方组成】丹参、檀香、木香、砂仁、赤芍、党参。

【功能主治】活血化淤，益气强心。冠状动脉硬化性心脏病、心绞痛、心肌梗死等。

【用法用量】每日3次，每次20毫升。

【生产单位】北川羌族自治县中羌医医院，北川羌医药研究中心

　　　　　　本制剂仅限本医疗机构使用

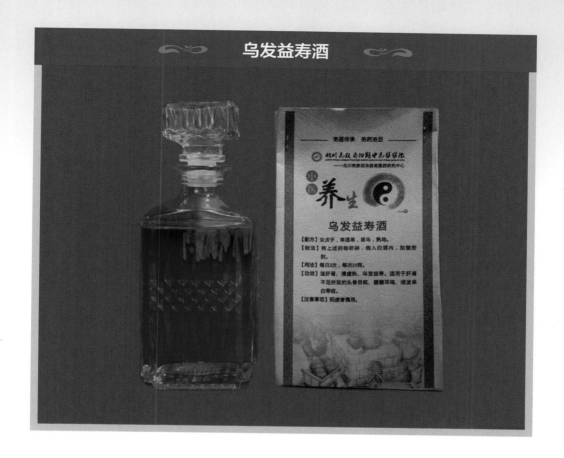

【药品名称】乌发益寿酒 Wufa Yishou Jiu

【处方组成】女贞子、旱莲草、首乌、熟地。

【功能主治】滋肝肾，清虚热，乌发益寿。适用于肝肾不足所致的头昏目眩，腰酸耳鸣，须发早白等症。

【用法用量】每日2次，每次20克。

【注意事项】阳虚者慎用。

【生产单位】北川羌族自治县中羌医医院，北川羌医药研究中心
本制剂仅限本医疗机构使用

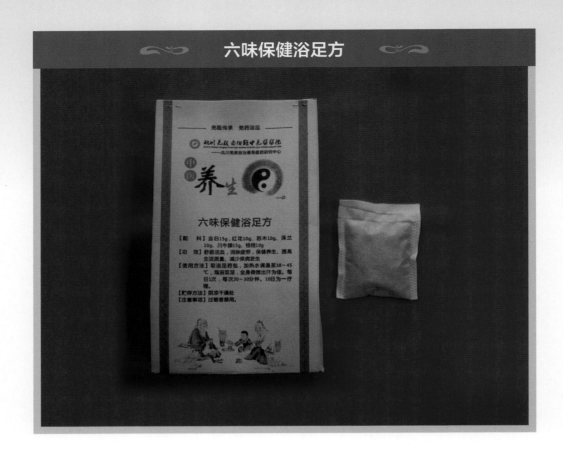

【药品名称】六味保健浴足方 Liuwei Baojian Yuzu Fang

【处方组成】当归、红花、苏木、泽兰、川牛膝、桂枝。

【功能主治】舒筋活血,消除疲劳。保健养生,提高生活质量、减少疾病发生。

【用法用量】取浴足药包,加热水调温至38~45℃,泡浴双足,全身微微出汗为佳,每日1次,
每次20~30分钟,10日为一疗程。

【注意事项】过敏者禁用。

【贮　　藏】阴凉干燥处。

【生产单位】北川羌族自治县中羌医医院,北川羌医药研究中心

本制剂仅限本医疗机构使用

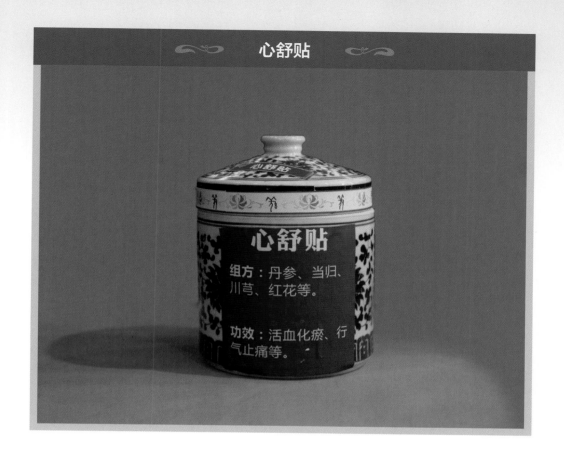

【药品名称】心舒贴Xinshu Tie

【处方组成】丹参、当归、川芎、红花等。

【功能主治】活血化瘀，行气止痛等。

【用法用量】外用。

【生产单位】北川羌族自治县中羌医医院，北川羌医药研究中心

　　　　　　本制剂仅限本医疗机构使用

宁心安睡浴足方

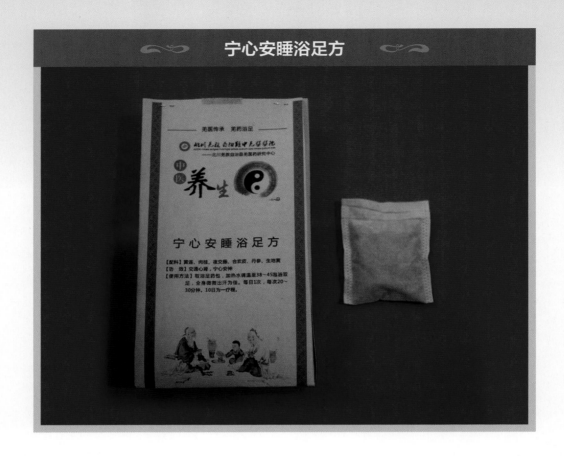

【药品名称】宁心安睡浴足方 Ningxin Anshui Yuzufang

【处方组成】黄连、肉桂、夜交藤、合欢皮、丹参、生地黄。

【功能主治】交通心肾，宁心安神。

【用法用量】取浴足药包，加热水调温至38～45℃泡浴双足，全身微微出汗为佳。每日1次，每次20～30分钟。10日为一疗程。

【生产单位】北川羌族自治县中羌医医院，北川羌医药研究中心

本制剂仅限本医疗机构使用

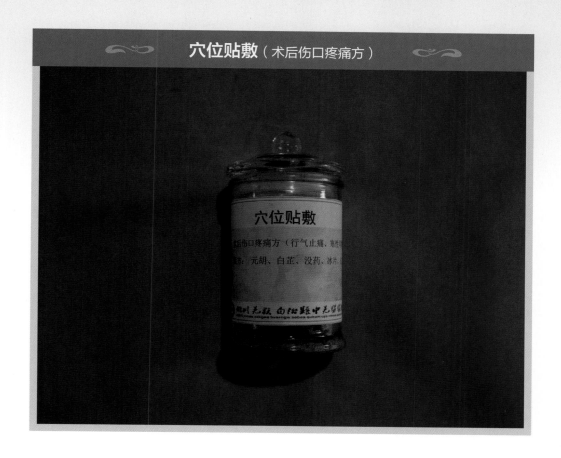

【药品名称】穴位贴敷（术后伤口疼痛方）Xuewei Tiefu

【处方组成】元胡、白芷、没药、冰片、红花。

【功能主治】行气止痛，寒性早期。

【用法用量】外用。

【生产单位】北川羌族自治县中羌医医院，北川羌医药研究中心

　　　　　　本制剂仅限本医疗机构使用

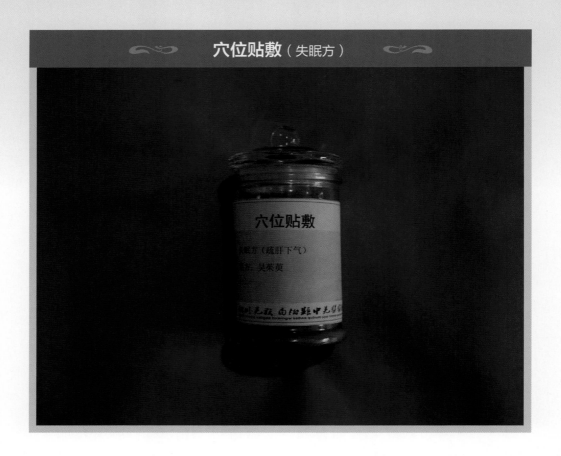

【药品名称】穴位贴敷（失眠方） Xuewei Tiefu

【处方组成】吴茱萸。

【功能主治】疏肝下气。

【用法用量】外用。

【生产单位】北川羌族自治县中羌医医院，北川羌医药研究中心

本制剂仅限本医疗机构使用

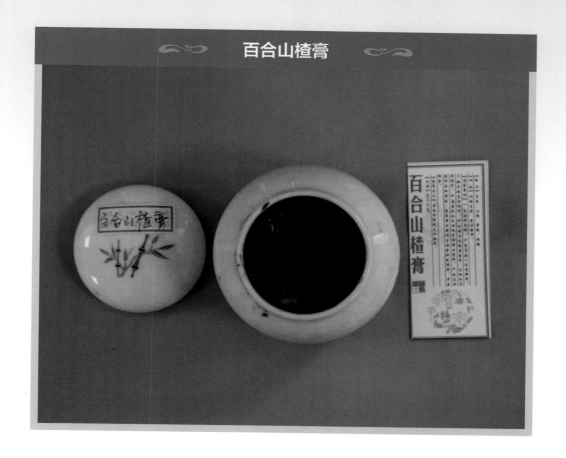

百合山楂膏

【药品名称】百合山楂膏 Baiheshanzha Gao

【处方组成】百合、山楂、果胶、冰糖。

【功能主治】润肺生精，清心安神。

【用法用量】直接食用或兑水饮用。

【注意事项】1.忌油腻食物。2.感冒病人不宜服用。3.糖尿病患者慎用。4.对本品过敏者禁用，过敏体质者慎用。5.本品性状发生改变时禁止使用。6.如正在使用其他药品，使用本品前请咨询医师或药师。开盖即食。

【生产单位】北川羌族自治县中羌医医院，北川羌医药研究中心

本制剂仅限本医疗机构使用

百寿常春桂花酒

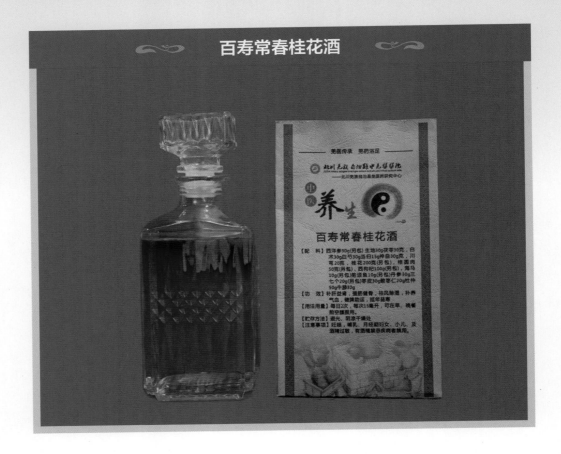

【药品名称】百寿常春桂花酒 Baishou Changchun Guihua Jiu

【处方组成】西洋参、生地、茯苓、白术、白芍、当归、神曲、川芎、桂花、桂圆肉、西枸杞、
海马、羌活鱼、丹参、三七、枣皮、酸枣仁、杜仲、牛膝。

【功能主治】补肝益肾，强筋健骨，祛风除湿，补养气血，健脾助运，延年益寿。

【用法用量】每日2次，每次15毫升，可在早、晚餐前空腹服用。

【注意事项】妊娠、哺乳、月经期妇女，小儿，及酒精过敏者，有酒精禁忌疾病者禁用。

【贮　　藏】避光、阴凉干燥处。

【生产单位】北川羌族自治县中羌医医院，北川羌医药研究中心

本制剂仅限本医疗机构使用

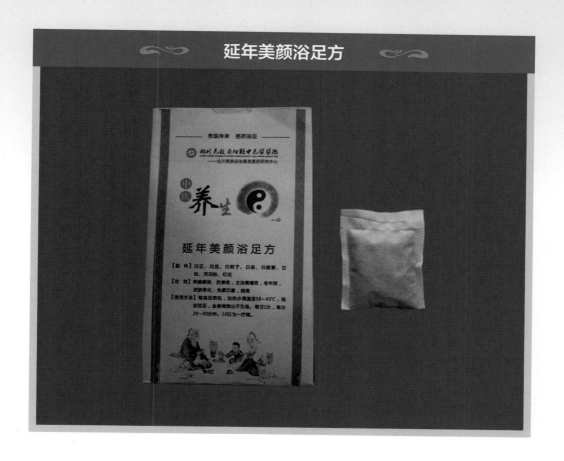

【药品名称】延年美颜浴足方 Yannian Meiyan Yuzu Fang

【处方组成】白芷、白芨、白附子、白蔹、白蒺藜、甘松、天花粉、红花。

【功能主治】养颜美容，抗衰老。主治黄褐斑，老年斑，皮肤老化，色素沉着，痤疮。

【用法用量】取浴足药包，加热水调温至38～45℃，泡浴双足，全身微微出汗为佳，每日1次，每次20～30分钟，10日为一疗程。

【生产单位】北川羌族自治县中羌医医院，北川羌医药研究中心

本制剂仅限本医疗机构使用

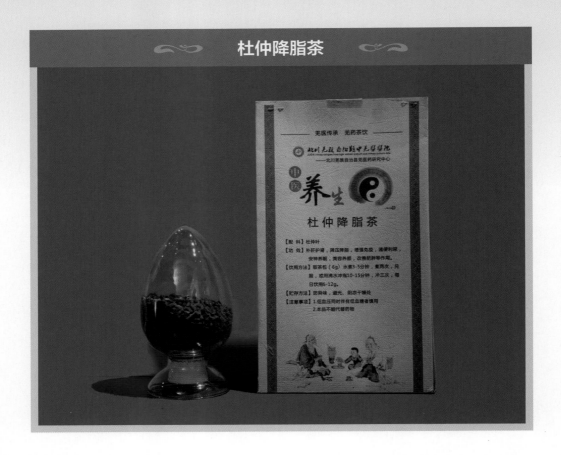

【药品名称】杜仲降脂茶Duzhong Jiangzhi Cha

【处方组成】杜仲叶。

【功能主治】补肝护肾，降压降脂，增强免疫，通便利尿，安神养眠，美容养颜，改善肥胖等。

【用法用量】取茶包（6g）水煮3～5分钟，煮两次，兑服，或用沸水冲泡10～15分钟，冲三次，每日饮用6～12g。

【注意事项】1.低血压同时伴有低血糖者慎用。2.本品不能代替药物。

【贮　　藏】防异味，避光、阴凉干燥处。

【生产单位】北川羌族自治县中羌医医院，北川羌医药研究中心

　　　　　　本制剂仅限本医疗机构使用

足癣一洗消浴足方

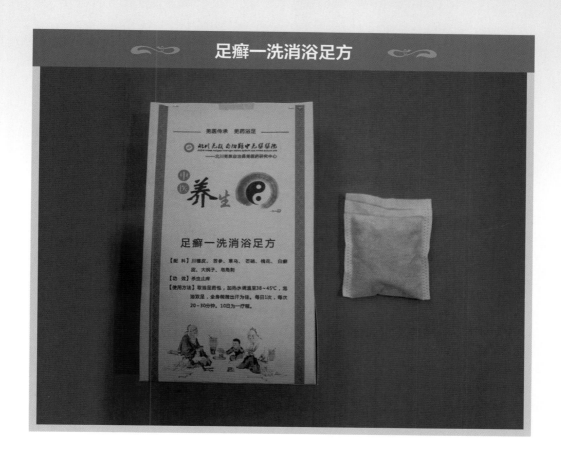

【药品名称】足癣一洗消浴足方Zuxuan Yixixiao Yuzufang

【处方组成】川槿皮、苦参、草乌、芒硝、槐花、白鲜皮、大枫子、皂角刺。

【功能主治】杀虫止痒。

【用法用量】取浴足药包，加热水调温至38～45℃，泡浴双足，全身微微出汗为佳。每日1次，
每次20～30分钟。10日为一疗程。

【生产单位】北川羌族自治县中羌医医院，北川羌医药研究中心
本制剂仅限本医疗机构使用

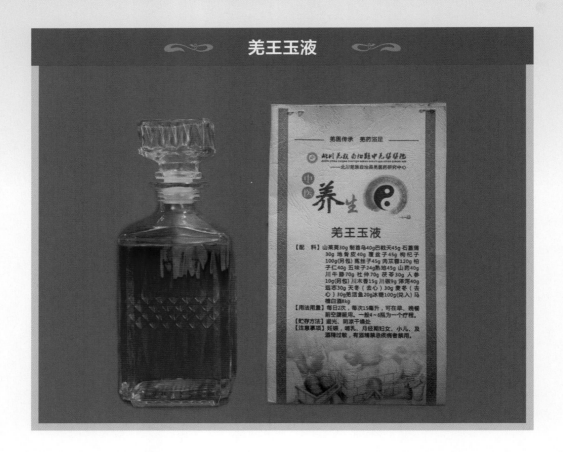

羌王玉液

【药品名称】羌王玉液 Qiangwang Yuye

【处方组成】山茱萸、制首乌、巴戟天、石菖蒲、地骨皮、覆盆子、枸杞子、菟丝子、肉苁蓉、
柏子仁、五味子、熟地、山药、川牛膝、杜仲、茯苓、人参、川木香、川椒、泽
泻、远志、天冬（去心）、麦冬（去心）、羌活鱼、冰糖、马槽白酒。

【功能主治】补肝肾，填精髓，益气血。适于中老年因肝肾虚，气血不足而引起的腰膝酸软，体
乏无力，精神萎靡，失眠健忘，食欲不振之症。

【用法用量】每日2次，每次15毫升，可在早、晚餐前空腹服用。一般4～6瓶为一个疗程。

【注意事项】妊娠、哺乳、月经期妇女，小儿及酒精过敏者，有酒精禁忌疾病者禁用。

【贮　　藏】避光、阴凉干燥处。

【生产单位】北川羌族自治县中羌医医院，北川羌医药研究中心

本制剂仅限本医疗机构使用

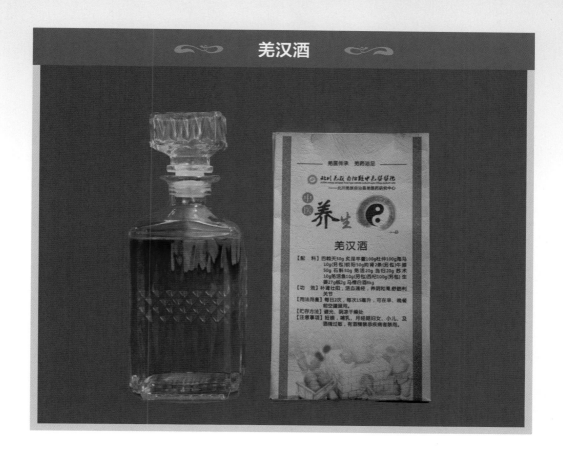

【药品名称】羌汉酒Qianghan Jiu

【处方组成】巴戟天、炙淫羊藿、杜仲、海马、锁阳、狗肾、牛膝、石斛、羌活、当归、苏木、
羌活鱼、西杞、生姜、川椒、马槽白酒。

【功能主治】补肾壮阳，活血通经，养阴和胃，舒筋利关节。

【用法用量】每日2次，每次15毫升，可在早、晚餐前空腹服用。

【注意事项】妊娠、哺乳、月经期妇女，小儿及酒精过敏者，有酒精禁忌疾病者禁用。

【贮   藏】避光、阴凉干燥处。

【生产单位】北川羌族自治县中羌医医院，北川羌医药研究中心

　　　　　　本制剂仅限本医疗机构使用

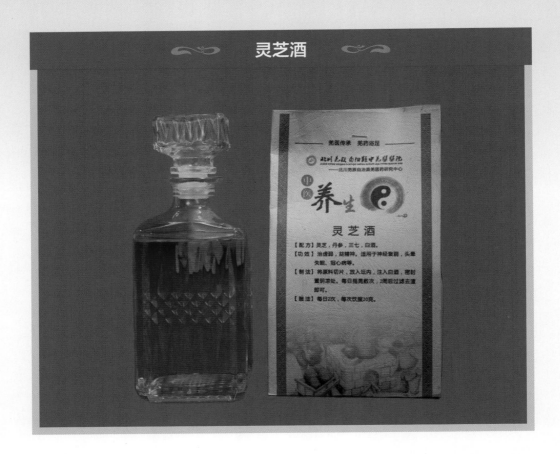

【药品名称】灵芝酒 Lingzhi Jiu

【处方组成】灵芝，丹参，三七，白酒。

【功能主治】治虚弱，益精神。适用于神经衰弱，头晕失眠，冠心病等。

【用法用量】每日2次，每次饮服20克。

【生产单位】北川羌族自治县中羌医医院，北川羌医药研究中心

　　　　　　本制剂仅限本医疗机构使用

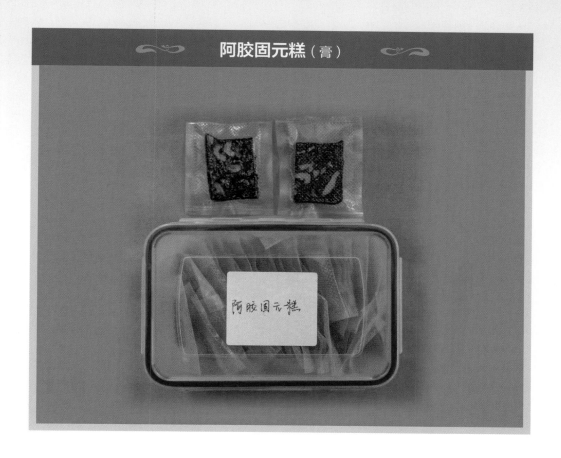

阿胶固元糕（膏）

【药品名称】阿胶固元糕（膏）Ejiaoguyuan Gao

【处方组成】阿胶、枸杞。辅料：核桃、芝麻、黄酒、冰糖。

【功能主治】养气补血，美容养颜，滋阴润肺，改善睡眠，延缓衰老，增加免疫力。

【用法用量】口服。

【生产单位】北川羌族自治县中羌医医院，北川羌医药研究中心

　　　　　　本制剂仅限本医疗机构使用

苦孜膏（桑椹膏）

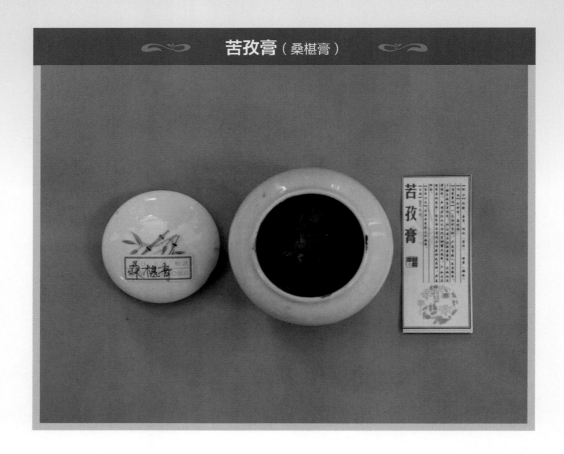

【药品名称】苦孜膏（桑椹膏）Kuzi Gao

【处方组成】阿胶、桑葚、枸杞（苦孜）、蜂蜜（部依）。

【功能主治】补肝肾，益精血。

【用法用量】直接食用或兑水饮用。

【注意事项】1.忌油腻食物。2.感冒病人不宜服用。3.糖尿病患者慎用。4.对本品过敏者禁用，过敏体质者慎用。5.本品性状发生改变时禁止使用。6.如正在使用其他药品，使用本品前请咨询医师或药师。开盖即食。

【生产单位】北川羌族自治县中羌医医院，北川羌医药研究中心

本制剂仅限本医疗机构使用

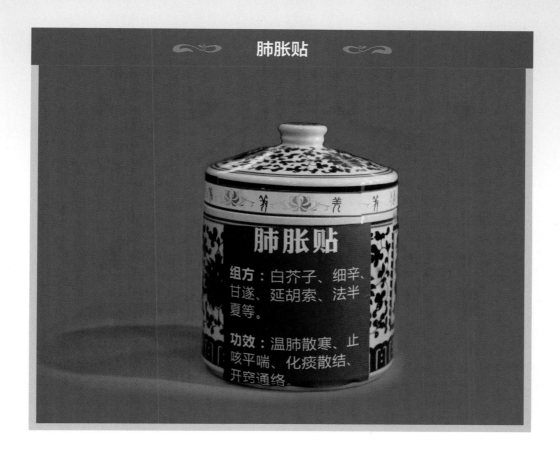

【药品名称】肺胀贴 Feizhang Tie

【处方组成】白芥子、细辛、甘遂、延胡索、法半夏等。

【功能主治】温肺散寒,止咳平喘,化痰散结,开窍通络。

【用法用量】外用。

【生产单位】北川羌族自治县中羌医医院,北川羌医药研究中心

　　　　　　本制剂仅限本医疗机构使用

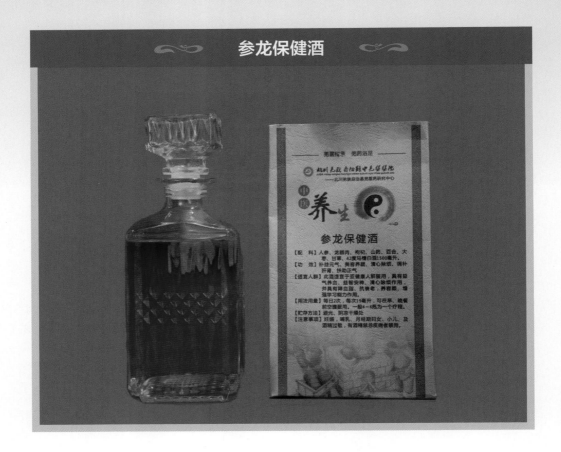

【药品名称】 参龙保健酒 Shenlong Baojian Jiu

【处方组成】 人参、龙眼肉、枸杞、山药、百合、大枣、甘草、42度马槽白酒。

【功能主治】 补益元气，美容养颜，清心除烦，调补肝肾，扶助正气。适宜于亚健康人群服用，具有益气养血，益智安神，清心除烦作用，并具有降血脂，抗衰老，养容颜，增强学习能力作用。

【用法用量】 每日2次，每次15毫升，可在早、晚餐前空腹服用。一般4～6瓶为一个疗程。

【注意事项】 妊娠、哺乳、月经期妇女，小儿及酒精过敏者，有酒精禁忌疾病者禁用。

【贮　　藏】 避光、阴凉干燥处。

【生产单位】 北川羌族自治县中羌医医院，北川羌医药研究中心

本制剂仅限本医疗机构使用

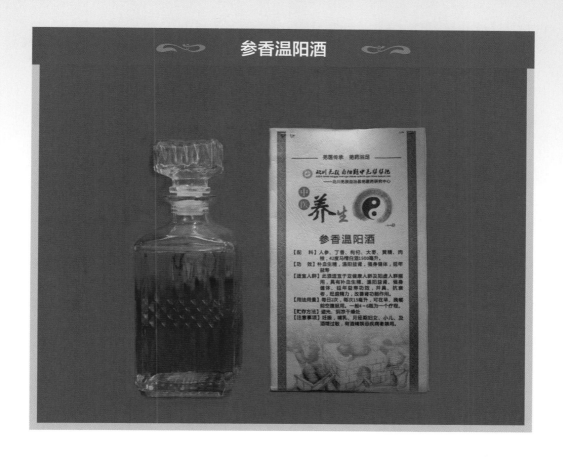

【药品名称】参香温阳酒 Shenxiang Wenyang Jiu

【处方组成】人参、丁香、枸杞、大枣、黄精、肉桂，42度马槽白酒。

【功能主治】补血生精，温阳益肾，强身健体，延年益寿。适宜于亚健康人群及阳虚人群服用，具有补血生精，温阳益肾，强身健体，延年益寿功效，并具抗衰老，旺盛精力，改善肾功能作用。

【用法用量】每日2次，每次15毫升，可在早、晚餐前空腹服用。一般4～6瓶为一个疗程。

【注意事项】妊娠、哺乳、月经期妇女，小儿及酒精过敏者，有酒精禁忌疾病者禁用。

【贮　　藏】避光、阴凉干燥处。

【生产单位】北川羌族自治县中羌医医院，北川羌医药研究中心

　　　　　　　本制剂仅限本医疗机构使用

骨刺增生酒（骨质增生药酒）

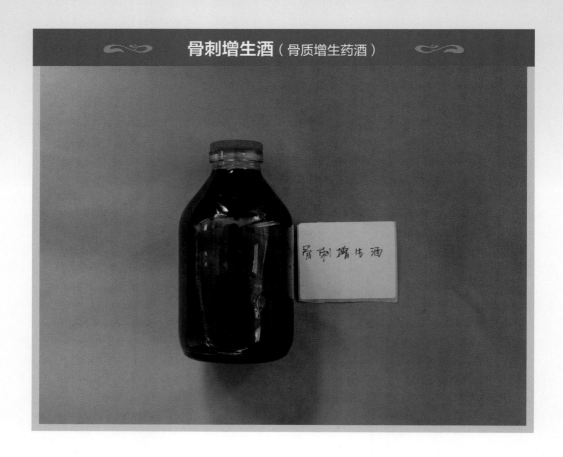

【药品名称】骨刺增生酒（骨质增生药酒） Gucizengsheng Jiu

【处方组成】威灵仙、地龙、土鳖虫等。

【功能主治】行气活血，消肿止痛，祛风湿。主治老年性退变骨质增生，创伤性关节炎，风湿性关节病。

【用法用量】外用。

【注意事项】1.如有皮肤溃烂则禁用。2.过敏者禁用。

【生产单位】北川羌族自治县中羌医医院，北川羌医药研究中心

本制剂仅限本医疗机构使用

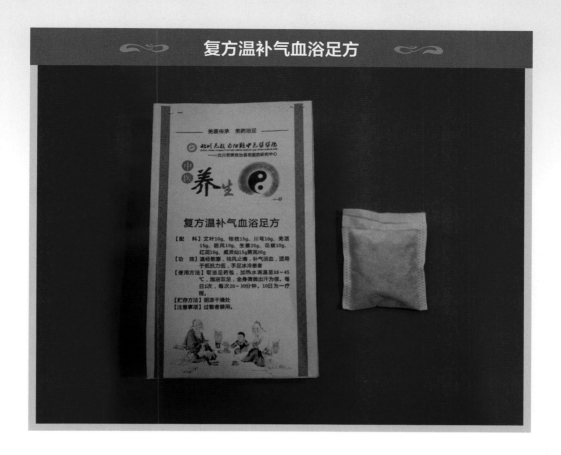

【药品名称】复方温补气血浴足方 Fufang Wenbuqixue Yuzufang

【处方组成】艾叶、桂枝、川芎、羌活、防风、生姜、花椒、红花、威灵仙、黄芪。

【功能主治】温经散寒，祛风止痛，补气活血。适用于抵抗力低，手足冰冷患者。

【用法用量】取浴足药包，加热水调温至38～45℃，泡浴双足，全身微微出汗为佳。每日1次，每次20～30分钟。10日为一疗程。

【注意事项】过敏者禁用。

【贮　　藏】阴凉干燥处。

【生产单位】北川羌族自治县中羌医医院，北川羌医药研究中心
本制剂仅限本医疗机构使用

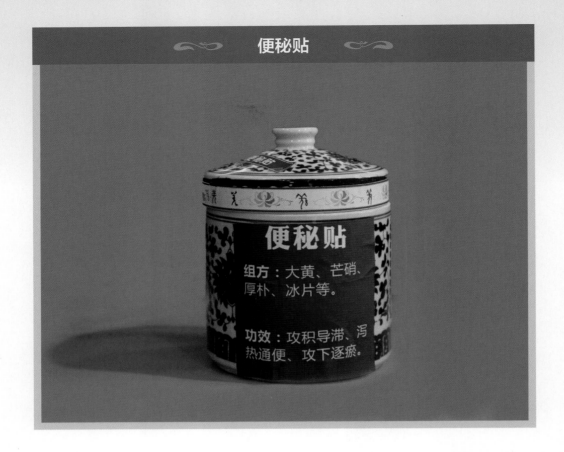

【药品名称】便秘贴 Bianmi Tie

【处方组成】大黄、芒硝、厚朴、冰片等。

【功能主治】攻积导滞，泻热通便，攻下逐瘀。

【用法用量】外用。

【生产单位】北川羌族自治县中羌医医院，北川羌医药研究中心

　　　　　　本制剂仅限本医疗机构使用

养心银杏茶

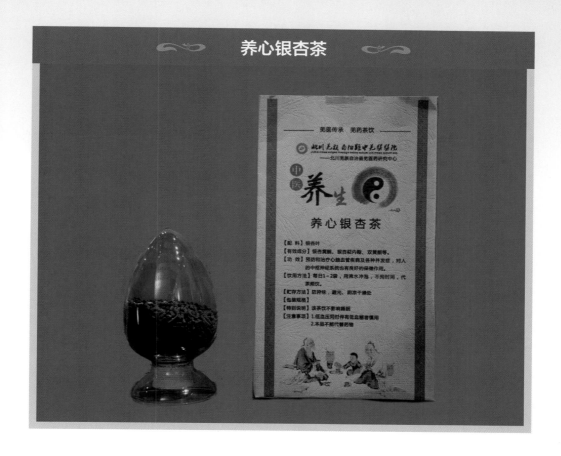

【药品名称】养心银杏茶 Yangxin Yinxing Cha

【处方组成】银杏叶、银杏黄酮、银杏萜内酯、双黄酮等。

【功能主治】预防和治疗心脑血管疾病及各种并发症，对人的中枢神经系统也有良好的保健作用。

【用法用量】每日1～2袋，用沸水冲泡，不拘时间，代茶频饮。

【注意事项】1.低血压同时伴有低血糖者慎用。2.本品不能代替药物。

【贮　　藏】防异味，避光、阴凉干燥处。

【特别说明】该茶饮不影响睡眠。

【生产单位】北川羌族自治县中羌医医院，北川羌医药研究中心

　　　　　　本制剂仅限本医疗机构使用

养生浴足方

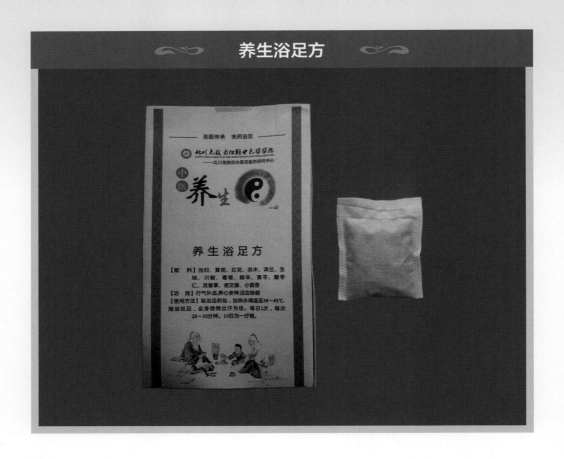

【药品名称】养生浴足方 Yangsheng Yuzufang

【处方组成】当归、黄芪、红花、苏木、泽兰、生地、川椒、葛根、细辛、黄芩、酸枣仁、灵香草、夜交藤、小茴香。

【功能主治】行气补血，养心安神，活血除疲。

【用法用量】取浴足药包，加热水调温至38～45℃，泡浴双足，全身微微出汗为佳。每日1次，每次20～30分钟。10日为一疗程。

【生产单位】北川羌族自治县中羌医医院，北川羌医药研究中心

本制剂仅限本医疗机构使用

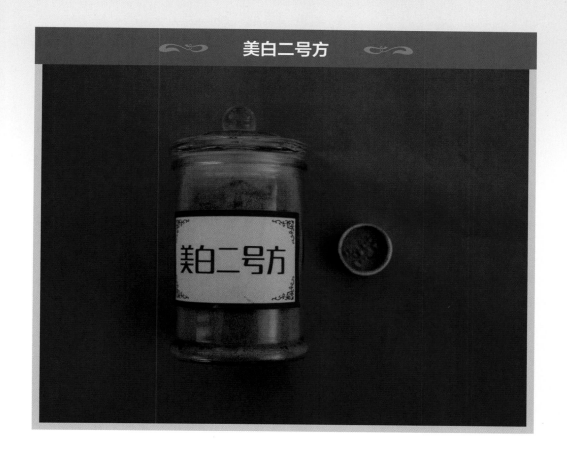

美白二号方

【药品名称】美白二号方 Meibai Erhaofang

【处方组成】白蔹、白术、白牵牛、白僵蚕等。

【功能主治】行气活血，消肿止痛。用于雀斑、黄褐斑等。

【用法用量】上为共研末，加入蛋清或加入黄芪霜调敷于面。

【注意事项】1.如有皮肤溃烂则禁用；2.过敏者禁用。

【生产单位】北川羌族自治县中羌医医院，北川羌医药研究中心

　　　　　　本制剂仅限本医疗机构使用

姜汤活血养血浴足方

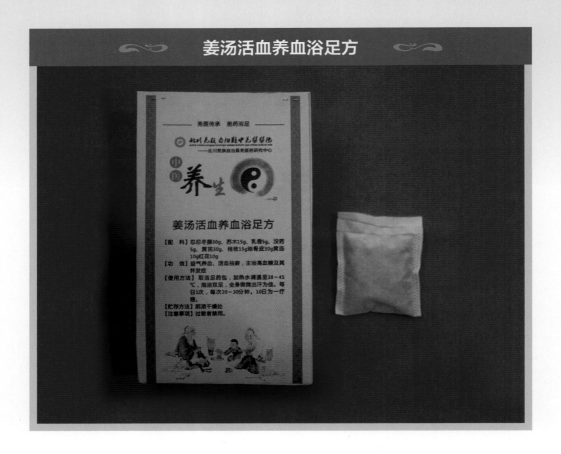

【药品名称】姜汤活血养血浴足方Jiangtang Huoxueyangxue Yuzufang

【处方组成】忍冬藤、苏木、乳香、没药、黄芪、桂枝、地骨皮、黄连、红花。

【功能主治】益气养血，活血祛瘀。主治高血糖及其并发症。

【用法用量】取浴足药包，加热水调温至38~45℃，泡浴双足，全身微微出汗为佳，每日1次，
每次20~30分钟，10日为一疗程。

【注意事项】过敏者禁用。

【贮　　藏】阴凉干燥处。

【生产单位】北川羌族自治县中羌医医院，北川羌医药研究中心
本制剂仅限本医疗机构使用

姜黄养生酒

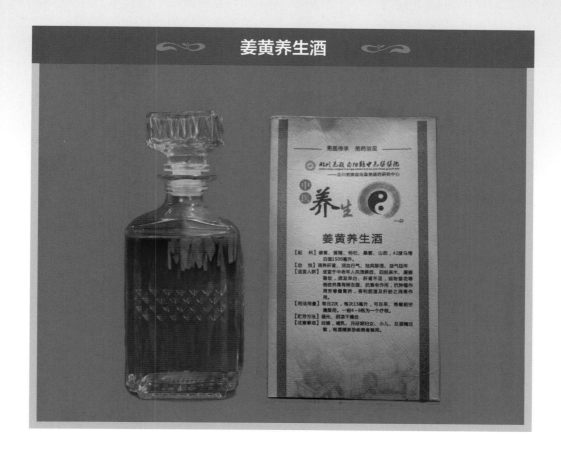

【药品名称】姜黄养生酒 Jianghuang Yangsheng Jiu

【处方组成】姜黄、黄精、枸杞、桑葚、山药，42度马槽白酒。

【功能主治】调养肝肾，活血行气，祛风除湿，益气延年。适宜于中老年人风湿痹症，四肢麻木，腰膝酸软，须发早白，肝肾不足，视物昏花等症。并具有降血脂，抗衰老作用，抗肿瘤作用芳香健胃药，有利胆道及肝脏之消毒作用。

【用法用量】每日2次，每次15毫升，可在早、晚餐前空腹服用。一般4～6瓶为一个疗程。

【注意事项】妊娠、哺乳、月经期妇女，小儿及酒精过敏者，有酒精禁忌疾病者禁用。

【贮　　藏】避光、阴凉干燥处。

【生产单位】北川羌族自治县中羌医医院，北川羌医药研究中心

　　　　　　本制剂仅限本医疗机构使用

祛斑一号方

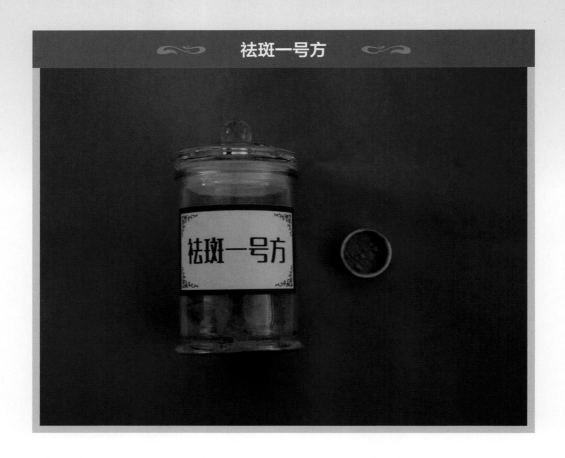

【药品名称】祛斑一号方 Quban Yihaofang

【处方组成】白芨、母丁香、柿子叶等。

【功能主治】雀斑、黄褐斑等。

【用法用量】加入蛋清、黄芪霜调敷于面，一周两次，敷后清水洗净。

【注意事项】使用前先将调制好的面膜敷于耳后观察是否过敏，过敏禁止使用。

【生产单位】北川羌族自治县中羌医医院，北川羌医药研究中心

　　　　　　本制剂仅限本医疗机构使用

祛痘一号方

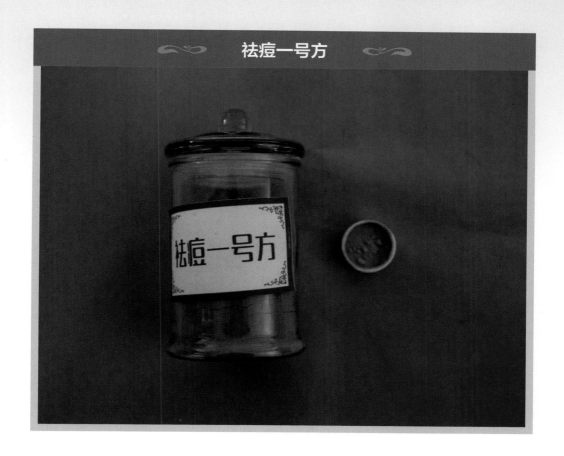

【药品名称】祛痘一号方 Qudou Yihaofang

【处方组成】白茯苓、生白术、白僵蚕等。

【功能主治】清热解毒，抗菌消炎，凉血活血。

【用法用量】加入芦荟胶、黄芪霜调敷于面，一周两次，敷后清水洗净。

【注意事项】使用前先将调制好的面膜敷于耳后观察是否过敏，过敏禁止使用。

【生产单位】北川羌族自治县中羌医医院，北川羌医药研究中心

　　　　　　本制剂仅限本医疗机构使用

除湿足癣浴足方

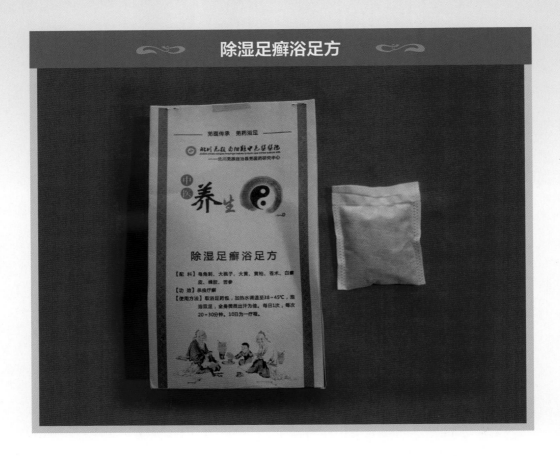

【药品名称】除湿足癣浴足方 Chushi Zuxuan Yuzufang

【处方组成】皂角刺、大枫子、大黄、黄柏、苍术、白鲜皮、蜂胶、苦参。

【功能主治】杀虫疗癣。

【用法用量】取浴足药包，加热水调温至38～45℃，泡浴双足，全身微微出汗为佳。每日1次，
每次20～30分钟。10日为一疗程。

【生产单位】北川羌族自治县中羌医医院，北川羌医药研究中心
本制剂仅限本医疗机构使用

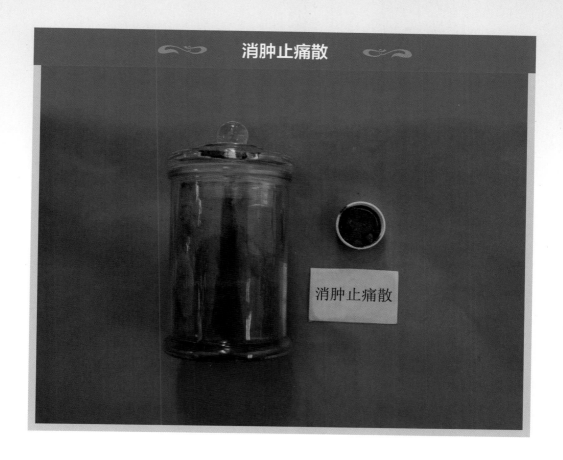

消肿止痛散

【药品名称】消肿止痛散 Xiaozhong Zhitong San

【处方组成】酒大黄、白芥子、陈皮等。

【功能主治】行气活血，消肿止痛。适用于骨折、脱位及软组织损伤，局部疼痛。

【用法用量】共研细末、取适量用陈醋调和摊于纱布上温贴患处，亦可加入少量蜂蜜，若损伤早期局部发热者，用蛋清调敷。

【注意事项】1.如有皮肤溃烂则禁用；2.过敏者禁用。

【生产单位】北川羌族自治县中羌医医院，北川羌医药研究中心

本制剂仅限本医疗机构使用

调压浴足方

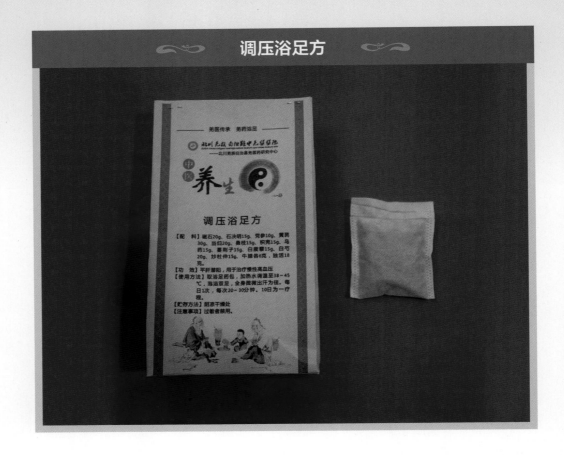

【药品名称】调压浴足方Tiaoya Yuzufang

【处方组成】磁石、右决明、党参、黄芪、当归、桑枝、枳壳、乌药、蔓荆子、白蒺藜、白芍、炒杜仲、牛膝、独活。

【功能主治】平肝潜阳。用于治疗慢性高血压。

【用法用量】取浴足药包，加热水调温至38～45℃，泡浴双足，全身微微出汗为佳。每日1次，每次20～30分钟。10日为一疗程。

【注意事项】过敏者禁用。

【贮　　藏】阴凉干燥处。

【生产单位】北川羌族自治县中羌医医院，北川羌医药研究中心
　　　　　　本制剂仅限本医疗机构使用

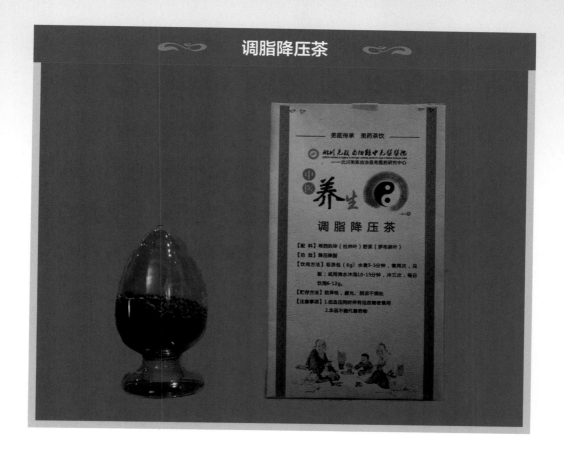

调脂降压茶

【**药品名称**】调脂降压茶Tiaozhijiangya Cha

【**处方组成**】希西热毕（杜仲叶）、野茶（罗布麻叶）。

【**功能主治**】降压降脂。

【**用法用量**】取茶包（6g）水煮3～5分钟，煮两次，兑服；或用沸水冲泡10～15分钟，冲三次，
每日饮用6～12g。

【**注意事项**】1.低血压同时伴有低血糖者慎用。2.本品不能代替药物

【**贮　　藏**】防异味，避光、阴凉干燥处

【**生产单位**】北川羌族自治县中羌医医院，北川羌医药研究中心
本制剂仅限本医疗机构使用

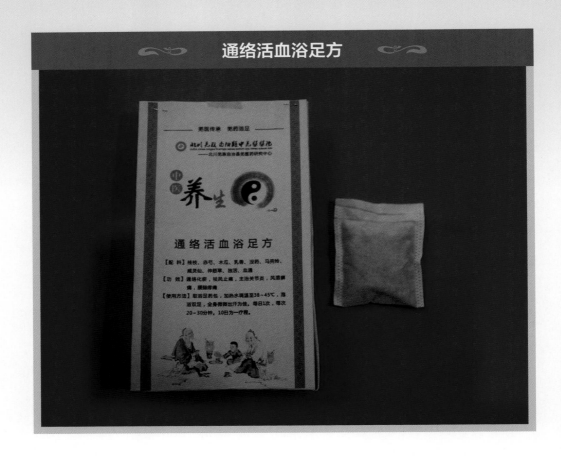

【药品名称】通络活血浴足方 Tongluohuoxue Yuzufang

【处方组成】桂枝、赤芍、木瓜、乳香、没药、马兜铃、威灵仙、伸筋草、独活、血通。

【功能主治】通络化瘀，祛风止痛。主治关节炎，风湿痹病，腰腿疼痛。

【用法用量】取浴足药包，加热水调温至38～45℃，泡浴双足，全身微微出汗为佳。每日1次，每次20～30分钟，10日为一疗程。

【生产单位】北川羌族自治县中羌医医院，北川羌医药研究中心

本制剂仅限本医疗机构使用

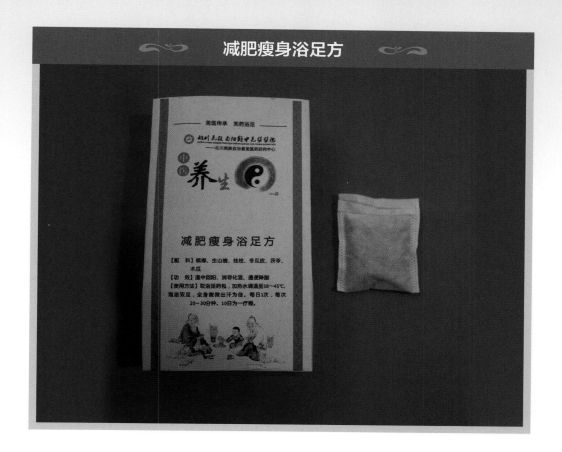

【药品名称】减肥瘦身浴足方 Jianfeishoushen Yuzufang

【处方组成】槟榔、生山楂、桂枝、冬瓜皮、茯苓、木瓜。

【功能主治】温中回阳，消导化湿，通便障脂。

【用法用量】取浴足药包，加热水调温至38～45℃，泡浴双足，全身微微出汗为佳。每日1次，每次20～30分钟。10日为一疗程。

【生产单位】北川羌族自治县中羌医医院，北川羌医药研究中心

本制剂仅限本医疗机构使用

续损疗伤浴足方

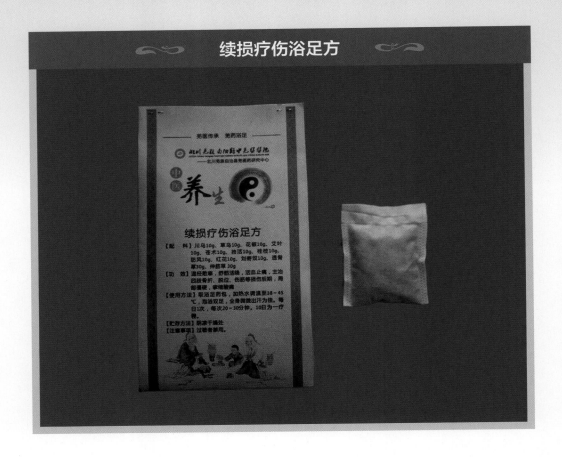

【药品名称】续损疗伤浴足方Xusunliaoshang Yuzufang

【处方组成】川乌、草乌、花椒、艾叶、苍术、独活、桂枝、防风、红花、刘寄奴、透骨草、伸筋草。

【功能主治】温经散寒，舒筋活络，活血止痛。主治四肢骨折、脱位、伤筋等损伤后期，局部僵硬、挛缩酸痛。

【用法用量】取浴足药包，加热水调温至38～45℃，泡浴双足，全身微微出汗为佳。每日1次，每次20～30分钟。10日为一疗程。

【注意事项】过敏者禁用。

【贮　　藏】阴凉干燥处。

【生产单位】北川羌族自治县中羌医医院，北川羌医药研究中心

本制剂仅限本医疗机构使用

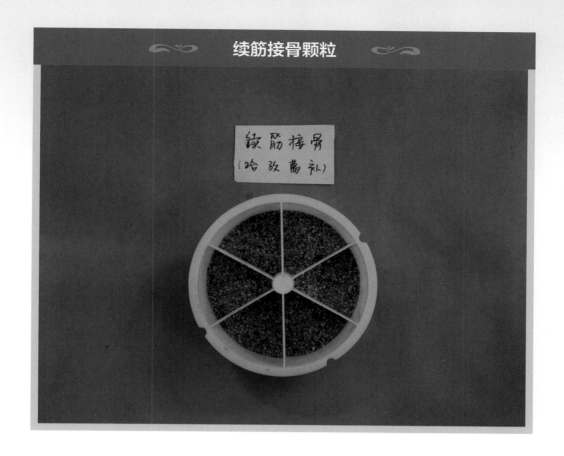

续筋接骨颗粒

【药品名称】续筋接骨颗粒 Xujinjiegu Keli

【处方组成】秘方。

【性　　状】棕红色颗粒。

【功能主治】活血续骨，祛瘀止痛。用于骨折，骨碎；软组织损伤等。

【规　　格】9g×6袋/盒。

【用法用量】分6次冲服，每日3次，每次50mL温开水兑服。

【生产单位】北川羌族自治县中羌医医院，北川羌医药研究中心

　　　　　　本制剂仅限本医疗机构使用

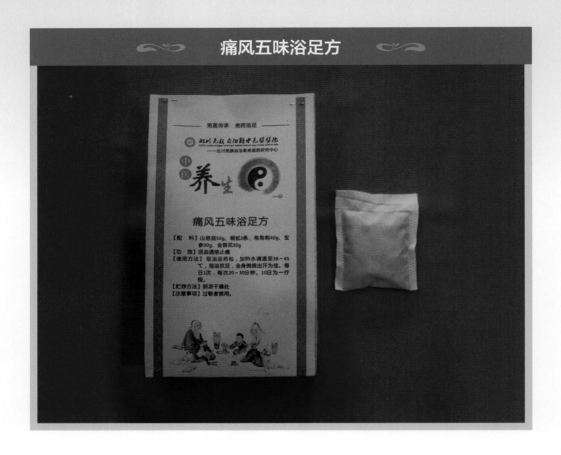

【药品名称】 痛风五味浴足方Tongfengwuwei Yuzufang

【处方组成】 山慈菇、蜈蚣、皂角刺、玄参、金银花。

【功能主治】 活血通络止痛。

【用法用量】 取浴足药包，加热水调温至38～45℃，泡浴双足，全身微微出汗为佳，每日1次，
每次20～30分钟，10日为一疗程。

【注意事项】 过敏者禁用。

【贮　　藏】 阴凉干燥处。

【生产单位】 北川羌族自治县中羌医医院，北川羌医药研究中心
本制剂仅限本医疗机构使用

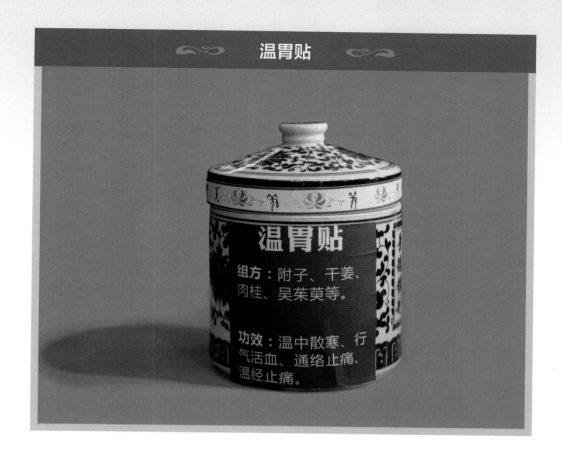

【药品名称】温胃贴 Wenwei Tie

【处方组成】附子、干姜、肉桂、吴茱萸等。

【功能主治】温中散寒，行气活血，通络止痛，温经止痛。

【用法用量】外用。

【生产单位】北川羌族自治县中羌医医院，北川羌医药研究中心

　　　　　　本制剂仅限本医疗机构使用

强身健体湿清浴足方

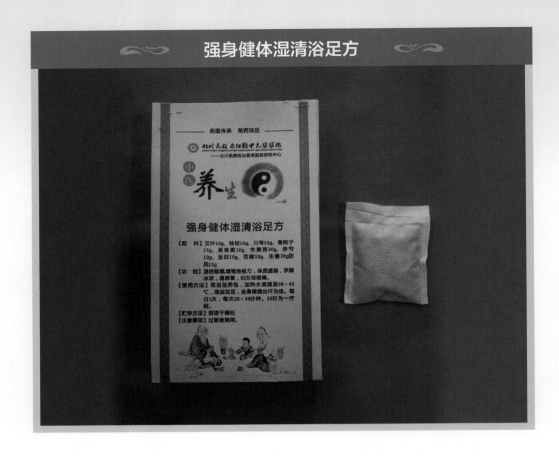

【药品名称】强身健体湿清浴足方 Qiangshenjiantishiqing Yuzufang

【处方组成】艾叶、桂枝、川芎、香附子、吴茱萸、生黄芪、赤芍、当归、花椒、生姜、防风。

【功能主治】温经散寒，增强免疫力。用于体质虚弱，手脚冰凉，易感冒，妇女经期痛。

【用法用量】取浴足药包，加热水调温至38~45℃，泡浴双足，全身微微出汗为佳。每日1次，每次20~30分钟。10日为一疗程。

【注意事项】过敏者禁用。

【贮　　藏】阴凉干燥处。

【生产单位】北川羌族自治县中羌医医院，北川羌医药研究中心
　　　　　　本制剂仅限本医疗机构使用

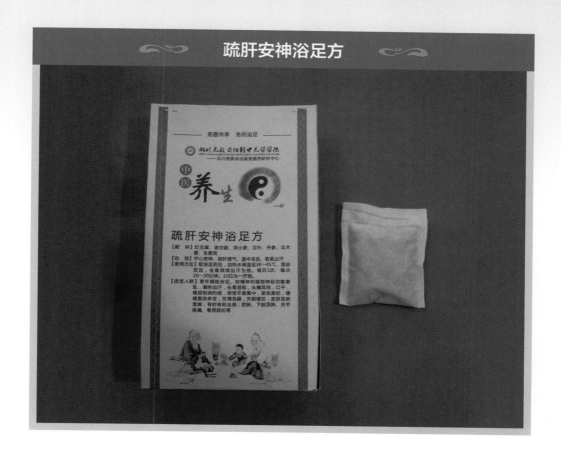

【药品名称】疏肝安神浴足方 Shugan'anshen Yuzufang

【处方组成】灯芯草、夜交藤、浮小麦、艾叶、丹参、云木香、生黄芪。

【功能主治】宁心安神，疏肝理气，温中活血，收敛止汗。用于更年期综合征。如精神和植物神经功能紊乱，潮热出汗，头晕目眩，头痛耳鸣，口干，喉部有烧灼感，思想不易集中，紧张激动，情绪复杂多变，性情急躁，失眠健忘，皮肤发麻发痒，有时有蚁走感；肥胖，下肢浮肿，关节疼痛，骨质疏松等。

【用法用量】取浴足药包，加热水调温至38～45℃，泡浴双足，全身微微出汗为佳。每日1次，每次20～30分钟。10日为一疗程。

【生产单位】北川羌族自治县中羌医医院，北川羌医药研究中心

本制剂仅限本医疗机构使用

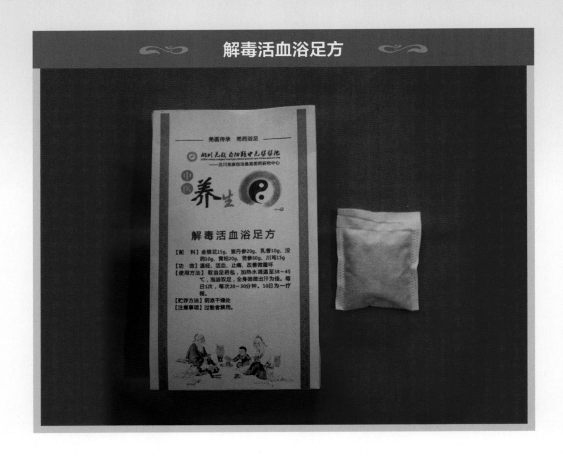

【药品名称】解毒活血浴足方 Jieduhuoxue Yuzufang

【处方组成】金银花、紫丹参、乳香、没药、黄柏、苦参、川芎。

【功能主治】温经，活血，止痛，改善微循环。

【用法用量】取浴足药包，加热水调温至38～45℃，泡浴双足，全身微微出汗为佳。每日1次，
每次20～30分钟。10日为一疗程。

【注意事项】过敏者禁用。

【贮　　藏】阴凉干燥处。

【生产单位】北川羌族自治县中羌医医院，北川羌医药研究中心
本制剂仅限本医疗机构使用

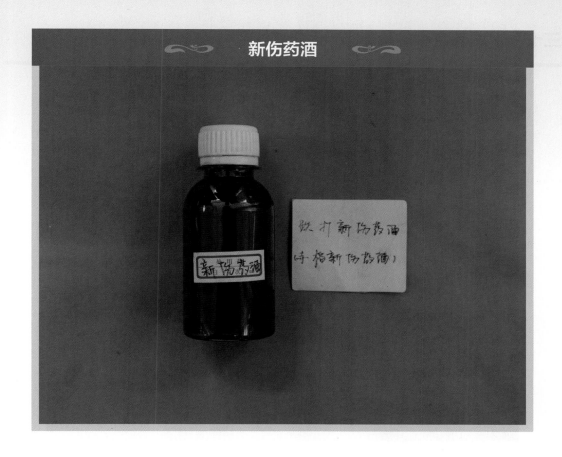

新伤药酒

【药品名称】新伤药酒 Xinshang YaoJiu

【处方组成】黄芩、生大黄、红花等。

【功能主治】行气活血，消肿止痛，退烧。适用于一切新伤疼痛，肿胀，轻烧和闭合性骨折、脱位、软组织损伤初期有肿痛瘀血者。

【用法用量】外用。

【注意事项】1.如有皮肤溃烂则禁用；2.过敏者禁用。

【生产单位】北川羌族自治县中羌医医院，北川羌医药研究中心

本制剂仅限本医疗机构使用

三十一、成都金牛尔玛诊所（羌医骨科）

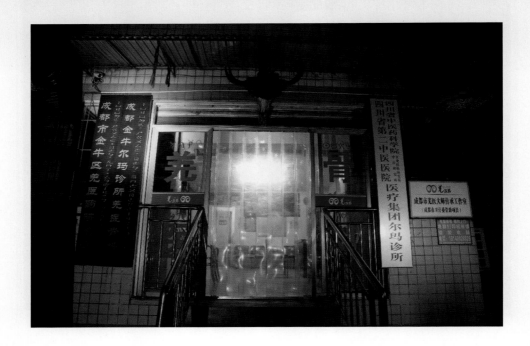

　　成都金牛尔玛诊所（羌医骨科）（羌医医馆）、中国羌医药博物馆成立于1992年，是四川省乃至全国专门从事羌医羌药的临床与科研机构，是羌医药文化在成都辐射全国乃至全球的重要窗口。

　　诊所由羌医羌药世家出身的著名第六代羌医祚穆·喏姿擀佈（杨福寿）担任所长，擅长治疗骨科疾病，他带领羌医药团队继承和弘扬世代羌医药特色疗法，羌医"饶·依基"（石病学）、"赛米萨喜居·依基"（赛米管道学）、"革日杭"（四相学）、"尼核砒石依基"（黑白学）、"崒苏·德尔思"（生命学）、"苏刷"（羌医辩算学）、"禾朵尔牟合·克尔嘎"（六脏八腑）等羌医核心理论指导下的羌医各种临床经验及羌医精神文化学、羌医自然医学、羌医人类学、"日德蛊苏嘎勒措斯忙"（羌医伦理学）和"氤嘌斯贝·依基赤贝"羌药治病法、"滋·悟赤部"羌医水疗法、"阿博诺克斯·西吉细节"信仰疗法、黑白石疗法等疗法来治疗疾病。同时把世代羌医药的杰出人物的个人经验总结提升为羌医药理论体系，临床治愈病人不胜其数，继承羌医石病学、管道学、四相学、黑白学、三间学、六脏八腑等羌医核心理论、积累了羌医诊断治疗和疗效研究的丰富经验。

　　诊所有绒塔尔王骨病酒、白石则膏等制剂。

白石则膏

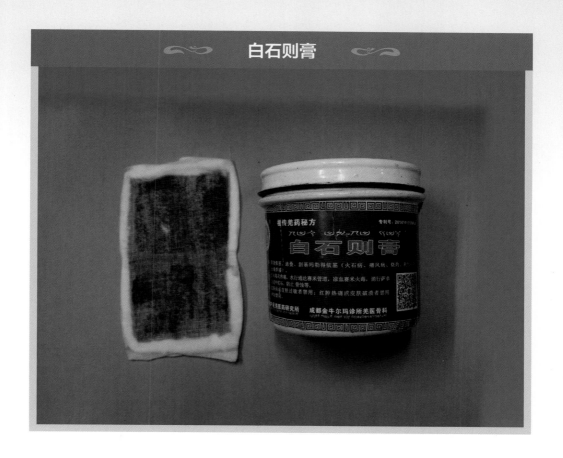

【药品名称】白石则膏Baishize Gao

【处方组成】土黄连（博茹禾扎哈卡革）、白芷（托活尼·果博）等。

【功能主治】消火毒灭疼痛，水行通达塞米管道，凉血塞米火毒，消行萨卓管道中泥石，防止骨蚀等。用于火石病、痛风病、烧灼、剧烈疼痛、火毒炽热。莫饶依基、迪叠、割基玛勒得依基。

【用法用量】外用。

【注意事项】皮肤病或皮肤过敏者禁用；红肿热痛或皮肤破溃者禁用；孕妇禁用。

【生产单位】成都市金牛区羌医药研究所，成都金牛尔玛诊所羌医骨科

　　　　　　本制剂仅限本医疗机构使用

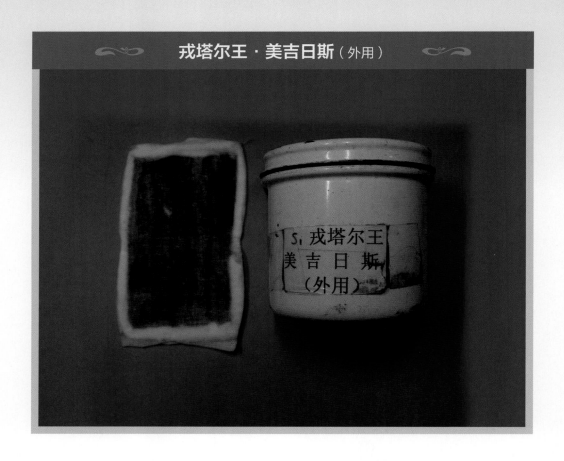

戎塔尔王·美吉日斯（外用）

【药品名称】戎塔尔王·美吉日斯（外用）Rongtaerwang·Meijirisi

【处方组成】延胡索（元胡）（羌索）、柴胡（毕欸斯格）等。

【功能主治】主治腰痛日久，酸软无力，腰肌萎软，喜按喜揉，腰部冷痛，腰肌硬石，腰部针刺或刀割样痛，痛处可有微肿、压痛但喜按压，腰肌板硬，转摇不能，动则痛甚。为冷凝腰部塞米管道，具有温通塞米管道，温腰散寒冷，祛除塞米管道之痰瘀阻石。

【用法用量】外用。

【注意事项】皮肤病或皮肤过敏者禁用；红肿热痛或皮肤破溃者禁用；孕妇禁用；体火热、（白旺）阳盛偏亢者慎用或禁用。

【生产单位】成都市金牛区羌医药研究所，成都金牛尔玛诊所羌医骨科

本制剂仅限本医疗机构使用

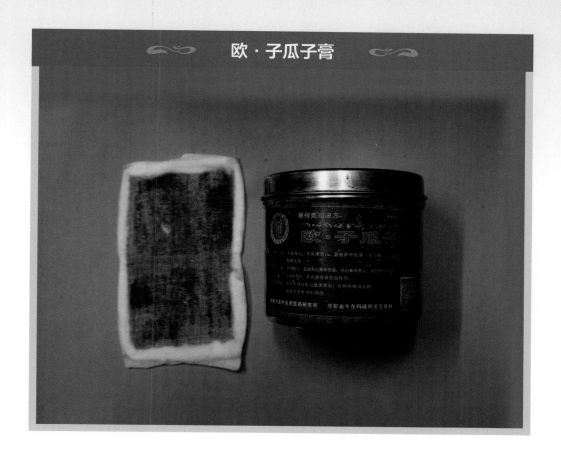

【药品名称】欧·子瓜子膏 Ou·Ziguazi Gao

【处方组成】五加皮（瓦尔热毕）、秦艽（日玻禾迪斯贝）等。

【功能主治】软坚散石，温通和达塞米管道，热白塞米寒石，消行萨卓管道中冰砂黑石，健骨养骨。主治骨质增生（热格得石）、关节痛（瑟格萨和依基）、风湿性关节炎、踝上炎、腱鞘炎等。

【用法用量】外用。

【注意事项】皮肤病或皮肤过敏者禁用；红肿热痛或皮肤破溃者禁用；孕妇禁用。

【生产单位】成都市金牛区羌医药研究所，成都金牛尔玛诊所羌医骨科

本制剂仅限本医疗机构使用

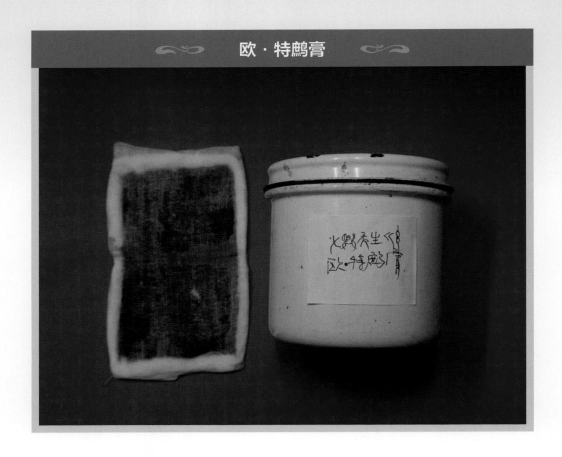

欧·特鹧膏

【药品名称】欧·特鹧膏 Ou·Tezhe Gao

【处方组成】砂仁（若裹喜）、大蓟（美扯）等。

【功能主治】接骨连筋，活赛米生长骨痂，通达赛米管道，溢生吉纳，热白赛米寒石，行萨卓管
道中冰泥黑石等。主治骨折（日巴知达尔离），骨质增生（热格得石），关节痛
（瑟格萨和依基）等。

【用法用量】外用。

【注意事项】皮肤病或皮肤过敏者禁用；红肿热痛或皮肤破溃者禁用；孕妇禁用。

【生产单位】成都市金牛区羌医药研究所，成都金牛尔玛诊所羌医骨科
本制剂仅限本医疗机构使用

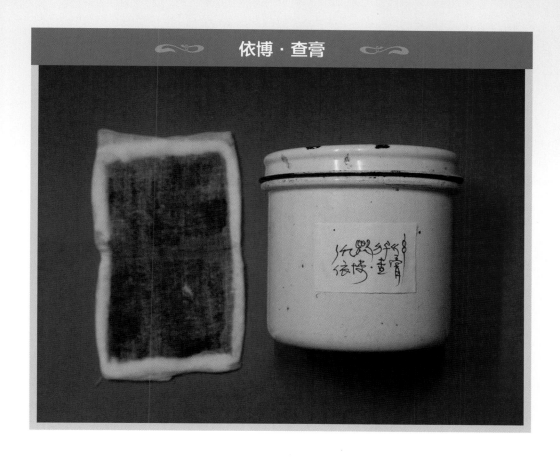

依博·查膏

【药品名称】依博·查膏 Yibo·Cha Gao

【处方组成】丹参（旭博·猕依咩姆）、当归（居果格）等。

【功能主治】软坚散石，祛包消肿瘤，温通萨米管道，融化白赛米瑟石，消赛卓管道中顽固黑石等。主治包块、肿瘤疼痛（日固得卓帕饶悟依基）、骨质坏死（热格阿斯鬼）、骨质关结核（瑟格萨和得尼核依基）等。

【用法用量】外用。

【注意事项】皮肤病或皮肤过敏者禁用；红肿热痛或皮肤破溃者禁用；孕妇禁用。

【生产单位】成都市金牛区羌医药研究所，成都金牛尔玛诊所羌医骨科

本制剂仅限本医疗机构使用

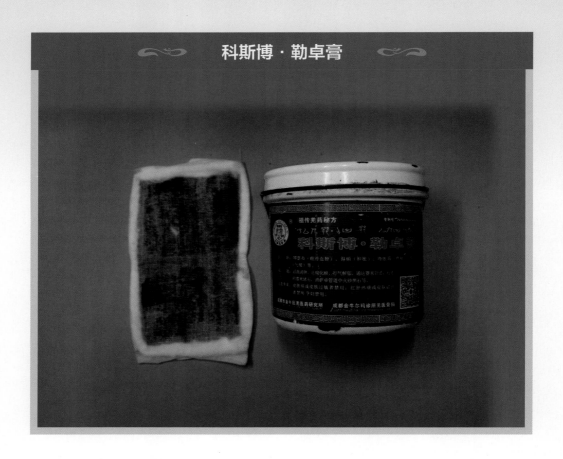

科斯博·勒卓膏

【药品名称】科斯博·勒卓膏 Kesibo·Lezhuo Gao

【处方组成】姜黄（鬼瓦哈市）、萹蓄（别蜀杭）等。

【功能主治】活血消肿，止痛化瘀，行气解郁，通达塞米管道，行走白塞米堵石，消萨卓管道中火砂黑石等。主治瘀滞血肿（嚼瑟布）、肿胀（得帕）、疼痛（嘚依基）、气郁（得阔）等。

【用法用量】外用。

【注意事项】皮肤病或皮肤过敏者禁用；红肿热痛或皮肤破溃者禁用；孕妇禁用。

【生产单位】成都市金牛区羌医药研究所，成都金牛尔玛诊所羌医骨科

本制剂仅限本医疗机构使用

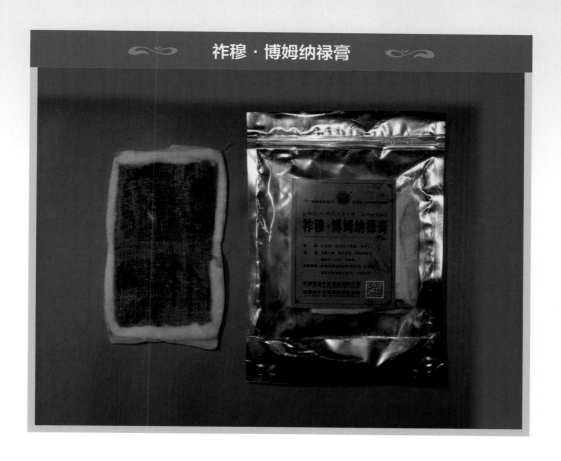

【药品名称】 祚穆·博姆纳禄膏 Zuomu·Bomunalu Gao

【处方组成】 威灵仙（科思勒古嘎得勒）、白鲜皮（砒石哈泽热毕）等。

【功能主治】 消肿止痛，通达管道，调理硪硆火、硪硆咩（白黑）平衡等。用于骨伤、骨病（打石鬼·达厄离）。

【用法用量】 外用。

【注意事项】 皮肤病或皮肤过敏者禁用；红肿热痛或皮肤破溃者禁用；孕妇禁用。

【生产单位】 成都市金牛区羌医药研究所，成都金牛尔玛诊所羌医骨科

　　　　　　　本制剂仅限本医疗机构使用

祚穆博姆莫阿巴日斯（痛风1号）

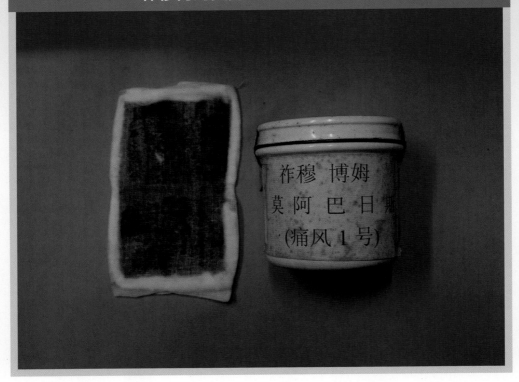

【药品名称】祚穆博姆莫阿巴日斯（痛风1号）Zuomubomu Moabarisi

【处方组成】大黄（刷格）、粉萆薢（毕速露思果博）等。

【功能主治】清热解毒，清肝明目，泻火解毒，清肺利尿，消痈散结。主治痈肿疮疡，血热妄行，离塞米管道之血，瘰疬痰核，目赤肿痛，红肿热痛，痛风，滑膜炎等火热病。

【用法用量】外用。

【注意事项】皮肤病或皮肤过敏者禁用；红肿热痛或皮肤破溃者禁用；孕妇禁用；体寒、阳虚者慎用或禁用。

【生产单位】成都市金牛区羌医药研究所，成都金牛尔玛诊所羌医骨科

本制剂仅限本医疗机构使用

绒塔尔王骨痛酒

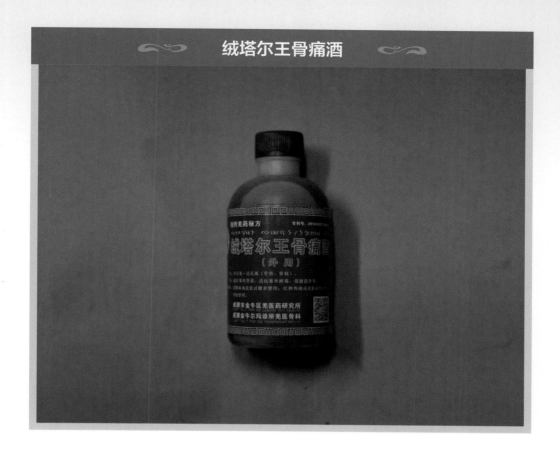

【药品名称】绒塔尔王骨痛酒 Rongtaerwang Gutong Jiu

【处方组成】羌活（斯格）、独活（里哈巴日依）等。

【功能主治】温行赛米管道，活化赛米瘀毒，强健筋骨等。主治骨伤、骨病（打石鬼·达厄离）。

【用法用量】外用。

【注意事项】皮肤病或皮肤过敏者禁用；红肿热痛或皮肤破溃者禁用；孕妇禁用。

【生产单位】成都市金牛区羌医药研究所，成都金牛尔玛诊所羌医骨科

本制剂仅限本医疗机构使用

绒塔尔王骨痛膏

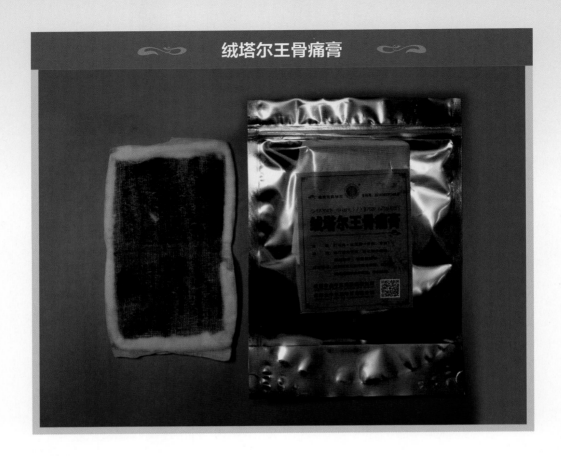

【药品名称】绒塔尔王骨痛膏 Rongtaerwang Gutong Gao

【处方组成】羌活（斯格）、桑枝（商古恰勒）等。

【功能主治】温行赛米管道，活化赛米瘀毒，强健筋骨，软坚散结等。主治骨伤、骨病（打石鬼•达厄离）。

【用法用量】外用。

【注意事项】皮肤病或皮肤过敏者禁用；红肿热痛或皮肤破溃者禁用；孕妇禁用。

【生产单位】成都市金牛区羌医药研究所，成都金牛尔玛诊所羌医骨科

　　　　　　本制剂仅限本医疗机构使用

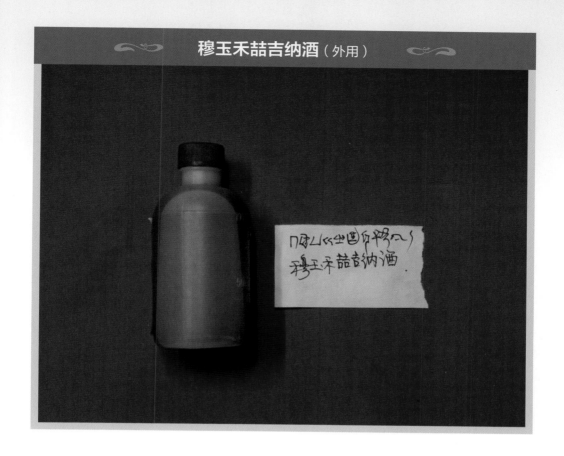

穆玉禾喆吉纳酒（外用）

【药品名称】穆玉禾喆吉纳酒（外用）Muyuhezhejina Jiu

【处方组成】地榆（紫朵苗）、三棱（科思卦咋戈）、猫骨（鸠女热格）等。

【功能主治】温行赛来管道，活化赛米淤毒，激活萨卓管道，强健骨骼等。主治骨衡、骨病（打石鬼·达厄离）。

【用法用量】外用。

【注意事项】皮肤病或皮肤过敏者禁用；红肿热痛或皮肤破溃者禁用；孕妇禁用。

【生产单位】成都市金牛区羌医药研究所，成都金牛尔玛诊所羌医骨科

　　　　　　本制剂仅限本医疗机构使用

穆玉禾喆吉纳膏

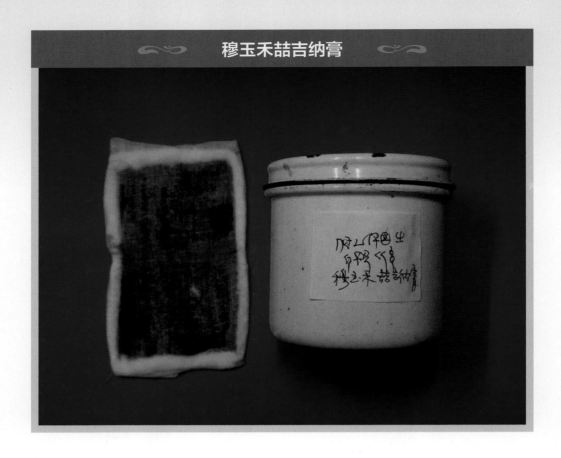

【药品名称】穆玉禾喆吉纳膏 Muyuhezhejina Gao

【处方组成】地榆（紫朵苗）、三棱（科思卦咋戈）、猫骨（鸠女热格）等。

【功能主治】温行赛来管道，活化赛米淤毒，激活萨卓管道，强健骨骼等。主治骨衡、骨病（打石鬼·达厄离）。

【用法用量】外用。

【注意事项】皮肤病或皮肤过敏者禁用；红肿热痛或皮肤破溃者禁用；孕妇禁用。

【生产单位】成都市金牛区羌医药研究所，成都金牛尔玛诊所羌医骨科

本制剂仅限本医疗机构使用

三十二、汶川蔡氏羌医医馆

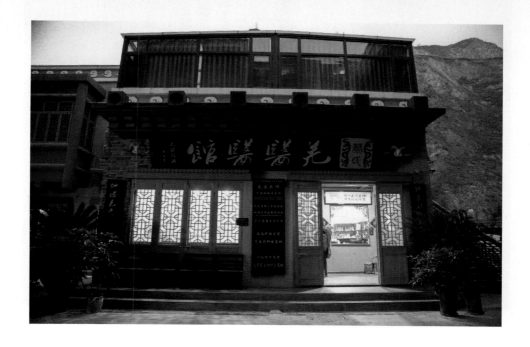

　　汶川蔡氏羌医医馆（原羌医诊所）位于大禹故乡汶川，是阿坝羌族藏族自治州的交通枢纽，素有"西羌门户""川西钥匙"之称。由羌医世家第五代传人蔡光正（原羌医骨伤科医院院长）创办，为传承和发扬羌医药文化，普及羌医治病、养生、保健的优势，让当代人更好地了解羌医传统治疗方式及独特的羌药，汲取古人之精粹，充分发挥民族医学优势，让羌医药造福一方百姓。

　　医馆的特色羌医项目有羌医骨伤、羌医康复、羌医养生。羌医骨伤：羌医传统手法复位治疗骨折、羌医小鸡接骨法治疗骨折、羌医痛风散治疗痛风、羌医外敷草药治疗腰椎病、颈椎病、各种软组织损伤、椎间盘突出、骨质增生、关节炎、坐骨神经痛、腰肌劳损、肩周炎、颈椎病等；羌医康复：羌医药酒推拿治疗颈肩腰腿痛、羌医麝香灸治疗面瘫、三叉神经痛等；羌医养生：羌医草药药物熏蒸治疗。

　　羌医医馆现有羌药材育苗地200平方米，羌药材种植基地5亩，主要以种植羌族珍稀药物为主，如：竹根七、扣子七、龙眼七等。

　　医馆拥有协定处方近10个，其中两个带专利的协定处方：七七活络灵、麝香灸。七七活络灵在治疗骨折方面有很好的疗效。

七七活络灵

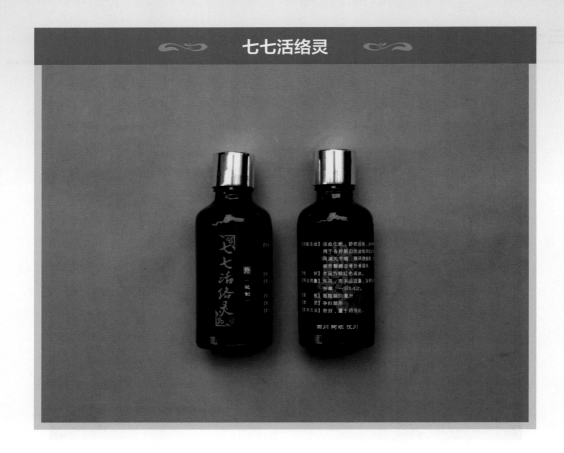

【药品名称】七七活络灵Qiqi Huoluoling

【处方组成】红毛七、黄毛七、蜈蚣七、竹根七、红背三七、龙眼七、扣子七。

【性　　状】本品为棕红色液体。

【功能主治】活血化瘀，舒筋活络，消肿镇痛。用于各种新旧闭合性软组织损伤，风湿关节痛，
　　　　　　肩颈腰腿痛，肌肉疲劳酸痛及骨折骨裂等。

【规　　格】每瓶装50毫升。

【用法用量】外用，取本品适量，涂擦患处并按摩，一日3～4次。

【禁　　忌】孕妇禁用。

【贮　　藏】密封，置于阴凉处。

【生产单位】汶川蔡氏羌医医馆

　　　　　　本制剂仅限本医疗机构使用

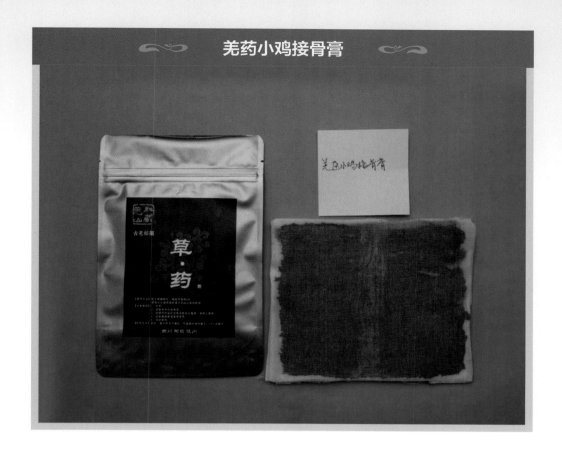

【药品名称】 羌药小鸡接骨膏 Qiangyao Xiaoji Jiegu Gao

【处方组成】 大山接骨草、小山接骨草、血竭、生骨碎补、红花、自然铜、续断等。

【功能主治】 活血化淤，消肿止痛，接骨强筋，促进骨痂生长。用于各类闭合性骨折、骨折后期久不愈合。

【用法用量】 外敷于患处，小夹板固定，每三日换药一次，直至骨痂大量形成。

【注意事项】 1.外用。2.皮肤有外伤者禁用。3.如使用本品后出现皮肤发红瘙痒，请停止使用。4.皮肤敏感者请谨慎使用。5.孕妇禁用。

【贮　　藏】 密封。置于阴凉干燥处；气温高时请冷藏于2～8℃冰箱中。

【生产单位】 汶川蔡氏羌医医馆

　　　　　　　本制剂仅限本医疗机构使用

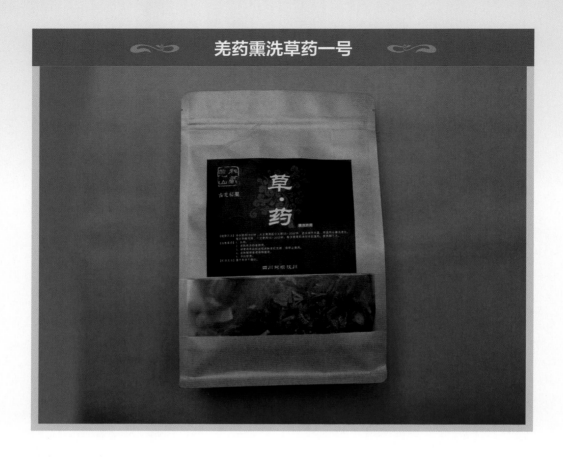

【药品名称】 羌药熏洗草药一号 Qiangyao Xunxicaoyao Yihao

【处方组成】 红毛七、红毛五加皮、龙眼七、竹根七、鸡血藤等。

【功能主治】 适用于骨折后期、陈旧性损伤。

【用法用量】 将药物用冷水浸泡15分钟，大火煮沸后小火熬15～20分钟，适当调节水温，用温热水擦洗患处。每日早晚可用，一次使用15～20分钟。每次使用前请将本品温热。

【注意事项】 1.外用。2.皮肤有外伤者禁用。3.如使用本品后出现皮肤发红发痒，请停止使用。4.皮肤敏感者请谨慎使用。5.孕妇禁用。

【贮　　藏】 置于阴凉干燥处。

【生产单位】 汶川蔡氏羌医医馆

本制剂仅限本医疗机构使用

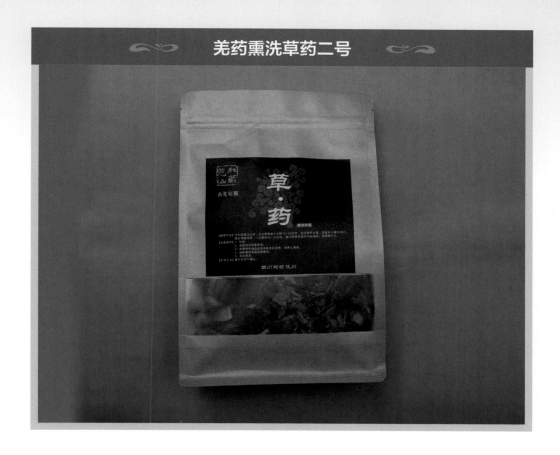

【药品名称】羌药熏洗草药二号 Qiangyao Xunxicaoyao Erhao

【处方组成】透骨草、伸筋草、舒筋草、羌活、地黄等。

【功能主治】适用于骨质增生，骨刺，关节僵硬。

【用法用量】将药物用冷水浸泡15分钟，大火煮沸后小火熬15～20分钟，适当调节水温，用温热水擦洗患处。每日早晚可用，一次使用15～20分钟。每次使用前请将本品温热。

【生产单位】汶川蔡氏羌医医馆

本制剂仅限本医疗机构使用

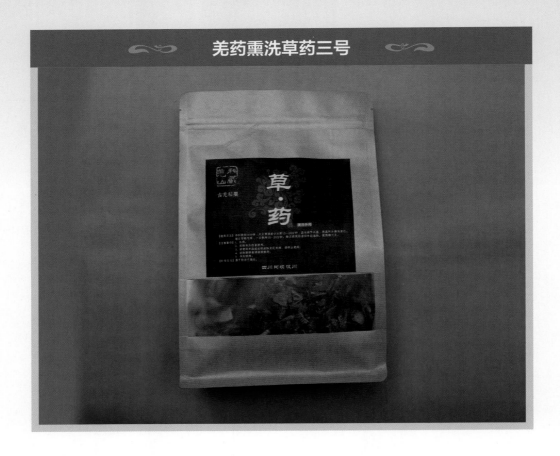

羌药熏洗草药三号

【药品名称】羌药熏洗草药三号 Qiangyao Xunxicaoyao Sanhao

【处方组成】千里光、透骨草、乌梢蛇、红活麻、三角枫等。

【功能主治】适用于风寒痹症，关节痛，肢体麻木，追风除湿。

【用法用量】将药物用冷水浸泡15分钟，大火煮沸后小火熬15～20分钟，适当调节水温，用温热水擦洗患处。每日早晚可用，一次使用15～20分钟。每次使用前请将本品温热。

【生产单位】汶川蔡氏羌医医馆

本制剂仅限本医疗机构使用

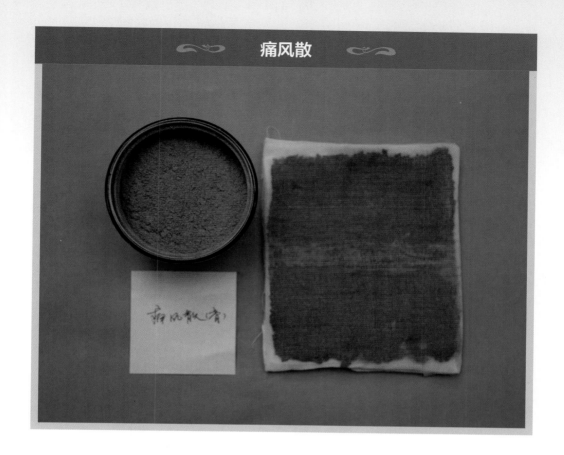

痛风散

【药品名称】痛风散Tongfeng San

【处方组成】九节风、三角枫、红毛七、红花、银花、槐花、蒲公英、羌活、独活等。

【功能主治】各部位痛风。

【用法用量】外敷于患处，每三日换药一次，急性发作期一般1～2次即愈。

【生产单位】汶川蔡氏羌医医馆

　　　　　　本制剂仅限本医疗机构使用

麝香灸

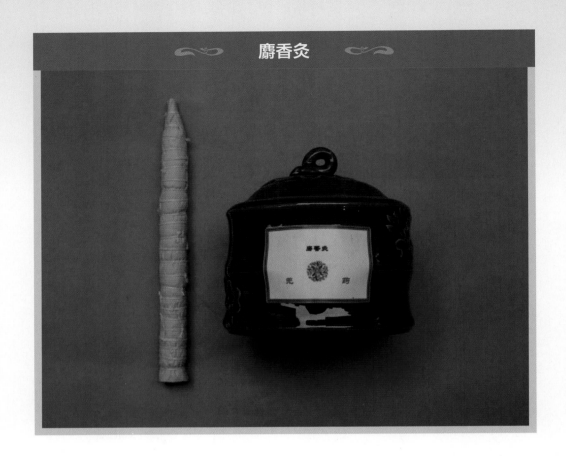

【药品名称】麝香灸 Shexiang Jiu

【处方组成】麝香、蝉蜕、龙衣、艾叶等。

【功能主治】用于面瘫，偏头痛，三叉神经痛，神经性皮炎等。

【用法用量】每日一次。每次隔纸灸患处15～20分钟。

【生产单位】汶川蔡氏羌医医馆

　　　　　　本制剂仅限本医疗机构使用

三十三、朱氏草堂（傈僳药）

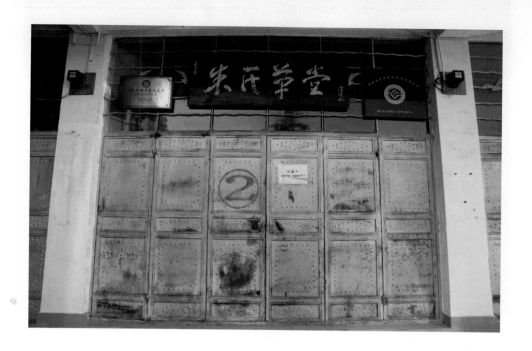

　　生活在山区、半山区的傈僳族，常发骨折、跌打损伤。经无数次尝试，人们逐渐认识到某些动植物、矿物可以治病。这样便逐步积累了许多医药知识。他们对"医"和"药"的认识靠在生产生活实践中的经验记忆和口耳相传得以保存和传承。宁蒗翠玉傈僳族产生了当地的民间医家族，尤其以朱姓家族倍受群众推崇。他们把祖辈认识掌握的医药经验加以扩展，依靠"口耳相传"的方式留传至今。到朱武金（1893—1980）这一辈，掌握了许多傈僳族民间中草药神奇验方，特别对骨折、跌打损伤的治疗达到了对症下药、标本兼治、治愈速度快、治愈率高的理想效果。

　　朱瑞林是傈僳族"朱氏疗法"祖传秘方第三代传承人。"服用汤药为主、心理疏导为辅、外擦药酒增效、辨证施治为策"是朱氏疗法的最大特点。对治疗骨折、跌打损伤、骨质增生、腰椎间盘突出等病症，除应用药酒、汤药为主进行治疗外，还辅以中药医理疗设备，先以疏通筋络方帮助行气血，后用活血化瘀方对患病部位辨证施治，达到治愈周期短之目的。

朱氏诊疗外用擦剂

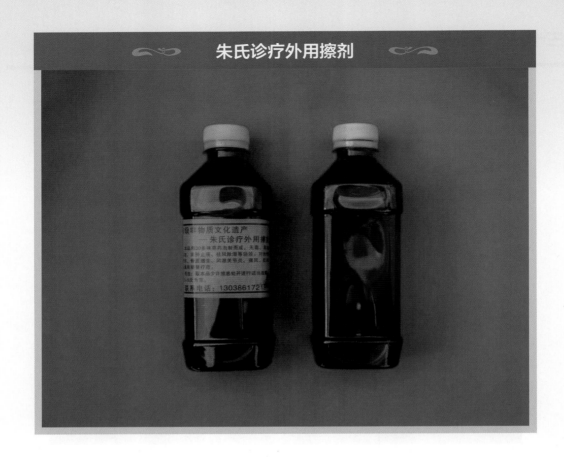

【药品名称】朱氏诊疗外用擦剂 Zhushi Zhenliao Waiyong Caji

【处方组成】牛头七、千里光、大接骨丹、小接骨丹等。

【功能主治】舒筋活血，消肿止痛，祛风除湿等。对治疗跌打损伤，骨质增生，风湿关节炎，痛风，肌肉拉伤等具有明显疗效。

【用法用量】取本品少许擦患处并进行适当按摩，每天3～5次为宜。

【生产单位】朱氏草堂

本制剂仅限本医疗机构使用

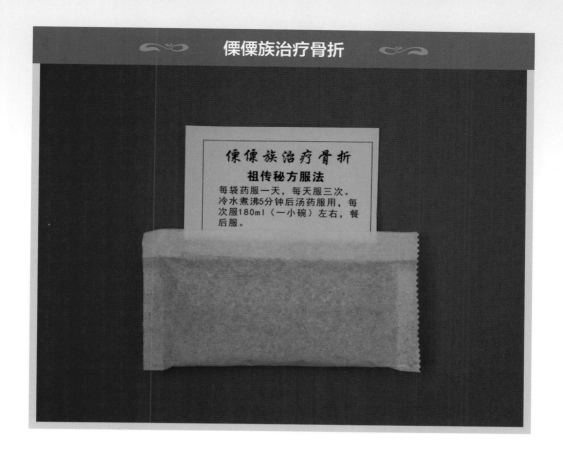

【药品名称】傈僳族治疗骨折 Lisuzu Zhiliao Guzhe

【处方组成】物絷兹、续断、小红参等。

【功能主治】治疗骨折。

【用法用量】每袋药服一天，每天服三次。冷水煮沸5分钟后汤药服用，每次服180mL（一小碗）左右，餐后服。

【生产单位】朱氏草堂

本制剂仅限本医疗机构使用

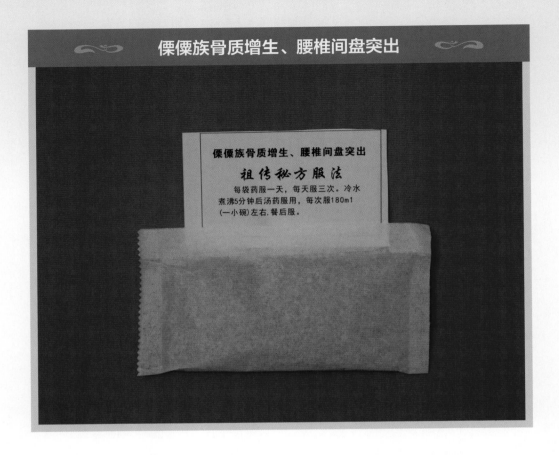

【药品名称】傈僳族骨质增生、腰椎间盘突出 Lisuzu Guzhizengsheng Yaozhuijianpantuchu

【处方组成】阿迟拉子、物紮兹等。

【功能主治】治疗骨质增生、腰椎间盘突出。

【用法用量】每袋药服一天，每天服3次。冷水煮沸5分钟后汤药服用，每次服180mL（一小碗）左右，餐后服。

【生产单位】朱氏草堂

本制剂仅限本医疗机构使用

三十四、丽江中医理疗馆（傈僳药）

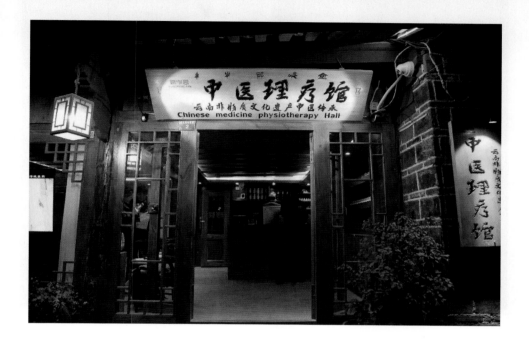

　　丽江中医理疗馆是一家提供傈僳族医药服务的民营医馆。医馆以云南非物质文化遗产传承为己任，以丽江地区傈僳族治疗骨伤的民间祖传秘方为特色，以专治骨伤患者为宗旨，将中医和傈僳医相结合，颇受丽江地区广大患者的欢迎。

　　丽江中医理疗馆的傈僳族民间名医朱瑞林，为云南省非物质文化遗产传承人，2017年10月获得国务院国有资产医药监督管理委员会和国家卫生计生委员会颁发的全国传统中医特色疗法绝技贡献奖，2018年5月获全国传统中医特色疗法国际中医特效医技专家奖。朱瑞林大夫在骨折、跌打损伤、骨质增生、腰椎间盘突出、股骨头坏死、骨膜炎、骨髓炎、骨结核等骨伤科疾病治疗方面，有很深的造诣，以汤药和药酒为主，富有浓郁的傈僳族医药特色。

　　丽江中医理疗馆以傈僳族民间祖传秘方为协定处方，使用傈僳族聚居地的野生药材，制备了一批傈僳族医院制剂，取得了良好的疗效。

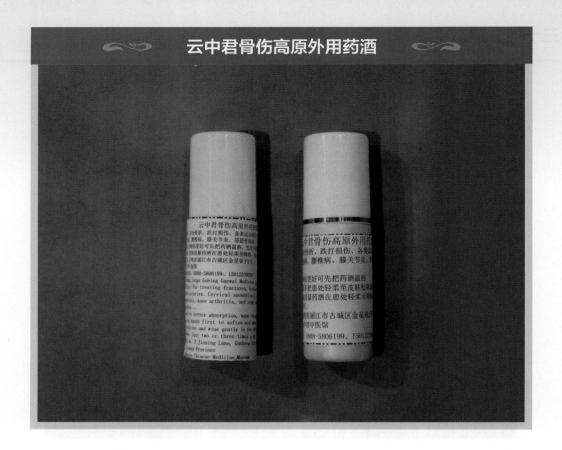

云中君骨伤高原外用药酒

【药品名称】云中君骨伤高原外用药酒 Yunzhongjun Gushang Gaoyuan Waiyong Yaojiu

【处方组成】牛头七、千里光等。

【功能主治】专治骨折、跌打损伤、各类运动损伤、颈椎病、腰椎病、膝关节炎等筋骨病症。

【用法用量】为吸收更好，可先把药酒温热，先用手把患处轻揉至皮肤松软发热、再取适量药酒洒在患处轻揉至吸收，每日两至三次即可。

【生产单位】丽江中医理疗馆

本制剂仅限本医疗机构使用

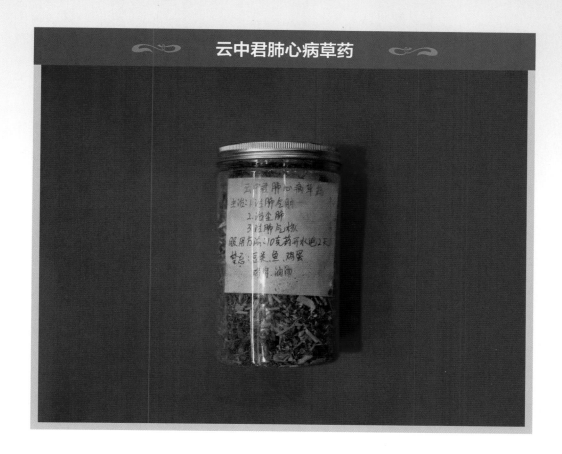

云中君肺心病草药

【药品名称】云中君肺心病草药 Yunzhongjun Feixinbing Caoyao

【处方组成】桔梗等。

【功能主治】治肺气肿，尘肺，肺结核。

【用法用量】10克药，开水泡2天。

【禁　　忌】豆类、鱼、鸡蛋、鸡肉、油汤。

【生产单位】丽江中医理疗馆

　　　　　　本制剂仅限本医疗机构使用

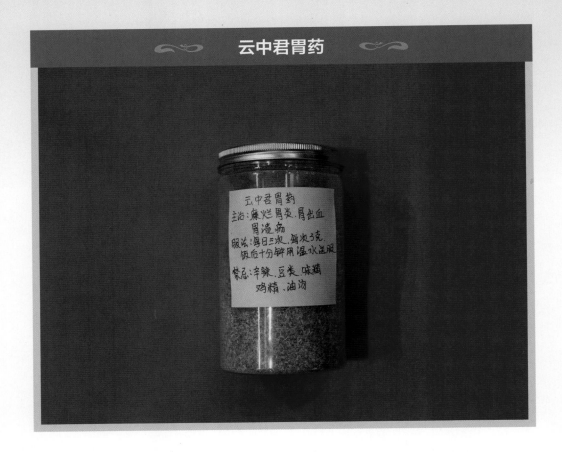

【药品名称】云中君胃药 Yunzhongjun Weiyao

【处方组成】地榆、地蜂子、隔山消。

【功能主治】糜烂胃炎，胃出血，胃溃疡。

【用法用量】每日3次，每次3克。饭后十分钟用温开水送服。

【禁　　忌】辛辣、豆类、味精、鸡精、油汤。

【生产单位】丽江中医理疗馆

　　　　　　本制剂仅限本医疗机构使用

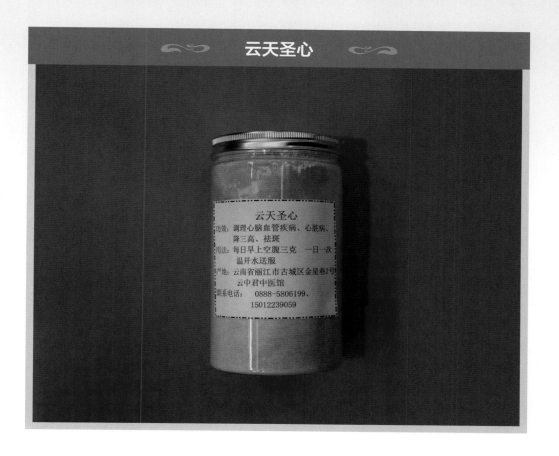

云天圣心

功效：调理心脑血管疾病、心脏病、降三高、祛斑
用法：每日早上空腹三克　一日一次温开水送服
产地：云南省丽江市古城区金星巷2号云中君中医馆
联系电话：0888-5806199、15012239059

【药品名称】云天圣心 Yuntianshengxin

【处方组成】三七等。

【功能主治】调理心脑血管疾病，心脏病，降三高，祛斑。

【用法用量】每日早上空腹3克，一日一次温开水送服。

【生产单位】丽江中医理疗馆

本制剂仅限本医疗机构使用

西藏青稞小麦粉

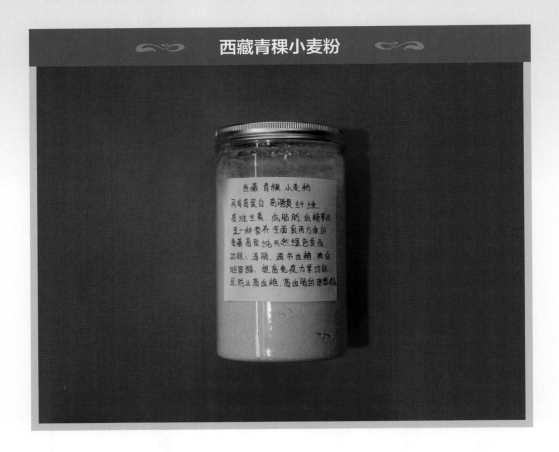

【**药品名称**】西藏青稞小麦粉 Xizang Qingkexiaomai Fen

【**处方组成**】青稞等。

【**功能主治**】清肠，调节血糖，降低胆固醇，提高免疫力等。

【**用法用量**】取适量冲水内服。

【**生产单位**】丽江中医理疗馆

　　　　　　　本制剂仅限本医疗机构使用

三十五、黔南州中医医院（黔南州民族医院）（布依药）

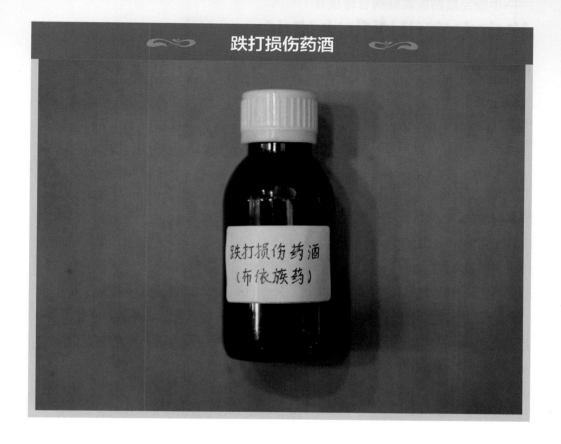

跌打损伤药酒

【药品名称】跌打损伤药酒 Diedasunshang Yaojiu

【处方组成】小四块瓦、大血藤等。

【功能主治】化瘀通络，止痛。主治各种跌打损伤。

【用法用量】外用。涂于患处。

【生产单位】贵州省黔南州中医医院

　　　　　　本制剂仅限本医疗机构使用

中国少数民族特需商品传统生产工艺和技术保护工程第十一期工程
——中国民族药医院制剂目录项目

终审专家组评审决议书

受国家民委经济发展司委托，中国少数民族特需商品传统生产工艺和技术保护工程第十一期工程——"民族药医院制剂目录"项目终审专家组于2019年9月19日下午在北京，对中央民族大学经济学院承担的"中国少数民族特需商品传统生产工艺和技术保护工程第十一期工程——民族药医院制剂目录"项目进行终审评议。经与会专家评议，提出终审意见。

（一）该项目自2017年启动以来，项目组通过对部分民族地区的医疗机构、重点专科、制剂品种和剂型，对21个少数民族1882种医院制剂（含部分协定处方剂）进行了典型调查，并以图文并茂的形式，对民族药医院制剂的名称、内外包装、批准文号、执行标准、病科、规格、剂型、性状、成分、功能主治、用法用量、禁忌、贮藏和配制机构进行记载。《民族药医院制剂目录》是"十三五"时期完善我国民族药监管制度和医疗机构制剂调剂制度，保障民族医疗机构临床用药和少数民族患者特需用品供应，方便人民群众就医的一项重要的基础性工作，尤其对少数民族药临床经验的总结和提高具有重要意义，同时为下一步少数民族药开发创新药奠定了良好的临床基础。项目组对我国民族药医院制剂的调查在历史上属于首次，调研面广，涉及民族众多，收集品种量大，对于少数民族医药来讲，具有代表性和示范性，调研对象选择精准、路线设计合理、内容充实完整、编排科学合理、民族特色鲜明、建议符合实际。专家评审会议认为，该项目达到了预期目的，在民族药医院制剂调查方法、记录与保护方面积累了经验，该次成果具有较高的社会价值、历史文化价值与教学研究基础资料价值，同时对中国少数民族非物质文化遗产的保护与传承做出了贡献。

（二）成果完善和出版前的建议：对每种医院制剂名称，可考虑使用该民族文字，而不单纯以汉语拼音予以标识，以充分体现民族药医院制剂的民族性；对协定处方剂还可以适当增加。

经专家组认真讨论，一致同意中国少数民族特需商品传统生产工艺和技术保护工程第十一期工程——"民族药医院制剂目录"项目通过终审。

专家组成员（签名）：

中国中医科学院首席研究员、
中国中医科学院药物安全评价中心主任、教授

中国中医科学院首席研究员、
中国中医科学院临床基础所常务所长、教授、民族药再评价专家

内蒙古民族大学附属医院主任医师、国医大师

西藏藏医医院原院长、国医大师

新疆维吾尔自治区人民政府参事、
新疆维吾尔自治区科学技术协会委员、
原新疆维吾尔自治区卫生厅副巡视员、中医民族医管理处处长、
新疆维吾尔医学专科学校特聘教授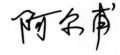

中国民族医药协会副秘书长、教授（组长）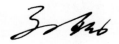

西昌彝医药研究所所长、研究员、
四川省彝族医药非物质文化遗产传承人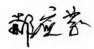

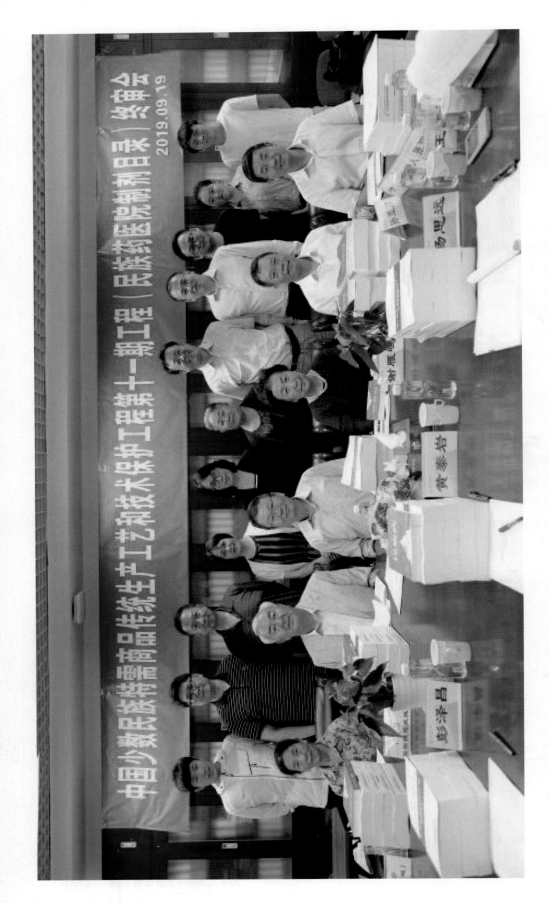

▲ 中国民族药医院制剂目录项目终审会合影